U0909594

本书以通俗的语言介绍了有关眼的科学知识，作为一本科普著作，相信能对广大患者及其家属有所裨益！

汪东生 2016.12.5

（汪东生教授，北京同仁医院眼科中心主任医师、《中华医学》杂志编辑部主任、中国医学装备协会眼科专业委员会成员）

如果眼睛近视了，那么在配眼镜、激光手术之前，你还有更好的解决方案！本书中所介绍的视力中医康复疗法，或许是视力不良人士更安全、更科学、更有效的选择。

赵廷富 2017.6.11

（赵廷富，石家庄中西医结合眼科医院院长）

这是一本关于眼科保健的优秀科普作品，著者以非凡的信仰，执着地探索和追求保护眼睛的良策。当我看到全书精美的图片和既科学又浅显易懂的文字，我感到很震惊！该书从眼的解剖到近视等眼病的成因、调护的方法等做了很详细的阐述，并有很多独到的见解，对大家爱眼护眼提供了非常专业的参考建议，帮助大家建立起“预防大于治疗”的健康理念。

孩子近视，父母责任。特别建议家长们好好阅读本书，只有了解眼睛，才能科学地帮孩子保护视力、预防近视，为孩子创造明亮的未来。

巢国俊 2017.6

（巢国俊，中国中医科学院眼底病内科主任、中华中医药学会眼科专业委员会副主任委员、《中国中医眼科杂志》副主编）

# 谁之过？

## —— 孩子近视 父母责任

张红伟◎编著

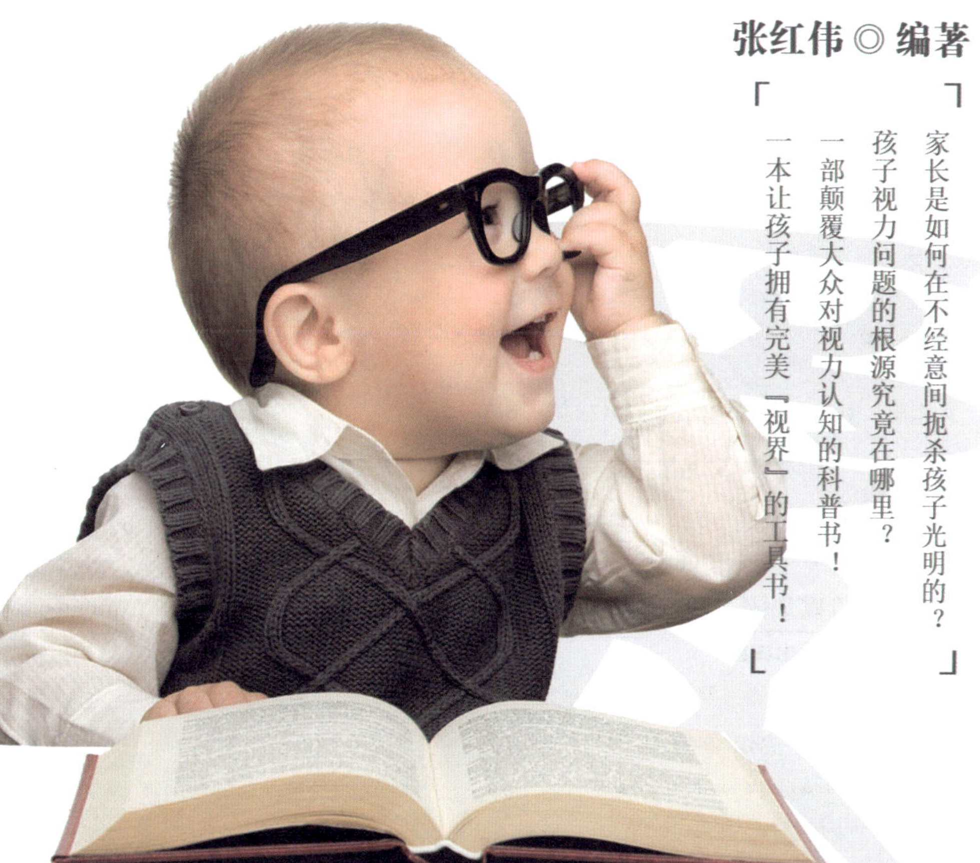

「家长是如何在不经意间扼杀孩子光明的？
孩子视力问题的根源究竟在哪里？
一部颠覆大众对视力认知的科普书！
一本让孩子拥有完美『视界』的工具书！」

图书在版编目（CIP）数据

谁之过？：孩子近视，父母责任 / 张红伟编著. --
天津：天津科学技术出版社，2017.4

ISBN 978-7-5576-2625-9

Ⅰ. ①谁… Ⅱ. ①张… Ⅲ. ①青少年－近视－防治
Ⅳ. ①R778.1

中国版本图书馆CIP数据核字（2017）第086785号

---

责任编辑：张建锋

责任印制：兰　毅

---

天津出版传媒集团

天津科学技术出版社

出版人：蔡　颢

天津市西康路35号　邮编 300051

电话（022）23332369　23332697（发行）

网址：www.tjkjcbs.com.cn

新华书店经销

北京辉腾印刷有限公司印刷

---

开本 787×1092　1/16　印张 16.5　字数 270 000

2017年4月第1版第1次印刷

定价：35.00元

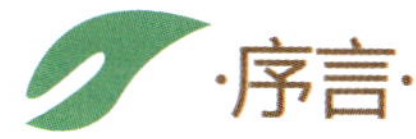

# ·序言·

“黑夜给了我黑色的眼睛，我却用它寻找光明。”在动笔之前，我突然想到了顾城的这句诗。诗人意图展现理想的蓬勃渴望，而这一次，我却真的只想停留在字面谈谈“眼睛”。

眼睛一定是搜寻光明的，因为它是视觉器官，视细胞只对光有反应，光就像视细胞的食物一样，能促进其发育和更新。一双灵动明亮的眼睛带给我们的不仅仅是清晰的视野，更多的是对生命最真诚的体验。很难想象，一个没有视力、失去视觉的人，要胸怀多大的勇气和毅力，才能在黑暗中自处、才能与这个世界交联。

然而，2016 年 6 月 5 日由北京大学中国健康发展研究中心发布的国内首部《国民视觉健康》白皮书，却越发地让我感觉到了黑夜般的恐慌。白皮书显示，2012 年中国 5 岁以上人口中，近视人口高达 4.5 亿人；预计到 2020 年，中国 5 岁以上人口的近视患病率将增长到 51% 左右，患病人口将达 7 亿！

我国国民的视觉健康恶化形势在不断加剧，视力损害患病率远高于全球平均水平，尤其是近视，已经成为影响当代和未来人口素质的“国病”，它已不再是一般意义上的普通眼病，而是必须要干预和控制的社会性危机，并且刻不容缓！

作为一名从事视力康复研究的工作者，我在临床实践中接触到很多因为孩子视力下降而无所适从的家长。普通大众因为对眼睛及视力的知识了解不多，缺乏近视防治的意识，一旦出现视物模糊的情况，不是草率地配上眼镜就是病急乱投医，结果因为康复方法选择不当，导致了病情加重，错失了最佳的治疗时机，造成了终生遗憾。所以我觉得让大众全面、客观地认识眼睛、了解近视和其他视力不良是非常必要也是首要的一件事情，这也正是本书的初衷。

书中详细介绍了当前近视治疗的主要手段，也客观陈述了各自存在的弊端。也许有些人会问：“近视还有治吗？”这里，我想告诉大家的是：视力是可以康复的，不要轻言放弃！

我所主张的视力康复，既汲取了市面上西医疗法里科学有效的部分，又同时发挥祖国医学辨证施治的特长，依托中医药的创新发展，从理论到实际方法上，不断地探索、突破、完善，并且已经形成了专业完整的视力康复体系。在我国，数百万个接受视力康复疗法的患者见证了自己视力提升的瞬间，所以，正确认识、明智选择、持之以恒，眼睛终会寻得一个清晰明朗的世界。

最后，我还想再强调一点，那就是近视的预防大于治疗。预防近视，必须是孩子、家长、社会的三方互动，并以孩子个人因素为主的一件事情。社会要加大爱眼护眼宣传教育力度，为防治近视提供指导和监督；家长要关注孩子的用眼健康，营造好的光学环境；孩子要养成良好的用眼习惯，认真落实视力保健的细则。

从今天起，让不良视力得到康复吧！我愿倾我所知所想、尽我绵薄之力，帮更多的人找回那片光明“视界”！

张红伟

2016 年 9 月于北京

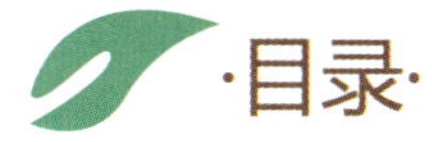

# ·目录·

# 第一章　认识眼睛

## 人眼的结构

人的眼睛，是人体唯一的视觉器官。大脑对外界信息的接收约70% ~ 80% 都集中在眼部，然而我们外表所看到的眼睛，其实只占了整个眼睛的 1/6 而已。

眼睛的完整构造可以分为眼球本身和附属器官。

正常成年人的眼球其前后径平均为 24mm，垂直径平均 23mm，水平径 23.5mm。最前端突出于眶外 12~14mm，受眼睑保护。眼球位于眼眶前部，其前方和四周有眼睑、结膜、筋膜和眼肌，后部有神经、血管及眶脂肪，周围的脂肪组织起软垫和保护眼球的作用。（图 1–1）

眼球主要由眼球壁和眼内容物组成。

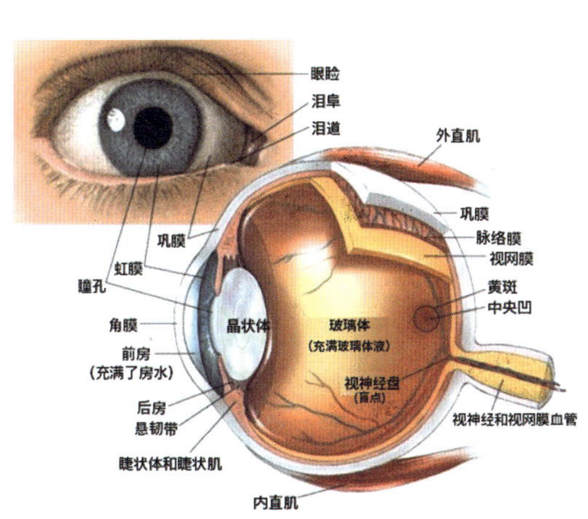


图 1-1　眼部结构示意图

**眼球壁**　主要分为外、中、内三层。

**外层**　眼球壁的外层为纤维膜，由角膜、巩膜组成。（图 1–2）

我们常说“这人眼睛又大又圆”，这反映了眼睛的形状是近似圆形的。可是你有没有想过，为什么我们的眼睛是“圆”的而不是扁的呢？这就要感谢眼睛中的纤维膜了，如果没有纤维膜，

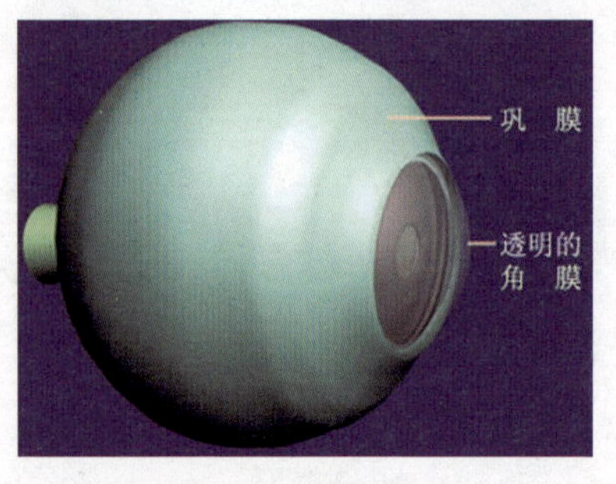

图 1-2 眼球壁外层

多少描写人眼部的诗句或歌曲就都要重写了。

纤维膜是眼球壁最外面的一层，有人形容它像一层外壳。前 1/6 为透明的角膜，其余 5/6 为白色的巩膜，俗称“眼白”。纤维膜起到了维持眼球形状和保护眼内组织的作用。

角膜是眼睛的第一层皮肤，薄薄的一片包覆着“黑眼珠”。它好像一片无色而透明的柔软玻璃，其功能犹如一个高度的凸透镜，光线经此射入眼球。角膜稍呈椭圆形，略向前突，横径为 11.5 ~ 12mm，垂直径约 10.5 ~ 11mm，周边厚约 1mm，中央为 0.6mm。

角膜就像一个柔弱的女子，一旦发炎或受伤，就会留下泪来，还会有怕光、疼痛等症状，从而影响视力。由于角膜没有血管，缺乏血液带来的滋养，因此抗体产生得少，比较容易感染，且恢复时间也比较久。角膜前的一层泪液膜有防止角膜干燥、保持角膜平滑和光学特性的作用。

角膜是接受信息的最前哨入口，内含有丰富的感觉神经，对外界的刺激反应十分敏感，只要外界稍有外物靠近，眼睑便立即出现反射性的合上眼睛的动作。因此角膜除了是光线进入眼内和折射成像的主要结构外，也起保护作用。

角膜最里面有所谓的“皮内细胞”，由于不能再生，一旦受损就可能失明。我们常听说失明的人，如果有人愿意捐献眼角膜，做角膜移植手术，就能重见光明，原因就在于此。

巩膜为致密的胶原纤维结构，不透明，呈乳白色，质地坚韧，它覆盖大部分眼球，是我们俗称的“眼白”部分。它可以阻绝光线的进入，不让光线占据全部眼球。

巩膜对于识别眼神释放出来的信息，是非常重要的，它和虹膜、瞳孔之间的交互作用，使眼睛产生了神奇的魅力。

**中层** 葡萄膜在眼球壁的中层，具有丰富的色素和血管，包括虹膜、睫状体和脉络膜三部分。它看起来就像是去了皮的葡萄一般，所以医学上就这样称呼它。

葡萄膜内含丰富的血管，可以供给眼球营养，其一旦发炎，可能会影响角膜、视网膜、巩膜和视神经，最终威胁到视力。所以与其他常见的眼球外层发炎相比，葡萄膜发炎会更严重。

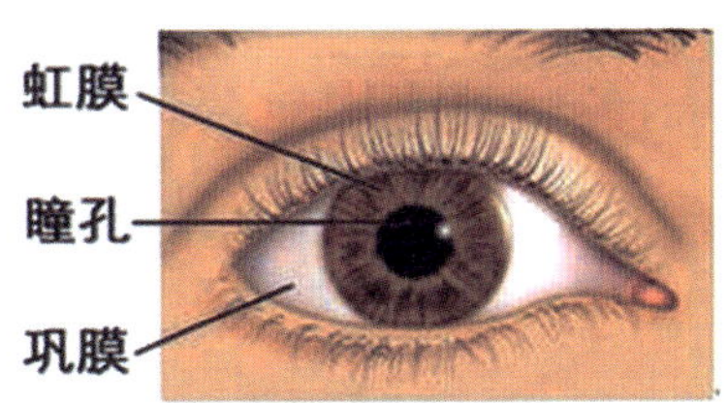

图 1-3　虹膜、瞳孔和巩膜

虹膜呈环圆形，在葡萄膜的最前部分，位于晶体前，有辐射状皱褶纹理，中央有个 2.5 ~ 4mm 的圆孔，称瞳孔。眼睛中间黑色的圆形位置控制光线进入视网膜，它在暗的环境会放大，在光照强烈及望近物件的时候会缩小。（图 1–3）

为什么我是黑眼睛，她却有蓝眼睛？眼珠颜色的关键就在虹膜。因为虹膜含有色素细胞，它决定了我们眼珠的颜色。色素多时，就呈现东方人的黑眼珠，色素少时就是西方人的蓝眼珠。不同种族的虹膜颜色就不同。

每个人的眼睛虹膜图都是独一无二的，它们有着深浅不一、五花八门的变化组合，真的非常神奇。我们常常在间谍电影里看到这样一个情节，就是特工人员要进入一个机密要害部门时，会有特别的装置扫描他的眼睛。这其实就是在确认这个人的虹膜信息。所以说，虹膜是可以用来辨识一个人的身份的，这种特性正在越来越多地被人们运用到实际生活工作中去。

虹膜是一个圆形的薄膜，其正中央圆心处即为瞳孔，虹膜含有可以使瞳孔缩放的肌肉，可控制进入眼内的光线。所以，瞳孔会随着亮度的改变而扩大或缩小，可以自动调节，不受意识的控制。

睫状体前接虹膜根部，后接脉络膜，外侧为巩膜，内侧则通过悬韧带与晶体赤道部相连，它是一种肌肉组织，具有两种功能。

第一，通过睫状肌的拉紧或放松来调节水晶体的形状，控制变薄或变厚，以便让人们能够看清远处和近处的物体，看清楚各种大小不同的景象。所以，当我们要看近距离的东西时，睫状肌就会拉紧，并立即将信息传送给水晶体，水晶体就会变厚；当视线拉远时，睫状肌就会自然松弛，水晶体就会变薄。但当这种调节功能逐渐衰退，那么老花眼就会找上门了。

第二，可以制造房水，湿润并保护眼睛，供给眼内组织营养及促进代谢。所以，如果睫状体制造的房水减少，眼压就会过低，严重者可能引发眼球萎缩而失明。

脉络膜位于巩膜和视网膜之间。脉络膜的血循环营养视网膜外层，有点类似于人体的心脏，只不过它负责的是眼睛部位的营养输送和废物排泄。其含有的丰富色素有遮光的作用，使眼球形成类似于“暗房”的功能，以便让人们看到的东西影像更加清晰明朗。

**内层** 视网膜在眼球壁的内层，是一层透明的膜，也是视觉形成的神经信息传递的第一站，具有很精细的网络结构及丰富的代谢和生理功能。视网膜又可以细分为10层透明区，比较重要的有色素细胞层、感光细胞层、神经细胞层及黄斑部等。

视网膜的中心部位称为黄斑部，是影响视力的最主要部位，如果受损，视力将严重下降。

黄斑部病变在视网膜病变中是最致命的，被称为“视力的头号杀手”，是许多国家老人失明的主要原因，而目前医疗上还没有研究出有效的治疗方法。老化是造成黄斑部病变的主要因素，也是每个人都躲不掉的过程。

不过，日常生活中光线的伤害，也会导致黄斑部病变。除了大家熟知的紫外线外，还有一种可见的蓝光，对视力也有影响。可怕的是，这种蓝光不仅存在于太阳光中，也存在于卤素灯、电脑屏幕所发出的光中，人不知不觉就暴露在其中。这种蓝光，波长比紫外线长，且穿透力强，可以直接照射到视网膜上，对其造成伤害。

**眼内容物** 包括房水、晶状体和玻璃体。（图1–4）

这三者均透明而又有一定的屈光指数。通常与角膜一并称为屈光介质，共同组成眼的屈光系统，是光线到达视网膜成像的必经之路。

**房水** 为无色透明的液体，充满前后房。由睫状体的睫状突上皮细胞突产生，主要成分为水，并含有少量无机盐的蛋白质，具有营养角膜、晶状体及玻璃体和维持眼压的作用。房水产出循环，维持正常眼压。如房水循环受限，将出现青光眼。

**晶状体** 为富有弹性的透明体，形如双凸透镜，位于虹膜、瞳孔之后、玻璃体之前，具有屈折光线的作用。晶状体与睫状体共同完成调节功能，类似照相机的调焦装置，通过晶状体屈光力的改变可使远、近物体皆能在视网膜上清晰成像。看远时，晶状体变薄；看近时，晶状体变厚。

晶状体还有一项超能力，就是对紫外线的吸收力很强（尤其是紫外线A，波长为320～400μm），能够阻止紫外线直接照射到视网膜上。

晶状体会随着年龄的增长而慢慢疲乏、失去弹性。因此，我们都应该趁年轻的时候多看看远处，这样晶状体才不至于太过肥厚，否则年龄一大，弹性疲

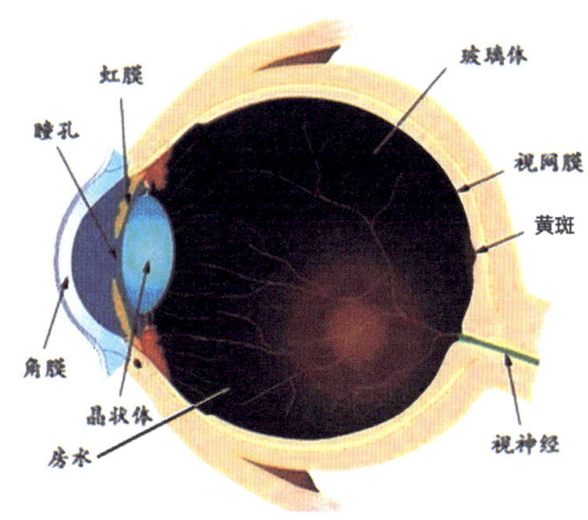


图 1-4　眼内容物

乏，就成了“老花眼”，要恢复自动调节的能力就难了。

玻璃体　位于晶状体之后、视网膜之前，为透明的胶质体，像蛋清一样黏，近似圆形，充满眼球后 4/5 的空腔。它允许光线通过，具有屈光作用和支撑视网膜的作用。

年轻人的玻璃体较为“固态”，老年人或一些有眼部疾病的人的玻璃体较为“液态”。不过，如果能好好爱护，液化的时间自然能延长，即使年老也依然可以有雪亮有神的眼睛。

眼附属器　包括眼睑、结膜、泪器、眼外肌和眼眶。

眼睑　眼睑分上睑和下睑，居眼眶前口，覆盖眼球前面，就是俗称的“眼皮”。上睑以眉为界，下睑与颜面皮肤相连。上下睑间的裂隙称睑裂。两睑相联接处，分别称为内眦及外眦。内眦处有肉状隆起称为泪阜。上下睑缘的内侧各有一有孔的乳头状突起，称泪点，为泪小管的开口。

眼睑能主动闭合，阻挡强光或外物的刺激，保护眼球。不过，眼睑只有 1mm 的厚度，可以说是人体最薄的皮肤，稍微有些透明，可以感觉到光线的照射。因此，当人们睡觉时，如果有光线或者强光照射，眼睑便会有所警觉而让人醒过来。即使闭着眼，眼睑还是能保持警觉性的。

眼睑每闭合一次，也就是眨眼一次，就能湿润眼球一次，因为眼睑能让泪液平均分布在眼球表面，并通过泪液给角膜输送氧，使角膜不致坏死并保持光泽。

不要小看眨眼这个普普通通的动作，这可是大自然高明的设计，隐含了许多微妙的信息。

**结膜** 结膜是一层薄而透明的粘膜，覆盖在眼睑后面和眼球前面。结膜含有粘液腺体，可分泌泪液，以润湿的状态来保护角膜。

结膜内含有丰富的微血管，而这些微血管的神经又十分发达，因此稍有异物渗入就会立刻引起眼睛的不舒服，并伴有痛痒的感觉。此时如果用手去揉眼睛，那么眼白部分就会立刻充血泛红，且给你点颜色瞧瞧，这就是“红眼睛”。

**眼外肌** 每只眼睛的背后都有6条肌肉，4条直肌是：上直肌、下直肌、内直肌和外直肌；两条斜肌是：上斜肌和下斜肌。他们支撑着眼睛，让眼睛上下左右地转动。眼肌和身上的肌肉一样，若不经常运动锻炼，就会萎缩、迟钝，反之，眼珠子的转动就会非常灵活。

依靠眼肌常常运动眼珠，看看不同角度的视野，以刺激大脑各个部位的神经，让大脑和眼睛的信息沟通顺畅，这样才能保持眼睛灵活有神采。

**泪器** 泪器由泪腺和泪道组成，泪液由泪腺产生。泪液除了有湿润眼球的功能外，还含有具有杀菌作用的化学物质、捕捉杂质的蛋白质及钠、钾、钙、镁、氯等微量元素。所以，泪液不只是水而已，还含有少量的固体成分。因此，世界上没有任何有一种“人工泪液”可以完全取代泪液，只能是暂时性地湿润眼睛而已。

**眼眶** 眼眶是由额骨、蝶骨、筛骨、腭骨、泪骨、上颌骨和颧骨7块颅骨构成，呈稍向内、向上倾斜，四边锥形的骨窝，其口向前，尖朝后，有上下内外四壁。成人眶深4～5cm。眶内除眼球、眼外肌、血管、神经、泪腺和筋膜外，各组织之间充满脂肪，起软垫作用。

眼眶周边有鼻窦，内含空气，与鼻腔之间有孔道相连，所以，鼻窦有病变的时候，常常会侵犯到眼窝组织。我们在尽情哭泣时，也不只会流下眼泪，鼻涕往往也会伴随而下，所以我们常常说“一把鼻涕，一把眼泪”，还说“痛哭流涕”，就是这个道理。

# 视觉的发育

## 视觉与视力

现实中,人们常常根据表达的需要把视力与视觉相互区别开来或彼此混用。那么，到底什么是视觉，什么是视力呢?

根据《辞海》的解释，视力指“辨别物体形状的能力”；视觉则指“辨别外界物体明暗和颜色特性的感觉，视觉是整个视分析器活动的结果……”。由此看来，视觉与视力的区分在于：视觉是视感觉和视知觉的总和，是包含了心理加工过程的视功能。视觉可以包括视力，而视力则不能涵盖视觉。

视觉是人或动物通过眼睛这一器官，对周围事物形状，大小，以及颜色的感知，也可理解为人或动物对光的感知。

对于人类来讲，通过用眼睛看，就可以完成对信息的捕捉，而通过眼睛在表情中的特殊作用，表达一种或多种心情或信息，用眼神交流，即视觉交流，就可以完成对信息的传递。这是视觉在人类社会中功能的延伸，可归于肢体语言的一方面，是人类所特有的。

人类视觉的基本功能是光觉、形觉、色觉、眼球运动、双眼单视等生理功能。视觉的基础是光觉，感受外界光的刺激是视觉的最基本特征。在光觉基础上眼睛还具有形态觉，即能够分辨和认识外界物体形状的能力，又叫中央视力或视锐度。对应与中央视力的概念，眼球向正前方固定注视一个目标时所见的空间范围称为视野，在视野中越向周边部对物体的精细分辨力越差。此外。人眼可将自然界可见光光谱分辨出约 150 种色调 13000 多种颜色，这种能力称为色觉。

以上是我们每只眼睛所具有的能力，而人类区别于许多动物的视觉能力之一是我们还具备非常完善的双眼视觉 。双眼视觉分三级，最初级为同时知觉，即双眼能够同时看到两个不同的画面； 第二级为像融合功能，即双眼将两个大部分相同，在细节上有某些差别的图像看成一个图像；第三级为立体视觉，为三维空间知觉，又称深度觉或空间视觉，具有完善的双眼视觉，才能感知物体的立体形状及该物体与人眼的距离，或两个物体相对的远近关系。立体视是最高级的双眼单视功能，是人类赖以从事各种高级精细工作的基础。

视觉正常与否不仅关系我们能否看清东西，而且直接关系人的智力、思维的发育。大脑功能的发育靠机体与外界的相互作用，通过感官系统接受的外界刺激越丰富，其大脑皮层发育越快，而我们对外界的感知 80% 以上是通过视觉系统获得的。

## 视觉的成长

视觉的形成需要有完整的视觉分析器，包括眼球和大脑皮层枕叶，以及两者之间的视路系统。

由于光线的特性，人眼对光线的刺激可以产生相当复杂的反应，表现有多种功能。当人们看东西时，物体的影像经过瞳孔和晶状体，落在视网膜上，视网膜上的视神经细胞在受到光刺激后，将光信号转变成生物电信号，通过神经系统传至大脑，再根据人的经验、记忆、分析、判断、识别等极为复杂的过程而构成视觉，在大脑中形成物体的形状、颜色等概念。

人的眼睛不仅可以区分物体的形状、明暗及颜色，而且在视觉分析器与运动分析器（眼肌活动等）的协调作用下，产生更多的视觉功能，同时各功能在时间上与空间上相互影响，互为补充，使视觉更精美、完善。

人的视觉不是与生即来的，而是在成长过程中不停发展变化的，而其变化之大，又可以说是凌驾于其他感官之上的。要能正常清楚地看见美丽多彩的世界，两眼的视力相当是绝对必要的，因为只有如此，才能建立"立体视觉"，事物之美才能在眼前呈现。

每个人的降生，都来自于母亲，而母亲怀孕期间的行为对胎儿出生后的健康成长影响巨大。所以，要谈视觉的发育成长，就得从胎儿时期说起。

### 第一阶段：母亲怀孕第四周起

我们的视觉发育是从何时开始的呢？答案就是胎儿在母亲子宫中的第四周。这个时候，胎儿的眼睛非常非常小。想象一下，它比针头还要小，而且还被一层皮包覆着。

在母亲怀孕四、五个月时，胎儿的眼神经、血管、水晶体和视网膜等开始发育、慢慢生长。到了第六个月末，胎儿的眼组织已大有发展，然后就在母亲子宫中静静等待着睁开好奇的双眼看见世界的那一天。

如果母亲在怀孕期间有不当用药、营养不良、抽烟酗酒或感染病毒等情况发生，都可能对胎儿的眼睛造成严重的影响甚至引发先天性眼疾。所以，这个期间，母亲是影响胎儿视力的关键人物。

临床发现，在先天不足的小孩中，弱视的发病率比较高。也就是说，弱视眼的发生与先天体质有密切的关系，如果母亲能在怀孕期间注意保健，则是可以预防的。

尤其是微量元素锌，是胎儿眼球生长发育和视觉机能不可缺少的必需元素，如果妈妈怀孕时体内缺乏锌，就可能导致胎儿弱视的发生。

### 第二阶段：新生儿到三个月大

新生儿出生时只有光觉反应，人的视觉功能主要是在出生后接受了大量的视觉刺激后逐渐发育成熟完善的。

当脱离母体后，婴儿虽然两个眼球已经成型，也有了丰富的视觉活动，比如会眨眼、闭眼、皱眉，会注视母亲的脸等，但婴儿出生后的一个星期内，视力仅有 0.01 ~ 0.02，并没有完全发育。严格来说，几乎是看不见东西的。

从出生到三个月之间，婴儿的眼球并不会注视固定不动的物体，而会被脸孔、明亮或运动的物体所吸引。所以，这时候婴儿的眼睛看起来像“斜视”一般。

三个月之后，幼儿的眼球可以很平稳地“跟随”运动的物体，也能将视线固定在某物体上专心看。所以这个时候，可以用色彩或运动的物体来吸引幼儿，促进其视觉的发育。如果这段期间视觉发育受阻，可能造成严重的弱视情况发生。

### 第三阶段：三个月大到六个月

刚出生时，婴儿的双眼无法同时看一个东西，大约要到六周以后才可以，而且还要慢慢等到四个月时才会协调得比较好。六个月时，幼儿能够真正用双眼同时看物体，获得正常的“两眼视觉。”

如果六个月时两眼仍然无法同时看见一个物品或出现斜视现象，就表示眼睛有问题了，需要及时到医院检查。

在这期间，幼儿对物体的立体视觉才开始建立，而且多数幼儿会比较喜欢红色的物体。六个月大的幼儿，眼睛已经有成人的 2/3 大了。

在这一阶段，幼儿的视网膜已经有了很好的发育，对距离的判断也开始发展，可以由近看远，也可以由远看近，还能看清楚一件物品比较细微的部分。

### 第四阶段：六个月到四岁

幼儿一岁之前的视力为“可塑期”，如果有问题产生，视力将无法继续发育，甚至有可能退化。到了一岁，幼儿的视力进一步全面发展，眼与手及身体的协调会更自然。

这一阶段中，幼儿的眼球逐渐成熟，可学习分辨上、下、左、右不同的方向。三岁时，立体视觉的建立已接近完成，这时候应该做眼科检查。

二到四岁时，幼儿喜欢看图片、图画书及画画，他们会被这些美丽的图案和色彩深深吸引。

### 第五阶段：五到七岁

在这一阶段，儿童的视力逐渐发育至成人水平，正常视力应为 1.0 左右，如果没有达到这个正常视力的话，就需要寻找原因了。

这期间，如果发现孩子有弱视，还尚有补救机会，否则，将会错过最佳的治疗时间。

### 第六阶段：八到九岁

这个阶段，儿童的视力发育已经完成，不再会有什么变动了。孩子可以完整地看到这个五彩斑斓的世界了，也可以自由展现眼睛的迷人魅力了。

如果是这个阶段才发现孩子有弱视或者没有立体感视觉，那么想再矫正，就不那么乐观了。

从以上的视觉发育过程，可以看出，人在出生 3 ~ 5 个月后视力明显增进，而大部分儿童在 4 ~ 5 岁时才能获得常规视力表所检查的 1.0 视力。后续研究表明，人的视觉的发育可持续到 12 ~ 13 岁，这一年龄段为视觉发育的敏感期。

视觉发育的关键期是出生后的头两年，这一期间能够接受大量的视觉刺激是视觉发育的必要条件。任何原因剥夺了外界光线对眼的视觉刺激，都可能会影响视觉发育，产生弱视。这也告诉了广大家长，只有抓住这一时期治疗各种不同原因造成的视觉发育迟缓的疾病，才有可能达到正常的视觉能力。

因此，对于婴幼儿眼部疾病，家长们一定要抓住时机、早期干预、早期治疗。

## 视觉对个体发展的作用

视觉作为人类最重要的感觉信息的渠道之一，与其他感知觉相比，有以下优势：感知范围广、转移灵活、知觉速度快、知觉距离远、感知较全面。

### 1. 视觉是人类获取信息的主要渠道

人自出生以来，即靠视觉来获取知识，观察其四周的环境。与其他动物一样，视力是维持生存的条件。人类用眼的机会最多，有研究表明，个体学习的信息有80%来自于视觉。从学习知识的角度来说，视觉的重要性大大超过其他知觉。“视觉是个体感知信息的主要条件”的观点，普遍受到心理学家和教育学家的肯定。

视觉在统整其他感知觉工作中有着重要的作用。有研究认为，明眼人通过视觉获得的表象的量是最多的，而且可以将零碎的东西统整。

### 2. 视觉是分辨形状的重要器官

物体的几种属性中是以“形”为主，而辨别形状靠的便是视觉。每一个物体都可以有形、声、色、味等属性。在认识一个物体时，形的属性比其他属性重要，如辨别男、女、老、少，辨别各类动物。视觉正常的人通过空气透视、线条透视、运动视差、晶状体调节、视轴复合等形成形状知觉，但视觉障碍者便要依靠其他知觉来分辨物体，必须多费时间和精力。另外，还有许多物体的形状只有通过视觉才能感知，无法将形状的信息转换为可以摸得着、闻得到、听得见的信息，这些物体对视障人来说是非常抽象的，要辨认它们是极为困难的。比如：对天空、云、星星、月亮等的辨认便是典型的例子。

### 3. 视觉缺陷影响其他知觉

视觉的缺陷会影响对其他知觉所获取的知识的组织、消化。比如，走进公园，我们看到花开并闻到香味，很容易就知道是哪一种花的香味。而盲人又摸、又闻，再听别人解说才能弄清楚是花香，而不是树香或其他物品的香味。

### 4. 视觉的其他作用

视觉在个体发展过程的其他方面也发挥着巨大的作用。视觉能协助个体认识物体的客观存在性。视觉可以扩大个体的活动范围。视觉在刺激个体探索环境的动机方面有巨大作用。视觉可以协助个体模仿、学习。儿童发展心理学研究表明，儿童会抬头后，视觉的范围随之扩大，视觉刺激在相应增多的同时激发儿童产生探索环境的动机，从而促进儿童的发展。

## 计算机视觉

利用眼睛的官能，人类视觉在不断地扩展、创新，人们的感知层次和认知水平也在不断地提高。数字化多媒体的出现挑战并充实着传统的视觉传达方式，拓展了当代视觉传达设计外延，视觉传达由以往形态上的平面化、静态化，开始逐渐向动态化、综合化方向转变，从单一媒体跨越到多媒体，从二维平面延伸到三维立体和空间，从传统的印刷设计产品更多转化到虚拟信息形象的传达。

用机器模拟人类的视觉功能是人们多年的梦想。视觉神经生理学、视觉心里学，特别是计算机技术、数字图像处理、计算机图形学、人工智能等学科的发展，为利用计算机实现模拟人类的视觉成为可能。这是人类社会的视觉发育、发展的结果。

在现代工业自动化生产过程中，计算机视觉正成为一种提高生产效率和检验产品质量的关键技术之一，如机器零件的自动检测、智能机器人控制、生产线的自动监控等；在国防和航天等领域，计算机视觉也具有较重要的意义，如运动目标的自动跟踪与识别、自主车导航及空间机器人的视觉控制等。

人类视觉过程可以看作是一个从感觉到知觉的复杂过程，从狭义上来说视觉的最终目的是要对场景做出对观察者有意义的解释和描述；从广义上说，是根据周围的环境和观察者的意愿，在解释和描述的基础上做出行为规划或行为决策。计算机视觉研究的目的是使计算机具有通过二维图像信息来认知三维环境信息的能力，这种能力不仅使机器能感知三维环境中物体的几何信息（如形状、位置、姿态运动等），而且能进一步对它们进行描述、存储、识别与理解，计算机视觉已经发展起一套独立的计算理论与算法。

双目立体视觉系统是计算机视觉的关键技术之一，获取空间三维场景的距离信息也是计算机视觉研究中最基础的内容。

双目立体视觉的开创性工作始于20世纪的60年代中期。美国MIT的Roberts通过从数字图像中提取立方体、楔形体和棱柱体等简单规则多面体的三维结构，并对物体的形状和空间关系进行描述，把过去的简单二维图像分析推广到了复杂的三维场景，标志着立体视觉技术的诞生。

随着研究的深入，研究的范围从边缘、角点等特征的提取，线条、平面、曲面等几何要素的分析，直到对图像明暗、纹理、运动和成像几何等进行分析，并建立起各种数据结构和推理规则。特别是20世纪80年代初，Marr首次将图像处理、心理物理学、神经生理学和临床精神病学的研究成果从信息处理的角度进行概括，创立了视觉计算理论框架。这一基本理论对立体视觉技术的发展产生了极大的推动作用，在这一领域已形成了从图像的获取到最终的三维场景可视表面重构的完整体系，使得立体视觉已成为计算机视觉中一个非常重要的分支。

经过几十年来的发展，立体视觉在机器人视觉、航空测绘、反求工程、军事运用、医学成像和工业检测等领域中的运用越来越广。

# 睁眼看世界

## 眼的屈光

光是电磁波的一种，我们这里所讲的光，是电磁波中的可见光。可见光的范围在400 ~ 750mm，短于400mm的光是紫外线，长于750mm的则称为红外线。自然界的可见光是白的，用三棱镜分光后可把白光分解成为红、橙、黄、绿、青、蓝、紫七种颜色。

光进入人眼后经过屈光介质的屈光作用在视网膜上结成的物象，经视神经、视交叉、视束、外侧膝状体和视放射将视觉信息传到大脑的枕叶视觉中枢，使之能够分辨外界物体的形态和颜色，正常情况下并通过双眼视像的融合产生双眼单视和立体视觉。

那么，什么是屈光？什么又是眼睛的屈光系统呢？

光线由一种介质进入另一种不同折射率的介质时，会发生前进方向的改变，在视光学中即称“屈光”。折射率即为屈折率或屈光指数。

眼的屈光系统包括角膜、房水、晶体和玻璃体。角膜（屈光指数 1.376）与房水（1.336）的屈光指数相近，二者可以看成为一个单球面折射的屈光体（角膜屈光系统）。晶体位于屈光指数相同的房水与玻璃体（1.336）之间，为另一具有厚凸透镜折射作用的屈光体（晶体屈光系统）。因此可把眼的屈光系统看成包含两个屈光体，两者屈光力的组合就是整个眼的屈光力。

人眼的屈光系统可看作是一套复杂同心共轴的透镜组合，光线到达眼底视网膜，必须经过一系列屈光间质，这些屈光间质包括角膜、房水、晶状体及玻璃体等组织，最后到达视网膜。

正常眼的屈光力和眼球前后轴的长度是互相匹配的。眼在静止（不调节）状态下，远距离（5m 以外）物体发来的平行光线，经过眼的屈光系统屈折后，焦点准确地落在视网膜上，形成一个清晰的物象，这种眼称为正视眼（emmetropia）亦即屈光正常。否则，焦点落在视网膜之前或视网膜之后，统称为非正视眼（ametropia）或屈光不正（refractive error）。

眼睛要能看清楚外界的物体必须具备三个基本条件：首先，眼的屈光系统必须充分透明，这样可使外界进入眼的光，从角膜到视网膜没有任何障碍；其次，外界物体在视网膜上所成的像恰好落在视网膜的中心凹，其成像应清晰且需足够大；第三，视觉器官生理功能的健全：整个视觉分析器，也就是从视网膜、视神经、视交叉、视束、外侧膝状体、视放射到大脑皮层的整个视路中的相应部分必须完整并且具有正常功能。

## 像照相机一样“看见”

平时我们拍照时，需要有足够的光线照亮物体，然后物体的光线通过照相机的镜头，感光成像在底片上，底片冲洗后变成可以看见的相片。（图 1–5）

人眼睛看东西的过程也与照相机一样：眼睛的角膜、房水、晶状体、玻璃体等透明组织，形成一个“组合镜头”。来自外界物体的光线，通过角膜射入眼睛，在“组

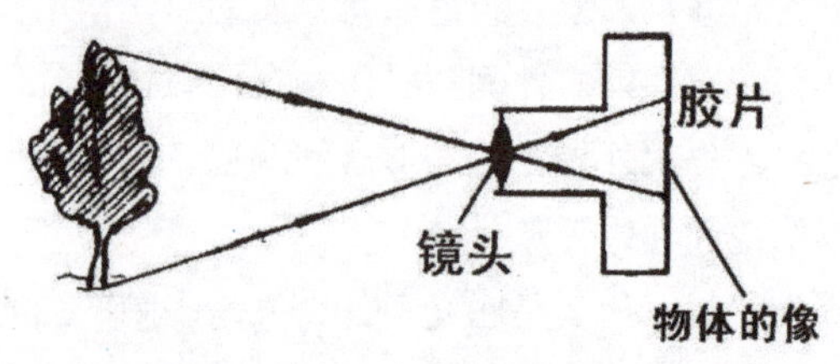

图 1-5　照相机成像图

合镜头”的折射下，物体的影像聚焦于视网膜上，两个视网膜上各形成一个大同小异的道理的图像，相当于底片感光。

视网膜上所形成的物像，由视神经通道传入大脑，经大脑视觉中枢分析、判断，并把左右眼分别形成的两个倒立的物像，融合为一个完整的清晰的正立物像，这就相当于把底片冲洗为相片了，于是人就看见了外面的世界。因此，看东西的过程，是由眼睛和大脑默契配合工作而完成的。（图 1–6）

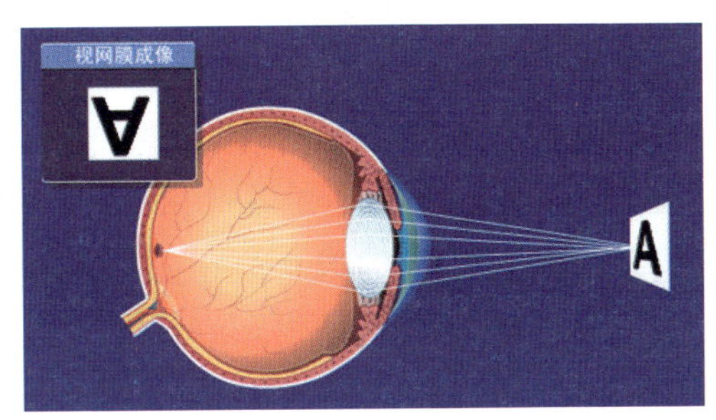

图 1-6　视网膜成像图

人眼睛的结构虽然与照相机有异曲同工之处，但却比照相机更为精妙。应该说，人眼是生物工程学的一项令人叹为观止的奇迹。在每个眼球的后半部，面积仅约 2cm² 的视网膜，却分布着超过 1.5 亿的感光细胞。这些感光细胞每秒钟能够处理数以亿计的光子。即使只有 1 粒光子的光强度，人眼也可感知，可见人眼的感光能力之强大，连最先进的照相机也望尘莫及。

人眼可以自动对焦，可以快速变焦，可以不需闪光灯，就能在暗弱光线下“拍照”。“照片”可保持立体和彩色效果。人眼具备体积轻巧、全自动操作等照相机无法比拟的优点。

人的眼睛非常适合双目并用观察影像，这是大自然很不寻常的安排，双眼所看到的视线范围几乎是相同的，两眼所给出的影像差别极其细微，这些都促使眼睛形成深度影像信息。眼睛作为一个双器官，和谐工作，它们的外部肌肉比人体其他任何地方的肌肉都更为精密与敏感。

眼睛是认识外界的窗户，是大脑司令部最可靠、最敏捷的侦察兵。有了眼睛，才能使人与外界和谐相处。

## 调节与辐辏（集合）

眼球的角膜、房水、晶状体、玻璃体形成人眼的“组合镜头”，也就是形成一个大的屈光体，使外来的光线发生屈折，聚焦于视网膜上，在这个屈光体里，其主要屈光作用的是角膜和晶状体。人眼在休息状态时，总屈光力是 58.64D，其中角膜具有 43.13 ~ 43.53D，但不同的人角膜屈光度是有差别的，角膜表面弯曲度越大，屈光力就越强。晶状体在静止状态时，屈光力为 16 ~ 20D。晶状体的屈光力是随本人的年龄变化而变化的，年龄越小，晶状体屈光力越大，成年后逐渐减少，老年期晶状体屈光力最小。

人眼在看远与看近时，需要不同的屈光力，而在眼睛这个“组合镜头”里，只有晶状体有弹性，可以改变屈光力大小，其他的组织都是不能改变的。也就是说，眼睛为了看清远处和近处物体，需要晶状体不断地改变屈光力。

例如，一个眼睛正视的学生在上课时，抬头看 5 米外的黑板，光用眼睛自身的屈光力，刚好聚焦在视网膜上，已经能够看清黑板上的字了。而当他看 5 米内物体和低头看书时，焦点落不在视网膜上，需要晶状体变厚变凸，增加眼睛的屈光力，才能聚焦在视网膜上而看清。因此，眼睛看远时，晶状体需要变薄；看近时需要变凸，晶状体这种变薄变凸的动作，叫作眼睛的调节。这种调节，需要在须臾之间完成。

晶状体的调节力随年龄而变化，成年后晶状体逐渐变硬失去弹性，变凸能力下降，使调节力逐渐变弱。10 岁前的儿童调节力最强，可有 14D，30 岁有 7D，50 岁有 2.5D。45 岁左右的人调节力开始大幅下降，看不清近物，就是老花眼的开始了。

光有调节功能，单眼能够看清物体，但只是平面感，要使物体有立体感，还需要眼睛的集合（辐辏）功能。那就是依靠 6 条眼外肌的收缩与舒张，使两个眼球同时内转或者外转，随时把两眼球摆放在合适的位置上，才能让两眼看的东西融合为一个立体的、清晰的、与外界完全一样的图像。

因此，看远时，晶状体变薄，双眼视线平行；看近时，晶状体变凸，双眼球内转。调节与集合功能，是不用大脑支配的、互相配合默契的、非条件反射的动作，是使我们不论看远还是看近，都能够得到一个清晰立体图像的重要保障条件之一。

眼睛的调节系统和辐辏（集合）系统是一个相互交叉的链，互相之间动态影响，调节驱使着辐辏，辐辏也影响着调节。当两个系统同时受到刺激时，交叉链相互作用，并且与一个系统受到刺激时的反应不同。现实中不少人往往忽略这种动态关系，认为调节失调和集合失调是孤立的，这样容易造成预防和治疗的失败。

目前，很多专家学者普遍认为看近所引起的近反射，即调节和集合增加等一系列变化是形成近视眼的主要原因。根据双眼看近时两眼内、外肌联合运动关系，若以近目标模拟远目标使两眼内、外肌处于远反射状态，使调节和集合均处于模拟看远状态，通过长期锻炼，可以起到积累效果，从而可以达到预防近视的发生和发展的作用。这也是市面上一些视力康复镜主要的理论依据。

## 色彩的辨识

色觉是视觉系统的基本机能，对于图像和物体的检测具有重要意义。人眼可见光线的波长是（390 ~ 780）$\times 10^{-3}$ μm，一般可辨出包括紫、蓝、青、绿、黄、橙、红 7 种主要颜色在内的 120 ~ 180 种不同的颜色。

在我们人眼睛里的视网膜上，长有一种叫视锥的感光细胞，辨色主要就是靠这些视锥细胞。因为视锥细胞集中分布在视网膜中心部位，所以此处辨色能力最强，越向周边部，视网膜对绿、红、黄、蓝 4 种颜色的感受力依次消失。

大自然中的颜色可以说是五彩缤纷、千变万化的。尽管世界上的颜色千差万别、变化无穷，却都离不开红、绿、蓝这三种基本色光。用红、绿、蓝 3 种色光作适当混合，可产生白光以及光谱上的任何颜色。

关于色觉的机理，目前多用“三原色学说”来解释。这个学说认为，在视网膜上存在着分别对红、绿和蓝三种光线的波长特别敏感的三种视锥细胞或相应的感光色素，当不同波长的光线入眼时，可引起敏感波长与之相符或相近的视锥细胞发生不同程度的兴奋，于是在大脑产生相应的色觉；三种视锥细胞若受到同等程度的刺激，则产生白色色觉。因此，人的眼睛就能分辨出各种各样的颜色了。

有的人可能会说：有的颜色我为什么分辨不出来呢？那可能就是患有“色盲”病了。如果缺乏色觉或色觉不正常，就是色盲或色弱。色盲是由于缺乏某种视锥细胞而出现的色觉紊乱，包括细色盲、绿色盲、蓝色盲和全色盲（单色觉）几种类型。其中红色盲和绿色盲较为多见，习惯上统称红绿色盲，患者不能分辨红、紫、青、绿各色，仅能识别整个光谱中的黄、蓝两色。全色盲极少见，患者视物只有明暗之别，犹如观黑白电影一样。

色弱患者的三种视锥细胞并不缺乏，但对某种颜色的分辨力较弱。色弱多为后天性的，与健康及营养条件有关，可以防治。色盲大多数由遗传决定，尚无特效疗法，其发生率男性约为8%，女性0.5%。色觉异常的人，不能从事美术、化学、医学和交通运输等工作，否则不仅影响工作质量，还会造成严重的损失和事故。

## 视力的好与坏

视力即视敏度或称视觉敏锐度，是指眼睛视网膜的敏锐程度，尤其是指视网膜上黄斑中央凹分辨两个光点的敏锐程度。视力包括中心视力和周边视力。

中心视力是指视网膜中央凹的视力，包括远视力和近视力。近视力主要指阅读视力。平时所说某人的视力为1.0，如果未注明是近视力，则通常是指远视力值为1.0。视觉障碍的分类，也是以远视力值大小为依据的。

周边视力是指中央凹周围的视力，因而也称为边缘视力。周边视力的检查，有时也称为视野的检查。视野的检查就是来测定其周边视力的。

还有几个因素会直接影响视力：

### 1. 成像位置

由于中央凹有十分丰富的视锥细胞，因而中央凹视敏度大，物体成像于此则看的清楚，不需要缩短物距或放大物体。而中央凹周边的视敏度小，要看清楚则需放大物体或将物体挪近。

### 2. 照明度

眼睛只有在充足的照明度下才能很好地看清物体，因而对有些低视力的孩子就需要配照明灯。

### 3. 物体与背景之间的对比度

良好的对比度有利于眼睛的视物。所以一般在对视障儿童进行教育时，都尽量使用对比度强的工具，如使用白纸和黑笔，黑板和白粉笔等。

前面也提到过，眼睛的角膜、房水、晶状体、玻璃体等透明结构，组成了眼睛一个大的“屈光镜头”，外界的光线能够通过他们，并能被这个“屈光镜头”所折射而聚焦于视网膜上，这种折射能力，叫屈光能力。

其中起主要屈光作用的是角膜和晶状体，这两大屈光组织决定着眼睛视力的好坏。能聚焦在视网膜上的，叫屈光状态正常，能清晰地看见远处物体，视力正常，例如正视。如果不能聚焦在视网膜上，看远处物体是模糊的，就叫屈光状态不正常，也叫屈光不正，视力就不正常，例如近视、远视、散光等。

近视是指平行光线通过调节静止的眼屈光系统后在视网膜前形成焦点，在视网膜上所成之像模糊不清，因而远视力降低，近视力尚属正常。

远视指平行光线经调节静止的眼屈光系统屈折后在视网膜后形成焦点，不能在视网膜上形成清晰物象。远视无论视远、视近均要使用调节力量，故易发生视疲劳。

散光是由于各经线的屈光力不等，或同一经线的屈光力不一致，以致进入眼内的光线不能在同一平面上形成焦点，亦不能在视网膜上形成清晰的物象，其远、近视力都是模糊的。

## 视力与大脑

传统医学认为人的视力是由眼睛决定的，视力不好也主要是由于眼睛出现问题导致的。这已经成为医学界的普遍共识，但这个理论已经被更多实验证实是错误的！

近年来，经过国际、国内医学界权威机构及专家的研究和论证，他们一致认为：决定人类视力的不仅仅在于眼睛，而是由一套完整的视觉系统共同作用完成的，大脑在人类形成视觉方面发挥了决定性的作用。

### 大脑也在“看”

哈佛大学首席神经生理学家艾伦霍布森教授提出：“看”这个行为是大脑完成的，而不是人们想当然认为由眼睛完成的。我们的眼睛只是把看到的信息（光信号）通过视网膜转化为神经生理电信号，传输给大脑，其余的一切都由大脑完成。毫无疑问，我们的大脑决定着我们是否能够看得更好。

大脑也在看东西，可能有一部分人会对此产生怀疑，但是，请仔细想想，大家是不是都有过这样的经历：

迎面走来了一个熟人，自己却没有察觉；

累的时候总是读错字、写错字；

东西摆在眼前，却怎么也找不到。

其实，无论是以上哪种情况，眼前的人或者东西都是明摆着的，只是由于那一刻大脑没有“看到”，因此我们才没有发觉他们的存在。

“脑视力”已经引起了许多眼科专家的关注，它不仅对于视觉功能的开发有所助益，还可能对一些视觉功能存在障碍的患者提供新的治疗手段。

科学家最初会注意到“脑视力”，其实是源于对一些大脑受损的患者的研究。在临床，有些大脑因为疾病、意外受伤的患者，明明眼睛没有受伤，晶体、视网膜一切正常，但看东西却会出现视野缺损，或者“失读”，眼睛其实能够看到的东西，却无法让他感受、认知到。这就让医学界开始关注，大脑和视觉之间的关系。

其实说起来很容易理解，我们“看”一个东西，首先是相应的光线进入我们的眼球，投射到视网膜上成像，我们的眼睛才能看见。如果因为疾病的关系，比如近视导致眼球变形，视网膜无法清晰成像，我们看到的东西也就会模糊不清。

视觉过程并不只是到达视网膜成像就结束的。视网膜成像后，视觉讯号会随着相关神经传递给我们的大脑，大脑相应的功能区域会接受并分析处理这些讯息，然后我们才能真正“看到”。而脑视力研究所关注的，就集中在后面这一部分。

如果脑视力出现问题，我们就可能像一些患者那样，发生“所见非所得”的情况。而正常情况下，脑视力本身还有提高我们视觉能力的效果。国外科学家就发现，有时候我们在观看比赛的时候，从看台观察运动员的脸，所能获得的图像本身是很小很模糊的，只能看到大概的轮廓，但绝大多数人仍可以清楚看到运动员脸上的五官，这其实就得归功于脑视力。因为我们的大脑在平时的视觉活动中，已经获得并存贮了大量的相关讯息，而当你在获得的图像不足时，大脑其实就会调用相关的资讯，对你获得的图像自动进行补充，让你感觉“看清”了对方的模样。

脑视力不只会对我们的视觉带来影响，有时候，每个人大脑的差异，也会让我们对同一个东西的视觉产生偏颇和差异。

我们大脑中接受并处理视觉讯号的区域不止一个，而每个人大脑不同功能区域，都存在各自的差异，而表现出不同的优势程度。有研究发现，一些在雕塑方面更有兴趣和才能的人，常常对于色彩兴趣就不怎么强烈。比如我们所见的雕塑作品，大都是单色的，很少有人在雕塑完成后再故意赋予丰富的色彩，而创作者甚至更厌恶这种行为。这其实就和大脑的优势部位不同而造成的脑视力差异有关。通过功能核磁共振研究发现，这类人群往往顶叶更具有优势地位，所以空间、立体图形的感知能力更强，在这方面表现得更为敏锐，但对色彩相关的认知区域，相对就不够活跃，而让他们的视觉认知出现一定的偏颇。

这种偏颇并不一定是坏事，甚至可能是一些艺术才能的体现。现在初步研究认为，左脑视觉功能包括视觉辨识、观察理解，右脑视觉功能包括视觉感受、图像欣赏，这些不同的差异就导致同一样事物在不同人“眼中”，关注的重点、得到的感受都可能有所差异。

而对于医学界来说，脑视力的研究除了对大脑认知功能的研究提供更多帮助外，对于一些眼科疾病也具有重大意义。现在对于眼科医生来说，就很关注弱视与脑视力之间的关系。以前对于弱视的理解，主要都集中在当事人的视网膜与中枢之间的联系不够完善上，但现在功能核磁共振的调查显示并非如此。一部分患者其实是大脑相关视觉区域的解读上出现了偏颇，导致当事人不能很好地接受和解析这些视觉信息，从而无法“看清”。而如果对于这部分患者进行有针对性的训练，或许可以改善他们的视觉功能。

## 大脑视觉和贝茨理论

威廉·贝茨 William H. Bates（1860–1931），是美国纽约市的一位著名眼科医师，于 1860 年出生在新泽西州纽瓦克。他 1881 年毕业于康奈尔大学，1885 年在内外科医学院获得医学学位，在曼哈顿眼科和耳科医院任助理医师，先在贝尔维尤医院，后在纽约眼科医院任主治医师。自 1886 至 1891 年，他在纽约医学研究生院和医院讲授眼科学。

他在工作时，发现了一些奇怪的现象，他发现人的视力是不稳定的，或者说度数是变化的，还有些人的屈光不正可以自动恢复，这些用传统的眼科理论是没法解释的。于是，他抛弃了传统的眼科理论，完全从自然疗法的角度来研究视力，他发现，视力问题是由眼球紧张导致的，用放松眼球的方法可以使屈光不正消失，从而摘掉眼镜，恢复视力，他研究的一系列视力恢复方法，称之为贝茨理论（方法）。而他主张的“脑力视觉”，也是他研究这种康复方法的重要理论根源。

贝茨的研究有以下几个方面：

### 1. 在视觉活动中，眼球系统是标，大脑视觉系统是本

大脑视觉系统与眼球系统存在密切的互动关系，首先是特定的支配和被支配关系。视觉反应的源动力是来自外界图像的刺激，这种刺激信息经过眼球系统映射到视网膜传递到大脑，经过大脑系统的处理并迅速形成反馈，指挥控制眼球系统做出适应性调整——促使眼球系统视网膜成像更完善。视觉诞生在大脑，视力是大脑对外界图像的最终反映。屈光不正与视力之间存在粗略相关的关系，但它们不存在一一对应的关系。在特定状况下，甚至完全不相关联。

在所有的视觉活动中，大脑视觉系统与眼球系统的互动是密切的、全方位和多层次的，大脑处于绝对支配地位。其次是大脑视觉系统本身存在的视觉图像优化处理能力，这里也包括对图像的纠错、补偿和清晰化处理等内容。我们在针对性的视觉功能训练后，大脑视觉系统对于模糊影像的清晰化处理是完全能够胜任的，也是非常重要和可靠的。

### 2. 眼睛或者眼球组织仅仅是大脑与外界联系的重要通道

眼睛具有多种不同层次、不同作用的视觉功能，它们都与大脑视觉系统存在着一定程度的联系。眼睛是属于大脑体系的一个固有组成部分，眼睛或者眼球组织仅仅是大脑与外界联系的重要通道。眼球活动全部受制于大脑，眼球组织的视觉活动、视觉功能是为满足大脑视觉需求而服务的。事实上，与大脑视觉系统支配互动关联度越大的视觉功能其重要性越大。此外，就是大脑视觉系统、眼球器官组织与视功能状态协调性问题，大多数时候它们也是相互影响，互为因果的。

### 3. 建立人眼机体结构变化与人眼能态之间的平衡协调，可以提升人眼调节能力

贝茨研究发现，人眼是一个能量代谢的机体，它在新陈代谢过程中机体获得物质产生能量。人眼机体产生的能量可维持人眼机体的自体耗能，同时还产

生对外物做功的能，也就是人眼的视觉功能。人眼的调节能态应符合人眼机体需要及时对外物做功的需求，都应该是眼正常能态；而且，眼正常能态必须符合人眼不同时候的视觉需求。因为，建立人眼机体结构变化与人眼能态之间的平衡协调，可以实现提升人眼调节能力，改善调节功能的匹配性，提高视网膜中心凹成像质量，增强视细胞敏锐度，达到提升视力和裸眼视力的目的。

贝茨理论以大脑视觉原理为基础，提出视功能训练、调节和拓展，对各种视力问题都是适用的，比如，近视、远视、斜视、弱视等。虽然该理论诞生后，受到了传统眼科的反对，贝茨本人也因此被他的工作单位——纽约医学研究生院和医院开除，但他坚持推广自己的研究，帮助无数人恢复了视力。在他去世后，他的学生继承和发扬了贝茨方法，并把他传播到许多国家。

但是由于贝茨的理论太过超前，与当时的眼科理论相抵触，以至于没有多少人认识和理解，它的实际价值被埋没，没有全面应用。一个世纪以后，贝茨方法才在中国大陆得到认同和推广。相信随着眼科医学的突飞猛进，贝茨理论在视力康复等应用领域会有更大的发展。

## 眼是生命之窗

### 命运之眼

眼睛长得好不好，和一个人的命运真的有关系吗？姑且不谈运势之说，就说找工作时的面试，一个眼睛炯炯有神的年轻人和一个眼神黯淡无光的年轻人站在一起，如果你是主管，会选择哪一个？

炯炯有神的眼睛给人的印象是这个人聪明自信、身体健康有活力；而眼睛黯淡无光则给人的印象是这个人缺乏自信、不积极，可能平时生活不正常，甚至身体方面可能有问题……这样的第一印象，或多或少影响了他们的职业发展。

较科学的说话是，眼睛是视觉神经的总枢纽，我们的眼睛所看到的每一样事物形象，都会通过视神经投射给大脑，而留下记录。所以，眼睛可以说是脑中枢神经与外界接触的一个接口，可以比喻成“仪表板”，是大脑思维延伸的一部分，人类的“灵魂之窗”，也是思维系统和运作系统的交汇点。

因此，眼睛占有最大的分量。如果其他的五官，如耳朵、眉毛、鼻子、嘴巴、下巴等的重要程度为1的话，眼睛就为5，它大大关系到一个人一生的命运，实在是不可忽视。

观察眼睛的奥秘，最简单的方法，就是观察一个人眼睛的神态和形状。人的一生中变化最大的五官就是眼睛，它是人类最奇妙的器官，除了可以接受外面世界的一切影像之外，也能把人的内心世界的一切情感反映出来。

要了解一个人的心性，主要看眉眼之间。从眉可看人的个性，而从眼则是看其心性了。是善是恶，是正是邪，很容易从眼神中流露出来，可以说是最忠实的身体语言。

眼睛每天都要接收无数的信息，他还反映了我们的内心世界。其他的如健康状况、个性、情绪等，皆逃不出眼睛这一神秘的视野。所以，眼睛可以说是“相由心生”的最佳代表，是透视心灵的最佳渠道。

按现代人的审美观念来说，水汪汪的双眼皮大眼睛，似乎就是美女的代名词，所以大部分人看人的第一眼便是她的“眼睛”，眼睛更是捕捉这个人当下思想情感最准确的地方。

整体来说，西方人比较开放热情，东方人则较含蓄内敛，这与民族性相关；而且经过仔细观察统计，可以发现西方人大都是双眼皮大眼睛，东方人则是小眼睛单眼皮居多。所以，从单眼皮或双眼皮以及眼睛的大小，可以看出一个人的感性或理性程度。

## 眼神密码

说话的时候要适当的注视对方的眼睛，以表示对对方说话的回应是礼貌的表现，但是不可死死地盯着对方的眼睛看，那样就属于不礼貌了。从人说话的眼神可以洞穿心底，可以看出他心里的真实想法。关于眼神中流露出来的秘密，你了解吗？

对于眼神的作用，早在春秋战国时期，孟子也曾做过精辟的阐述，他说：“存乎人者，莫良于眸子。眸子不能掩其恶。胸中正，则眸子了焉；胸中不正，则眸子非焉。”意思是：观察一个人，再没有比观察他的眼睛更好的了。眼睛不能掩盖一个人的丑恶。心中光明正大，眼睛就明亮；心中不光明正大，眼睛就昏暗不明，躲躲闪闪。所以，听一个人说话的时候，注意观察他的眼睛，他的善恶真伪能往哪里隐藏呢？这说明眼睛是判断人心善恶的基准。

对此，科学的解释是这样的：眼睛是人的视觉器官。眼睛除了作为视觉器官以外，通过眼睛还能表达人的丰富情感。眼睛之所以能传神，实际上是通过瞳孔的扩大和缩小，眼球的转动、眼皮的张合程度以及目光凝视时间长短来体现的。

人的思想情绪和瞳孔的变化关系密切。令人厌恶的刺激能使人的瞳孔收缩；而令人欣快的刺激会使瞳孔扩大；恐慌或兴奋激动时，会使瞳孔扩大到平常的 4 倍，因此，瞳孔的变化是中枢神经系统活动的标志。

眼球的转动也可以显示正在进行的思维活动。如两人交谈眼球比较稳定很少转动，说明他态度诚恳；如果目光游移闪烁、说明他暗藏打算。

眼皮的张合程度一般能反映出人的精神状态。沮丧懊恼会使人耷拉眼皮，与人交谈半闭双眼是轻狂傲慢目中无人的表现。

眼睛所能运用最重要的技巧就是凝视。凝视是与人交往的一种手段。陌生人之间应尽量避免互相盯视。对敌人怒目凝视体现的是威严；家长对犯错误的孩子凝视可使孩子不敢撒谎；朋友之间的凝视所表达的内容就更丰富了，因此，会说话的眼睛就是心灵的窗户。

另外，眼睛的清浊如何，也折射出人的心理活动特征。经常表现为睡眼惺忪的人，看起来就是一副傻相；而表现为眼睛雪亮，目光炯炯的人，自然显得聪明伶俐。人们在社会生活中，如果内心有什么欲望或情感，必然会表露于视线上。

眼睛炯炯有神的人通常精力充沛，精神奕奕，似乎浑身上下充满了斗志，这种人富有进取心，学习能力强。

眼神锐利的人，看起来似乎在思考如何掌握眼前的世界，只要他看到想要的东西，必定会利用机会牢牢抓住。这种人通常聪明且反应快，但防卫能力也强，为人较现实。

眼神看起来很柔和的人，通常比较被动，但容易接纳别人，因为他们不急于控制或抓住眼前的事物。这种人平时处事较为轻松，很好相处，不会紧绷着神经，不过稍微有一点点事情发生，就容易大惊小怪。

和别人交谈时或平时眼神常常往上看的人，通常心性高傲，自大自负，甚至目中无人，长幼有序的观念薄弱，对别人的谈话或意见往往表现出一副不以为然的样子。这样的人好胜心强，但往往好高骛远，甚至不切实际，事业上容易有高不成低不就的现象发生。

相反，眼神常常往下看的人，通常对自己没有信心，志气低，自卑感较重，往往觉得心中有许多忧虑没处可说。这样的人容易将别人的意思误会为取笑之意，也多猜疑。

平时和人说话的时候，眼神闪烁不定，眼球左右转动而不安宁的人，通常比较浮躁，有些冲动，有撒谎的倾向，较难被人信任。眼神的着眼点不定的人，通常心情不太稳定且焦躁不安，处于精神不安定的状态，或者心中有些怨怼，或被烦恼的事所困扰。

如果眼睛转动的速度快，表示反应快，直觉较强，不过也会有比较特立独行、情绪化的性格。

相反，如果眼珠转动迟缓，则表示身体五官感觉也比较迟钝，这样的人通常感情起伏不大，自己过自己的生活，不受外界所影响。

无论看人或物，眼神视线都很端正、平视对方的人，通常内心坦荡、光明磊落，没有邪念，为人忠诚善良，这就是眼正心正、眼善心善的道理。

## 视线心理学

如何透过视线的活动了解他人的心态，人与人之间在交往中的心理沟通具有重要意义。

以品尝食物为例，我们绝不会只靠味觉，而是会同时注重食物的色香，以及装盛方式或排列方法等，这些都是视觉影响心理的现象。假使我们在阴暗的房间里用餐，即使知道那是美味佳肴，也会产生不安的感觉，使我们无心品尝，甚至胃口大减。反之，在整洁、明亮、灯光柔和、食物装盛器皿精致的餐厅进餐，就会使人产生良好的就餐情绪。可见，视觉位居“五官之王”，足以支配其他的感官。的确，从医学角度看，眼睛是人类五官中最灵敏的，其感觉领域几乎涵盖了所有感觉的 70% 以上。

对方是否在看着自己，亦即有无视线接触，说明对方是否对自己有好感或兴趣。如果对方完全不看自己，便是对自己不感兴趣或无亲近感。

相反，当我们在路上行走时，发现陌生人一直盯着我们，必定会感到不安，甚至会觉得害怕。不相识的人，从彼此视线偶然相交的时候，便会立刻移开。这是由于人们觉得，一个人被别人看久了，会觉得被看穿内心或被侵犯隐私。

当我们在等公共汽车或站在影剧院卖票口排队买票时，多为背向后面的人，这种表现为人们所司空见惯，这样做，不仅是为了往前进，也是为了避免同不相识的人视线相交。但也有面对面者，这些人多为朋友、夫妻、亲人、恋人等。这些人会彼此默许自己的隐私权受到某种程度的侵犯，因此，他们偶尔会视线交错，便于相互言谈，心理沟通。

因此，我们可以判断：相识者彼此视线相交之际，即表示为有意进行心理沟通。

但若是这种情况发生在女人之间时，则具有不同的意义。因为，当女人不愿意把自己的内心体验传递给对方时，多半会产生凝视对方的行为。心理学家艾克斯莱恩等人曾做过人们对视的实验，实验结果表明，如果事先指示受测者“隐瞒真意”，在测试中，注视对方的比率，男人会降低，女人则反而提高。男人在未接到指示的情况下，其谈话时间内有 66.8% 的时间在注视对方，但得到指示后，却只有 60.8% 的时间在注视对方。

至于女人方面，在接受指示之后，居然能提高到 69% 的时间在注视对方。因此，当在公开场所遇见女人注视自己过久的时候，不妨认为她可能心中隐藏着什么，要注意她言不由衷的真相。

一位名叫詹姆士·薛农的建筑家，曾经画过一幅皱着眉头的眼睛抽象画，镶于大透明板上，然后悬挂在几家商店前，其原意是想借此减少偷窃行为。果然，在悬挂期间，偷窃率大大减少。虽然并不是真正的眼睛，但对那些作贼心虚的人来说，却构成了威胁，极力想避开该视线，以免有被盯梢的感觉，因此便不敢进商店内，即使走进商店里，也不敢行窃了。

人的视线活动方式，也反映着人的心态。一般认为，目不转睛地注视对方谈话的人较为诚实，但不一定是自始至终盯着不放。相反，视线的移开，情况又如何呢?

一般认为初次见面时，先移开视线者，其性格较为主动。另外，谈话中，有意处于优势地位的人，在最初的 30 秒即能决定。当视线接触时，先移开眼光的人就是胜利者。

相反，因对方移开视线而耿耿于怀的人，就可能胡思乱想，以为对方嫌弃自己，或者与自己谈不来，因此，在无形中对对方的视线有了介意，而完全受对方的牵制了。正因为如此，对于初次见面就不集中视线跟你谈话的挑战型对象，应特别小心应付。

不过，同样是移开视线的行为，如果是在受人注意时才移开视线，那又另当别论了。一般而言，当我们心中有愧疚，或有所隐瞒时，就会产生这种现象。

在火车上或公共汽车上，上来一位年轻貌美的女性，所有人的眼光几乎都会集中在她身上，但年轻的男性往往会很快把脸扭向一旁。他们虽然也非常感兴趣，不过基于强烈的压抑作用而产生自制行为。假使兴趣欲望增大时，便会用斜视来偷看。这是由于想看清对方，却又不愿让对方知道自己的心思的缘故。

在交往活动中，通过观察人的视线方向，也能透视人的心态。在交往中，如果面对异性，只望上一眼，便故意移开视线的人，大都是因为对对方有着强烈的兴趣。

另外，行为学家亚宾·高曼通过研究认为：对异性瞄上一眼之后，闭上眼睛，即是一种“我相信你，不怕你”的体态语。所以，当看异性时，并不是把视线移开，而是闭上眼后，再翻眼望一望，如此反复，就是尊敬与信赖的表现。尤其当女性这样看男性的时候，便可认为有交往的可能。

当上级与下级讨论工作时，上级的视线肯定会由高处发出，而且会很自然地直接投射下来。反之，作为下级，虽然并未做任何错事，但视线却常常由下而上，而且往往显得软弱无力。这是由于职位高的人，总是希望对下级保持其威严的心理作用。

在交往活动中，眼睛位置活动情况的不同，其心态也大不相同。但也有例外，这与职位高低无关，而是性格原因。往往性格内向的人，大都无法一直注视对方。美国的比较心理学家理·查科斯曾做过一种实验，让患有强度“自闭症”的儿童与陌生的成年人见面，以观测他面对成年人时间的长度。

将成年人的眼睛蒙起与不蒙的两种情况相比较，发现儿童注视前者的时间，居然为后者的三倍。这就是说，双方眼光一接触，儿童会立刻移开视线。

## 中医望目

眼睛不仅是灵魂的窗户，还是透视身体健康的门。中医讲究望闻问切，对于人生命之窗的眼睛，更是有着深层次的研究。古中医认为，眼是眼，睛是眼里的亮光。望目对脏腑疾病的诊断有着不可忽视的意义。“眼睛若明亮，全身就光明”。中医的眼诊就是通过观察眼神及眼睛相关部位的细小变化来判断一个人的心境和脏腑功能的情况。

中医形象地把眼睛比作一个车轮子，从外到内分为“五轮”，与“脏腑”相联系，形成“五轮学说”。根据“五轮学说”，第一轮为肉轮：上下眼睑，属脾，反映脾、胃方面的情况；第二轮为血轮（也叫火轮）：目眦和血络，属心，反映心脑血管、血液循环、小肠方面的情况；第三轮为气轮：白睛，属肺，反映肺、大肠方面的情况；第四轮为风轮（也叫木轮）：黑睛，属肝，反映肝、胆方面的情况；第五轮为水轮：瞳仁，属肾，反映肾、膀胱方面的情况。

通过观察眼神、色泽、形态、动态等能够看出身体的健康状况，这是因为眼睛的毛细血管最为丰富，眼睛周围的皮肤最薄，因此，它最能反映人体的微小变化。正常的眼睛应该是明亮有神，黑白分明，光彩清莹，有水汪汪之感，面容清爽明朗。而眼睛虹膜上的纹路尤其表现了身体器官的健康状况。具体地说，虹膜的纹路越是紧密一致，人的身体就越健壮。相反的，如果虹膜上有椭圆形的小孔，则表示身体抵御压力、污染和各种侵害的能力较差。

在一个经验丰富的医生眼里，我们眼睛就像是一幅“人体器官图”——虹膜上部反映的是人体上半身的健康情况，下部分反映的则是下半身的健康情况。

老年人眼睛出现泪汪汪的，下腺飘着水花，有些人眼线处出现了粉色的边，有些人迎风泪，应警惕糖尿病。

若眼底动脉硬化，说明全身动脉已经处于危险状态，一个喷嚏可能引起脑、心脏血管破裂。

### 第一轮：肉轮——上、下眼睑——属脾

上下眼睑正常的颜色应该与脸的颜色基本一致，属明亮、润泽、含蓄的淡黄色，睫毛排列整齐。

第一种，上下眼睑淡黄，属脾胃虚弱，气血不足。

第二种，上下眼睑淡黄、发白，黄白不均匀，特别是小孩，运化功能不好，属脾虚积食（叫干积）。

第三种，眼睑发红，且肿、硬、痛，伴有口臭，易饥饿，牙龈出血，口腔溃疡，大便干燥，小便黄，属脾胃积热（脾胃之火通过大便来清）。

第四种，严重时在上下眼睑都出现青黑色、青灰色的黑眼圈、“熊猫眼”，多代表疲劳、失眠或情绪忧郁。属夜晚睡眠太少，这反映的是脾脏轻微变化。若再发展下去，就会出现眼袋，对健康有比较严重的影响。可用贡菊 9 朵＋枸杞 20 到 30 粒当茶饮。易患黑眼圈者：一是脾胃虚寒者；二是水湿过重、有痰饮者；三是血瘀者；四是肝肾精气不足、肾虚者；女性多属内分泌失调、月经不规律。

第五种，很多女性下眼睑往往出现青紫色，则表示月经失调。

第六种，眼皮和十个手指微浮肿者，常见于久咳不愈患者。

第七种，下眼睑水肿，且比较明亮，可能是即将发生全身水肿的征兆或呼吸道有痰饮的问题，也可能是身体中瘀积着液体或黏液，会引起肾脏或膀胱功能失调。（水肿的发生有两种形式，一种是先发生在下眼睑，然后从上向下发展到全身；另一种是先发生在脚脖子，然后从下向上发展到全身。）急性肾炎病患，早晨起床眼皮浮肿。老年人出现眼袋，一般属血压有问题。

第八种，老年人肾气衰，下眼袋肿；若整个视力下降，应养肝补血；若年轻人出现这种现象，代表脾肾气虚，应注意补脾肾。因脾胃肾功能减弱，运化水的能力降低，导致眼袋增大。

第九种，如果在眼睑长出大小不一、略浮出眼皮、淡黄色斑块，且双眼睑对称出现，被称为假性黄色瘤，多见于中年以上。这不是真正的肿瘤，要考虑血管硬化、高脂血症的可能。

第十种，眼睑有多发性出血点，颜色呈红色或紫色或成片状者，要考虑血液疾病如贫血、紫癜症。

第十一种，眼睛红肿，表示有糖尿病，属视网膜充血所致。

第十二种，眼睛下面出现小污点，可能患有肾结石。

第十三种，眼睛下方出现棕色或紫色，可能患有肾结石或说明身体新陈代谢的功能较差。

第十四种，上眼皮里面出现红色，表明血液、消化器官和生殖器官功能失常；出现白色，表明缺少血红蛋白，贫血或者血液循环系统失常；出现红黄色，则可能是肾、肝、脾、胰腺、心脏的功能失调。

第十五种，眼皮无规律跳动，可能是神经系统失常或肝脏功能失调。

第二轮：火轮——眼角（目眦）——属心

眼角（目眦）有内眼角和外眼角。正常情况下有光滑、平整的血络隐隐的淡红色。

第一种，眼睛看起来清澈，内外目眦颜色淡白，多表示属偏寒性体质。

第二种，到中年以后，目内眦有黄色斑块者，是脂肪沉积，不需要治疗。如果数量较多，就可能是高血脂或脂肪肝。

第三种，一些中老年人会出现三种特征性的血管变化：一是在眼角出现一个像鱼钩一样的血丝，则表示冠状动脉不通畅，属冠心病、心脏病的征兆。这往往是在冠状动脉堵塞了四分之一到二分之一时出现，这个时期，病人还没有其他的感觉。

二是在外眼角偏上的地方出现弯弯曲曲、断断续续的血丝，这表示脑动脉出现栓塞，脑供血不足。更多的中老年人可能同时出现这两根血丝，则说明心脑同时供血不足。

三是内眼角出现大头针状小红点（还没到出血），可能是中风（脑梗、脑出血）的征兆，会伴有心烦、多梦、易怒、小便黄少、尿味大等症状。若小红点伴有出血，可能是心火大、高血压。多发于春秋两季，因气候干燥，血管变脆，血压升高，是颅、眼压增大所致。心火须通过尿来清。

第三轮：气轮——眼白——属肺

眼白应柔润、柔韧、光泽明亮，有少许血络分布。眼白可分为里外两层，里面的一层叫做巩膜。如患肝炎和肝硬化者，就会将巩膜黄染，即“黄疸”。这些黄色是由于血红蛋白分解产生的胆红素引起的。外面一层叫球结膜，在长期受到紫外线、粉尘等污染之后，会产生色素沉着的不良反应，白眼珠泛起暗黄色、黑眼珠变得混浊，多见于老年人。

第一种，眼白苍白、无色，则属气血不足。

第二种，眼白带有血丝，眼皮轻微红肿又面带倦容，多属缺乏休息疲劳过度。老年人出现红血丝，可能是高血脂、高胆固醇、高血压症。男性眼白赤红者，警惕随时倒下。

第三种，若整个眼白和眼睑出现比较均匀的黄色，越靠眼睑越深，这种情况叫黄疸症，属肝、胆、脾湿热上困于肺。若脸和身上都发黄，属于急性黄疸型肝炎，要及时医治，以防止由急性肝炎转为慢性肝炎。

第四种，整个眼白发红，属木火行睛，有肝火，肝火上犯引起肺不舒服，又有肺火，伴有两肋不适，干咳、咳嗽，痰黄且稠不好卡出，一着急、生气，就眼睛发红，咳得厉害；上眼皮翻开，石突发红；须清肺火。

第五种，眼白出现一片嫣红色，其实是球结膜的血管破裂所致。有些人会误认为是"眼底"出血，其实是"眼表"出血，一般由于眼部受击伤或磨损引起。需要警惕的是，如果在没有外因的情况下经常出现眼白出血，可能是血管硬化、高血压、糖尿病或血液病，如血小板减少等病症在眼部的表现。用力咳嗽、习惯性便秘或少数女性月经期间，也会出现这种情况。

第六种，角膜下方（6点钟）的附近出现了一根或者两三根鲜红色的血丝，则表示胃和十二指肠有急性炎症；青紫甚至紫黑色，则代表有比较严重的胃及十二指肠的病症，若为青紫色，可能出现胃及十二指肠溃疡；出现紫黑色，可能是胃癌。血丝比较细，颜色比较浅，一般是病症较轻，属于慢性炎症；血丝的颜色越重、越粗、越弯曲代表病情越严重。

第七种，若在眼白处突然出现一个发黄、黄里透红的像一颗小米粒一样、突出眼球表面，使人感觉磨得慌，这表示肺经有火，需要清肺火（泻肝火无用）。

第八种，眼睛看起来像喝醉酒又流泪，身体发热两颊发红，手指头末稍发冷，将要出麻疹、水痘之症。

第九种，眼睛红且多泪，多为肝热，常见于泪囊炎、泪管阻塞、沙眼等。

第十种，巩膜不明原因的凸起，或出现紧靠在一起的白色斑点群，这些都揭示着炎症或某些严重疾病的发生。

第十一种，眼睛起了一种膜状的物质，一使劲眨眼又没了，过一会儿又出现，这属糖尿病症状。

第四轮：风轮——黑睛——属肝

黑睛应透明、光亮，呈青黑色或黑褐色。

第一种，若黑睛出现栗色斑斑点点，充满了凹陷，则表示毒素积累过量，可能是吃垃圾食品太多，特别是食氢化油，喝碳酸饮料，加重了肝脏负担，需及时排解。

第二种，黑睛出现白边，则体内有血瘀，可能属动脉硬化、心脏病，血液循环不太好，供血不足，属头痛、眩晕、衰老的先兆。

第三种，黑睛暗淡、无光，属肝肾气不足。老年人常常眼前有飞蚊，看东西不清，属肝肾气不足。

第四种，若整个眼睛发红，属肝火过盛，应清肝泻火，选用杭菊 9 朵加枸杞 20 ~ 30 粒当茶饮，味淡后吃掉。

第五种，喜欢眨眼且两眼干涩者，是肝肾阴虚，常见于干眼症、无泪症。明目茶：枸杞 6g，菊花 3g，石斛 6g，泡茶饮。隔夜的绿茶水可以洗眼睛。

现代年轻人喜欢佩戴“美瞳”，这其实是有害的。因为那个东西是放置在角膜上面，第一会对眼睛造成摩擦；第二如果清洁不当，会对眼睛造成感染。

### 第五轮：水轮——瞳孔——属肾

瞳仁应透明、明亮，呈黑色或黑褐色。

第一种，小孩子的瞳孔是明亮、润泽的、水汪汪的，可爱至极。

第二种，老年人的瞳孔由乌黑逐渐变得发灰，再逐渐变白，出现白色黏液，视力逐渐减退，可能是白内障的初期症状。

第三种，老人的瞳孔较年轻人小，是因为肾虚的缘故。

第四种，瞳孔若出现偏离纵向轴心的情况，说明脑血管方面出现了问题。

第五种，瞳孔不正常地收缩或扩张，则应考虑是否出现神经系统紊乱、药物中毒或眼睛的病变。

第六种，将要离世的人，肾气全无，瞳孔放大。

中医通过观察眼睛（望目），就可以大致判断人的健康状况，这包括望眼神、眼色、眼形及眼态等四个方面。

## 一、望眼神

第一种，病人视物清晰可见，眼珠黑白分明，则病容易治愈；若白睛色浊，黑睛色滞，眼神呆滞，则病比较难治愈。

第二种，目光呆滞，常常凝视定点，多见于精神疾病患者或内心有难言之隐者。

第三种，目不转睛，凝视一点，同时脸部肌内僵硬如戴假面具，表情呆滞，多半患有精神分裂症。

第四种，两目斜视或上视，为惊风先兆或痉厥症；两目上视，不能转动，常为惊风或精脱神衰之危候。

第五种，眼珠转动不停，不断改变视线，代表心绪烦乱、焦虑不安症候。

第六种，常用斜眼看人，多为肝胆气虚，易紧张，内心恐惧。

## 二、望眼色

第一种，眼袋色黑而且晦暗无光泽者为肾虚。

第二种，白睛红为肺火盛，常见有火眼病。

第三种，白睛中有大小不等的蓝色或紫褐色斑点，是蛔虫病。

第四种，整个眼球红而肿痛者，多为肝经风热症。

第五种，眼睛色黄为黄疸症。

## 三、望眼形

第一种，下眼袋浮肿，色彩黑暗者为肾虚、肾水上泛之症。

第二种，上下眼袋红肿表示脾热。

第三种，眼睛凸起，伴有颈部肿大，多食，消瘦，易激怒，则为甲亢。

第四种，如果眼睛凸起，且伴有呼吸困难，喘息不能卧，多为肺气肿病症。

第五种，单眼突起者，常为脑颅内有肿瘤。

第六种，眼窝凹陷，多为津液亏虚或气血大伤。如果为久病重病者，则表示五脏六腑精气衰竭，病难治愈或预后不良，如再加上视力模糊，看不见事物，则其精气已脱，阴阳离绝之危候。

## 四、望眼态

第一种，小儿睡觉露睛，多为脾胃虚弱或慢惊风。

第二种，瞳孔缩小，多属肝肾劳损，虚火上扰，或肝胆火盛，也会见于药物中毒。

第三种，瞳孔放大，多属肾精耗竭之症，为病危迹象，但也会见于肝胆风火上扰或药物中毒、外伤等。

第四种，眉毛脱落：属甲亢或甲减。眉毛会随着衰老而逐渐稀疏，但是眉毛外侧脱落 1/3 则是甲状腺疾病（甲亢或甲减）的症状，应及时就医。

第五种，消不掉的麦粒肿：皮脂腺癌。如果眼睑内外出现的红色小包（麦粒肿）3 个月不消失或者反复在同一处出现，并出现睫毛脱落，应当心皮脂腺癌。建议早做诊断，手术摘除。

第六种，突然发生重影，眼前发暗或者看不见东西，则属中风先兆。除了视觉变化之外，如果还伴有：四肢或面部（特别是一侧）突然麻木或无力，步行困难，眩晕，失去平衡或协调能力，说话不清，头痛难忍，就建议立即拨打 120 求救了。

这里，想针对“黑眼圈”多说几句。我们常常会见到下眼睑有“黑眼圈”的人，可能自己也会出现这种情况，出现黑眼圈，表示睡眠不足，肾脏功能欠安，需要特别引起重视。

肾脏使人体维持血液恒定的器官，一旦体内积累太多毒素，血液不稳定，健康就会出现问题。此时下眼睑静脉开始占优势，肤色跟着晦暗，从而产生了黑眼圈，这是肾脏功能出现问题的最初表现。

现实生活中，我们还会常常因为谁眼皮的跳动，调侃他“左眼跳财右眼跳灾”，认为眼皮的跳动是一种预兆，可能预示着好事将近，也可能预示着坏事临头。其实，眼皮跳动反映着人神经紧张、疲乏的状态，是在提醒人们要放松精神、好好休息了。

如果眨眼速度变慢，表示这个人处于疲劳状态，紧接着反应就会变迟钝，所以眨眼速度慢是在提醒你不要再忙碌下去了。你可以想象到自己坐在电脑前加班到深夜，困倦后，眼皮就不自觉地要合上，眨眼速度一慢再慢，直到伏案睡着。

# 第二章　眼病秘密

## 眼睛为什么会生病？

想要“看见”这个五彩斑斓的世界，需要眼睛和大脑整个视觉传递网络的合作无间。任何一个地方罢工或出现了意外，不论是处于外在因素还是内部原因，都会导致视觉的运作异常。

如果长期置之不理、漠不关心，眼睛就会出现各种症状：流泪、酸痛、充血、看不清物体，甚至失明。这时眼睛在以生病的姿态向人们提出严重的抗议并释放出求救信号。

我们的眼睛，真的是名副其实的“劳模”。一天之内，它需要进行接近2万次的眨动，眼肌也要活动10万次以上。在人体当中，除了心脏之外，能够如此勤劳工作的也就剩我们的眼睛了。

即使再健壮的运动员，一天之内他都无法完成10万次的肌肉锻炼活动。但是，我们的眼睛却在日复一日地进行着如此大量的运动，从不间断。

当肌肉处于运动状态时，人体内就会不断堆积乳酸。乳酸对我们的人体非常有益，但是一旦乳酸的堆积量超过其排泄量，它们就会对我们的视力产生负面影响。

而且，乳酸是在氧气的作用下实现分解，之后再在血液的推动下实现排泄。因此，当供氧不足时，眼睛的疲劳就很难被消除，功能也就会随之下降。

我们不得不面对一个残酷的事实，那就是：尽管我们想为默默无闻、孜孜不倦劳作的眼睛输送氧气，但是随着心肺功能的老化，人体的最大氧气摄入量也在不断减少。

如果把30岁时的摄入量当作100%的话，当到80岁时，我们的氧气摄入量仅为30%。尽管如此，我们的眼睛还是在一如既往地辛勤工作。所以说，眼睛缺氧就会给带来一系列的眼部疾病。

打个比方，当眼睛处于缺氧状态时，毛样体就会失去肌肉力量，同时晶状体也会失去弹力，于是近视和老花眼就会加速出现了。

再比如，当晶状体的新陈代谢功能下降，眼睛内部就会发生浑浊，于是就将形成白内障；而当这些废物无法及时排除是，就会引起飞蚊症。

我们的眼部组织里充满了房水，在缺氧的情况下，这种组织液的排泄就会受阻，随之眼压就会上升，最终会导致青光眼的发生。此外，当时神经也处于营养不足的状态时，我们的视野也会相应地变窄。

前面说了，供氧不足，血液循环不畅，营养供给不足导致眼睛发生疲劳，严重时会“病倒”。那么，现代生活中，巨大的压力也是视力下降、眼睛病变的一大原因。

人体内存在着一种名为“自律神经”的神经，它们可以不受大脑意识的支配，自主地调整我们的呼吸和心跳等人体功能。

自律神经又可分为交感神经和副交感神经。当人体处于活动、紧张或是存在压力的时候，交感神经就会发挥作用。相反，但人体处于休息、放松或是睡眠状态的时候，副交感神经就会开始工作。

在我们的黑眼珠里存在一种名为“瞳孔”的组织，它能够很好地调节进入眼睛的光线数量。而当交感神经处于兴奋状态时，瞳孔周边的虹彩部分就会缩小，随之瞳孔本身就会变大。

实际上，当近距离观察近视眼人士的眼睛时，我们会发现他们的瞳孔都比较大，而且大部分近视人士的身体都处于交感神经较活跃的状态。

这样一来，如果瞳孔一直都处于扩张状态的话，其焦点深度就会变浅，调节焦距时所耗的能量就会增加。长此以往，瞳孔的毛样体就会出现肌肉劳损，最终会导致视力不佳或下降。

那么，导致交感神经异常兴奋活跃的罪魁祸首是谁呢？就是压力。

原本，在白天或是人体处于活动状态的时候，体内的交感神经会相对活跃。而当晚上我们进入睡眠之后，副交感神经就会自动地开始工作。

然而，如今很多人都会经常熬夜，或是因为各种原因导致睡眠不足。如此一来，自律神经功能就会发生紊乱，身体也会陷入疲劳状态。加之因日常琐事存在精神压力时，交感神经就会持续兴奋，毛样体肌肉也会随之发生疲劳，最终导致视力不断下降。

压力过大还会影响到肠胃功能。一般人生气或感到压力巨大时，我们会常用到一个词——提心吊胆，这就是说，当身体紧张以后，胃就会处于一个悬空状态。这时候，肠胃的蠕动和基本功能就会减弱，就会渐渐出现僵化，从而引起全身性的血液循环障碍，进一步加剧视力的恶化。

所以，视力的异常不单单是由眼睛的异常引起的，它是由神经、血液、内脏、精神及生活起居，甚至遗传等综合因素引起的。错误的用眼，不注意不在意眼睛的保护,就会是一个导火索。所以,想要治好眼疾,首先必须要改善身心异常的状态。

身心紧张，眼睛的转动会缓慢甚至停滞，迟钝的眼睛，不仅看不清楚东西，还会逐渐习惯化，于是与眼睛有关的肌肉就变得僵硬并歪斜，恢复力和抵抗力也会降低。还有，当人体营养不均衡时，比如缺乏对眼睛有益的营养物质时，眼睛的抵抗力也会自然减弱，容易让病菌入侵得逞。

基本上来说，视力退化，其实就是因为平常眼睛的使用方法不正确或用眼过度，如看电视过久，沉迷于电脑游戏，或从事过多的电脑文字处理工作，视线一直停留在某一个定点，引发了视觉疲乏，进而导致视力退化。

人体有很多部位会因为局部的过度使用，而产生肌肉伤害，或因为运动不足而导致功能退化，就像一个人长久卧病在床，没有活动，很容易造成肌肉萎缩一样，眼睛也是同样的道理。

由于身心发展、年龄、职业上的不同，人在不同的阶段，如幼儿期、求学阶段、上班时期、老年时期等，眼睛会有不同阶段常见的疾病。了解眼睛在各个阶段生病的主要原因，有助于事先的预防与保健，毕竟，预防永远重于治疗，这一点对于那些希望拥有一双雪亮迷人眼睛的人尤其重要。

## 弱视——懒惰的眼睛

### 什么是弱视?

弱视，在英语俚语中称为“lazy eye”，即懒惰的眼睛，表明这只眼睛很懒惰，不会主动看东西。

理论上弱视的定义是这样的：眼部无明显器质性病变，或者有器质性改变及屈光异常，但与其病变不相适应的视力下降和不断矫正或矫正视力低于 0.8 者均为弱视，可以发生于一眼或两眼。

婴幼儿时期，大脑视觉中枢还处在发育中，这时候如果眼睛出现疾病，大部分和遗传、母亲身体状况不佳、产道感染、早产或眼睛伤害等因素有关。不过若能早期发现、早期就医，大多数的问题都能解决。因为从出生到六岁之间，是我们一生中视力发育的“黄金时期”。

在视觉发育未完全成熟前，最需要预防的症状就是“弱视”。只要在这个阶段视觉没有发育成正常视力，而造成视力不良，就统称为弱视。从本质上来说，弱视是由大脑视觉中枢发育停滞或不完全所致，也就是视力发育不良，且无论如何都无法矫正到 0.8 以上，这样的就称为弱视。

根据统计，100 个孩童约有 2 ~ 4 个是弱视。国外报告在普遍人群中，弱视的发生率 2% ~ 2.5%，我国弱视发病率约占 2% ~ 4%，弱视是一种常见的多发病。大多数的弱视都是单眼发生的，因为人类的双眼和人性一样，会彼此竞争，如果双眼视力不相当，视力较差的眼睛容易被大脑忽视而放弃不用。

对于孩童来讲，他们理所当然地会用视力较好的那只眼看东西，而视力差的那只就自动放弃不用了，这就导致了弱视眼的诞生。所以说，弱视是“懒惰的眼睛”，是有缘由的。长期缺乏刺激不使用，就像脚踏车长时间放着不骑，容易生锈知道最后动弹不得一样，眼睛懒得动了，只好作废了。

我们知道良好的视力不是先天获得的，婴儿出生时，视力不及成人的 1%，随着年龄的不断增长，双眼视细胞不断发育和完善。5 岁以内是视功能发育的重要时期，视觉发育一直延续到 6 ~ 8 岁，如这个时期某种原因造成双眼视物障碍，视细胞就得不到正常的刺激，视功能就停留在一个低级水平，双眼视力低下，不能矫正，就形成了双眼弱视；若只能用一眼视物，久而久之反复刺激的眼视觉发育了，而不能注视的另一眼发育迟缓，就形成了单眼弱视。弱视在视觉发育期间均可发生，多在 1 ~ 2 岁就开始。弱视发病愈早，其程度就越重。

## 弱视的形成

### 一、斜视性弱视（图 2–1）

如果发现幼儿有歪头、斜颈的现象，那很可能有斜视的问题产生。大约有 2% 的婴儿在出生六个月后，两眼的协调出现问题，导致眼球偏斜，一只眼偏内或

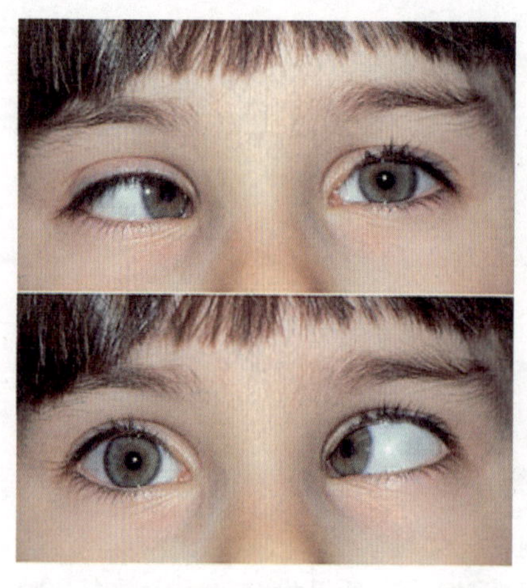
图 2-1　斜视性弱视

偏外，使两眼无法一致地上下左右看东西，从而造成双重影像，于是产生所谓的“斗鸡眼”或俗称的“眼睛脱窗”等现象。

这时，弱视会发生在单眼，幼儿有斜视或曾有过斜视，常见于四岁以下发病的单眼恒定性斜视患者，其由于大脑皮质主动抑制斜眼的视觉冲动，长期抑制形成弱视，视觉抑制和弱视只是量的差别，一般为斜眼注射时可以解除抑制，而弱视则为持续性视力减退。斜视发生的年龄越早，产生的抑制越快，弱视的程度就越深。

从症状上来看，斜视为眼位异常，弱视是视力异常。两者关系如马车的两个轮子，屈光不正则像车轴，它连接着两个车轮。弱视可以形成斜视，斜视可以导致弱视。弱视除与斜视有关的斜视性弱视外，尚有屈光异常、屈光参差等所形成的弱视。有屈光异常者不能得到矫正，就是增加照明或增强注视目标的对比度时，往往也不能使视觉得到改善。

### 二、屈光参差性弱视

因两眼不同视，两眼视网膜成像大小清晰度不同，屈光度较高的一眼黄斑部成像大而模糊，引起两眼融合反射刺激不足，不能形成双眼单视，从而产生被动性抑制，两眼屈光相并 3.00D 以上者，屈光度较高常形成弱视和斜视，以致被动性和主动性抑制同时存在。弱视的深度不一定与屈光参差的度数有关，但与注视性质有关，旁中央注视者弱视程度较深，这类弱视的性质和斜视性弱视相似，是功能性的和可逆的。临床上有时也不易区分弱视是原发于屈光参差，还是继发于斜视，此型如能早期发现，及时矫正治疗，可以预防。

### 三、屈光不正性弱视

多为双眼性，发生在高度近视、近视及散光而未戴矫正眼镜的儿童或成年人，多数近视在 6.00D 以上，远视在 5.00D 以上，散光≥ 2.00D 或兼有散光者。双眼视力相等或相似，并无双眼物像融合机能障碍，故不引起黄斑功能性抑制，若及时配戴适当眼镜，视力可逐渐提高。

### 四、废用性弱视

在婴儿期，由于上睑下垂，角膜混浊，先天性白内障或因眼睑手术后遮盖时间太长等原因，使光刺激不能进入眼球，妨碍或阻断黄斑接受视觉刺激，因而产生了弱视，故又称遮断视觉刺激性弱视。

### 五、先天性弱视或器质性弱视

由于出生时黄斑出血，导致锥细胞排列不规则，在婴儿出生后双眼形成以前发生，因而预后不好。有些虽然视网膜及中枢神经系统不能查出明显的病变，目前仍认为属器质性病变，因现有检查方法不能发现，此型为恒定性弱视，治疗无效。

## 如何发现弱视?

弱视按程度分为轻度弱视（视力 0.8 ~ 0.6）、中度弱视（视力 0.5 ~ 0.2）、重度弱视（视力低于或等于 0.1）。

弱视不但视力差，同时没有立体视觉，除了常会有走路摔跤，注意力不集中等问题，还会影响学习，形成自卑心理，甚至对于长大以后的择业产生不良影响，被医学，美工，建筑等行业拒之门外。所以广大家长们一定要重视。

对于幼儿来说，眼睛出现问题可能根本不知道怎么去向父母表达。这就要求父母要对孩子多留意多观察，只要有心就可以发现幼儿某些不寻常的动作，即可判断出是否是孩子的视力问题，提早治疗矫正。

**想及早发现幼儿是否有弱视，可以采取以下办法：**

1. 婴儿时期，可以用玩具或手电筒逗他，看看婴儿会不会注视，黑眼球上是否有白光反光。不会注视，有白光反光，就可能是弱视。

2. 如果在三岁前，行动较缓慢，手眼协调能力差，就要注意可能是弱视。

3. 三岁左右，最好做一次完整的视力检查。

**在日常生活中，如果发现孩子有一些行为异乎寻常，也要引起重视。比如：**

孩子没有办法固定注视一个物体，或无法随着移动的物体而转动眼球；

感觉心不在焉，好像对眼前的东西视而不见；

眼球的活动很奇怪，有不正常的跳动，很可能是所谓的“眼球震颤”，这种现象很容易造成视力不良；

常常会用手指头按眼睛，好像眼睛里有什么东西一样；

每次要看东西或看电视时，头会偏向某一边，有倾斜或压低、抬高下巴等不良姿势；

常常眯着眼睛看东西；

特别容易撞倒东西或常常跌倒；

看东西时，总是靠得很近，才能看清楚；

眼睛会怕光、流泪或长期眼红；

眼睛的外观异常，如两眼大小不一、瞳孔大小或形状不一、黑眼球有白斑、眼睑下垂等。

如果儿童拿东西拿不准，不敢下楼梯，家长就要注意，可以先用视力表检查视力是否正常。对于年龄较小的儿童，可以采取遮盖法，分别用适当的遮盖物遮住儿童的眼睛，如果遮挡一只眼睛，小孩会去撕扯，而遮挡另一只眼睛的时候，小孩没有意见，说明这只“懒惰的眼睛”对遮挡物没有反应，应该怀疑弱视，此时应尽快到正规眼科医院进行检查，以免延误最佳治疗时机。

## 弱视的治疗

0 到 3 岁是儿童弱视治疗的关键期，3 到 8 岁是治疗的敏感期，12 岁以后再治疗弱视，视力恢复的机会就越来越小。年龄越小，治疗效果越好。

网络上一位名叫 Layla 的小女孩因为父亲为他手绘的眼罩而走红微博，小女孩 Layla 因为右眼弱视，必须每天戴眼罩两个小时以上以提高视力，但她似乎并不喜欢这补丁一样的眼罩，因此老爸竟为他绘制了 150 枚卡通眼罩，让 Layla 开心不已。

尽管患有眼疾，但 Layla 却不觉得有任何不便，脸上仍然挂着可爱的笑容，而父亲帮她做的彩绘眼罩，也为她稚气的脸庞增添了不一样的萌。照片上传短短 2 天，已经累积了将近 45 万个浏览人次。

遮盖法、后像法、闪烁红光法、同视机法等对弱视的矫正都有很好的效果，不同原因造成的弱视，会有不同的治疗方法，这就需要专业眼科医生的判断。Layla 所用的治疗办法就是遮盖法，这也是对于儿童来说最常见的。简单说就是对视力正常的眼睛进行遮盖，从而逼迫那只“懒惰的眼睛”去努力工作。

遮盖疗法是指遮盖优势眼，以消除其对弱视眼的抑制作用，从而达到提高弱视眼视力的目的。临床上，视力较好的眼称为优势眼；而视力较低的眼称为劣势眼，即弱视眼。在日常生活中，双眼会出现竞争，优势眼能够抑制弱视眼，使弱视眼表现出抑制状态。动物实验显示，遮盖优势眼，弱视眼的视力才能恢复正常。常用的遮盖法主要有完全遮盖和不完全遮盖两种方法。（图 2–2）

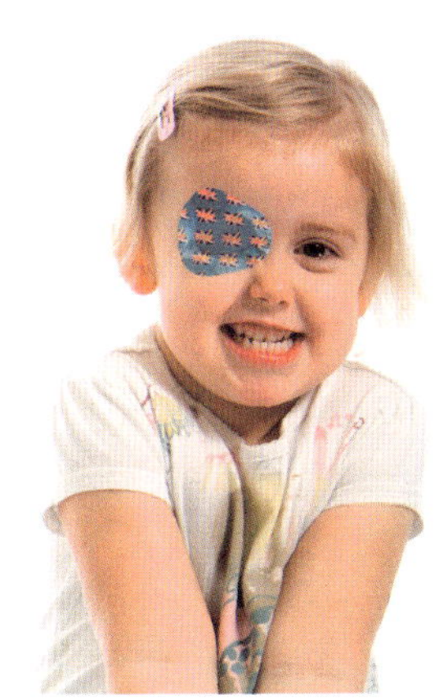

图 2-2　弱视遮盖

1. 完全遮盖法。用于单眼中度或重度弱视，双眼的视力相差悬殊。这种疗法将优势眼全日遮盖起来，睡眠时可以去除遮盖。用黑布缝制成椭圆形的眼罩，将优势眼彻底遮盖，使光线完全不能进入眼内。这种办法必须遵照医生的嘱咐，及时复查，目的是防止出现遮盖性弱视，即优势眼的视力下降。

2. 不完全遮盖法。用于弱视眼的视力接近正常，或者双眼视力比较接近。使用不同透明度的遮盖物，如半透明薄膜、眼镜片等。遮盖优势眼的时间会逐渐减少。

遮盖的时间和方法要根据患儿的年龄、视力、注视性质进行选择。在年幼儿童为防止遮盖性弱视可遮盖健眼 3 到 6 日，遮盖弱视眼 1 日，3 到 6 周复诊一次。遮盖至双眼视力相等或视力不再提高，改用部分遮盖疗法。如果遮盖眼发生弱视，改为遮盖对侧眼一定时间，密切随诊。若弱视眼经过治疗，视力提高到 1.0 后，也应将完全遮盖改为部分遮盖，每日打开健眼 2 小时，1 个月后，如视力不下降，每日打开 4 小时，以后逐渐改为 6 小时、8 小时，至全天打开。

唤醒这只懒惰的眼睛并不是一件容易的事情，它需要专业医生的长期随诊，父母的耐心帮助和儿童的积极配合，多数儿童在遮盖治疗中存在很大的抵触心理，而像 Layla 父亲的做法也是非常值得效仿的。不管付出多大的努力，只要孩子拥有一双健康明亮的眼睛，这一切都是值得的。

## 近视，远视

### 近视眼远视眼的区别

5 米外的光线可以看做是平行线，当眼睛眺望 5 米以外的物体时，眼睛是

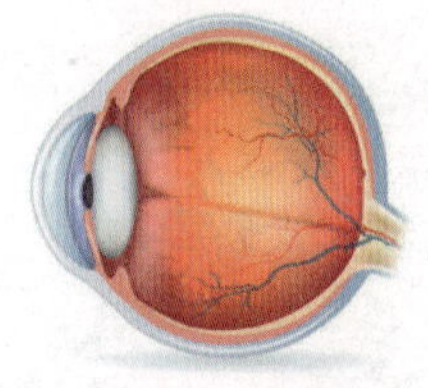
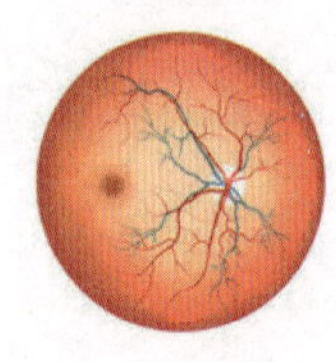

图 2-3　没有病变的眼球

处在休息状态的。如果只用眼睛本身具有的屈光力，就能使平行光线聚焦于视网膜上，它的屈光度是零，这就是屈光正常。也就是说，屈光正常的人，用自己眼睛天生的视力就能看清远方，这种眼睛叫正视眼。（图 2–3）

我们说正视眼的视力标准是：裸眼远视力，5 米能看清远视力表 1.0；裸眼近视力，30 厘米能看清近视力表 1.0。正视眼的验光屈光度为 0。

近视眼是这样的：5 米以外的物体，经过眼“屈光组合镜头”即屈光介质的折射，焦点落在视网膜前面，在视网膜上只有模糊的图像，看远方的物体不清楚，但看近处清楚就叫近视眼。

近视眼者由于眼轴过长或屈光力较强等因素，导致远处光线进入眼内后，不能聚焦在视网膜上，视网膜上形成的是一个朦胧的图像，而不是清晰的图像。近视眼需要把物体前移，或者借助于近视眼镜，把焦点“后移”到视网膜上，才能看清楚远物。

近视眼属于屈光不正，是一种视力缺陷。小于 300 度的近视眼为轻度近视眼，300 ~ 600 度的为中度近视眼，超过 600 度的为高度近视眼。

远视眼则是这样：5 米以外的物体，经过眼“屈光组合镜头”（屈光介质）的折射，焦点落在视网膜后面的叫远视眼。（图 2–4）

远视眼的眼轴比正常眼短或屈光力比较弱，使光线聚焦于视网膜之后，视网膜上只能呈现出模糊不清的物像，这种屈光状态也属于屈光不正，同样是一种视力缺陷。远视眼者不管看远还是看近，都需要晶状体变凸，动用调节力量或借助眼镜的帮助，把视网膜后面的焦点“前移”到视网膜上来，才能看清楚东西。

一提到近视眼、远视眼，好多人就会以为：近视眼看近处可以，看远处看不清；远视眼恰与近视相反，看远处可以，看近处不行。但通过两者的屈光分析，可以知道，事实并不是

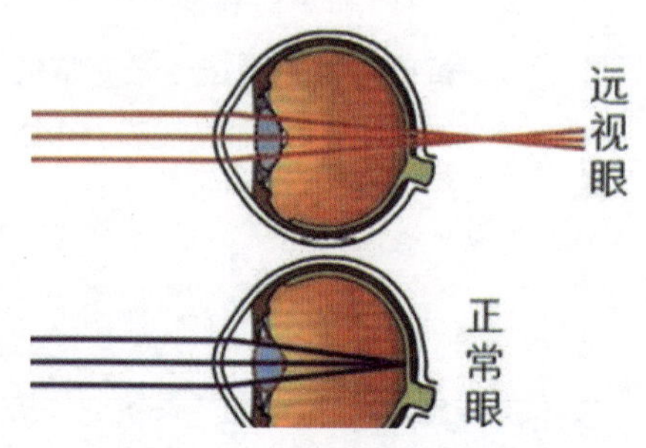


图 2-4　远视眼的眼球成像图

人们想象的那样。远视眼者是看远看近都不清楚，都需要眼肌的持续调节。

远视眼要看清远距离目标需增加屈光力，要看清近距离目标则需要更多的调节。远视眼由于长期处于调节紧张状态，相比较近视眼更容易发生视力疲劳症状。

而且，轻中度远视眼比高度远视眼更容易发生视疲劳。因为轻中度远视眼通过调节，使视物清晰度得到部分改善，这样眼睛就有可能全天都在努力地调节当中，眼肌必然非常疲劳。而高度远视眼经过调节作用后也是看不清楚的，眼睛干脆就放弃调节了，所以高度远视眼反而不容易产生视疲劳。

现在大家都对近视的认识比较多，因为周围不少孩子、大人都是近视眼，儿童防治近视，更为众人所熟悉，但是对于远视眼的认识还存在一些误区，有人认为“近视比远视好，远视看远好”“配眼镜是近视眼的事”等，其实这些说法是不正确的。一般中高度的远视眼，看远看近均不清楚，许多中高度远视眼不仅视力低下，还伴有斜视、弱视等现象。所以眼科医生认为，远视是比近视更麻烦的屈光不正眼疾，不能等闲视之。

远视眼除了影响远近视力之外，还因调节肌之一——内直肌长期过度收缩，致使发生肌肉疲劳症状，眼球酸胀，眼眶疼痛，同时伴有头昏脑胀。

远视眼的儿童，如果一只眼的远视程度严重，为使该眼看清物景，必须增加调节，内直肌的兴奋性必然比正常眼增加，因之，有的远视眼遂形成内斜视。所以，斜视眼多数出现在远视度数较高的患儿。有屈光参差的远视伴斜视患者多数都习惯用注视眼（远视度数较低之眼）工作和学习，而将不使用的斜视眼搁在一边，时间久后，就会更加导致斜视眼成为弱视眼。

孩子是远视眼，眼球直径短于正常直径，这绝大多数是先天遗传的，是出生时眼球的直径就比一般婴儿的要短。还有的是在幼儿时期，眼球发育迟缓或者发育停滞不前，使眼球直径没有长到正常的长度，没有完全正视化。这些在治疗上，配镜矫正，只能是减轻视疲劳，帮助看清东西，但对远视本身是没有治疗作用的。

## 近视可以抵消远视?

有的年轻人是近视眼，他们常常说：“我现在有近视没关系，等上了年纪，就会有老花眼了，就是远视了，这样我近视和远视刚好相抵消，视力就会恢复的。”

我们先不急着回答这种想法是对还是错，我们先了解一下老花眼和远视眼到底是不是一回事。

老花眼是因年老后水晶体（晶状体）硬化或部分硬化，对光感调节不足，致近来光线的焦点不能准确聚集在视网膜上，而落在视网膜后面，使近视或阅读不清楚。而远视眼是由于眼轴较短，在不使用调节状态时，平行光线通过眼的屈折后主焦点落于视网膜之后，而在视网膜上不能形成清晰的图像。为此，远视眼经常需要运用调节来加强眼的屈光力，使进入眼球的光线能集合在视网膜上并成为清晰的物像。

有一些人认为老花眼和远视眼是一回事，甚至把两者混为一谈。这是因为两者都有视近不清的症状，都是用凸透镜片来矫正的。但其实两者是根本不同的两个概念，存在着本质的区别。

老花眼，是随人的年龄增长而衰老的生理现象，是一种生理变化，是机体发生衰老的现象之一，它并不属于屈光不正范畴之内；远视眼是眼部的一种疾病，是屈光不正的一种。老花是机体衰老引起，是各个器官随着年龄的增长逐渐衰退，所以左、右两眼的老视程度是相等的；而远视由于是病理改变，会出现单眼、双眼或双眼不等程度的远视。老花眼的年龄，一般不小于 40 岁；远视眼则没有年龄界线，几岁的孩童也会患远视。老花眼所用的矫正镜片只能专为近看，若超过 0.3 米的距离时，就看不清楚了；远视眼镜不只是用来看近，而且也用于看远处物体。所以，老花眼和远视眼是完全不同的两回事。

这会儿再回答近视眼者老年之后抵消远视的问题，就非常简单了。这种想法是错误的，近视和远视不会有什么抵消，上了年纪出现的不是远视，出现的是老花眼。如果是近视眼者，到了出现老花眼的时候，如果要想看得清楚，一般情况下就需要两副眼睛了，一副看远用，一副看近用。

## 所谓的“六十花甲转少年”

“六十花甲转少年”这里面有两个含义，需要区别理解。我们大家都知道，人由生长、发育、壮盛到衰老、死亡，是个客观规律，注意养生的人，坚持好的生活习惯，可以延年益寿，到了老年依旧耳聪目明，身体健康，返老还童不是没有可能。

但是这句话还有另外一个含义。生活中我们还会看到一些人到了60多岁，但眼睛由视物昏蒙反而变得清亮了。不管年轻时是近视眼还是远视眼，这些人到了老年时，却忽然能看清近处的物体甚至还可以做针线活了，“六十花甲转少年”，说的是这些人返老还童了。

这看起来似乎很值得高兴，其实则不然。这种现象是由于晶状体硬化和老年白内障所致。在古书中曾记载，对圆翳内障，即现代所称老年性白内障的诊断更多的是因视力障碍后才开始考虑的。现在我们知道患白内障的人，只要晶状体的混浊未波及瞳孔区，则其中心视力就不至于发生改变。而初发期及膨胀期的白内障，由于晶状体膨胀变凸使中央部分屈光度会增加，因此使原来有老花眼症状的人，视近物反变清晰，而改用度数较低的老花镜，甚至不必戴镜；视远时，如果晶状体混浊未波及瞳孔区，远视力可无大的影响。

由于白内障发展缓慢，可数月、数年才失明，少部分病例或可停止发展，因此，有些老年性白内障患者，在一段时间内视力反而提高。

另外，素有近视的人，其晶状体由于硬化而变得扁平，则近视的程度会降低，视远时反而较以前清楚。视近时，由于近视的关系，亦较同年龄的正视者出现老花眼晚，度数低，甚至不用配镜。

由于以上种种原因，有部分人到了一定年纪，其远视或近视力反而变好了。所以，严格来说，“六十花甲转少年”并非好事。如果被确诊为老年性白内障或晶状体硬化的患者，不应该满足于暂时的视力好转，而应结合具体情况，采取必要治疗措施以控制病情的发展，使视力得以保持。

## 散光

### 什么是散光眼?

5米以外的光线射入人眼内，不能在视网膜上形成一个焦点，而是形成两条或数条焦线，视网膜上呈现出的不是一个清晰的物象，而是一些朦胧的物象，这就叫散光。加上散光镜片，可使视网膜上模糊的图像变成清晰的图像。（图2-5）

理想的眼球应该是个正圆球体，各条子午线的弯曲度和半径都完全一致，但实际上人眼很难达到这个水平。人眼因上眼皮的压迫有轻度的散光，但不影响视力，这叫生理性散光，不需要戴眼镜。散光眼的角膜和晶状体外表面，各方向的弯曲度不一样，因此各方向的屈光力就不一致。光线进入散光眼后，眼球各方向的折射度不一样，难以在视网膜上形成一个焦点，而是形成数条焦线，这样在视网膜上呈现的不是清晰的图像，看东西也是模糊的。散光属于屈光不正，也是一种视力缺陷。散光眼主要由先天发育不良产生，少数由于后天眼病而形成。

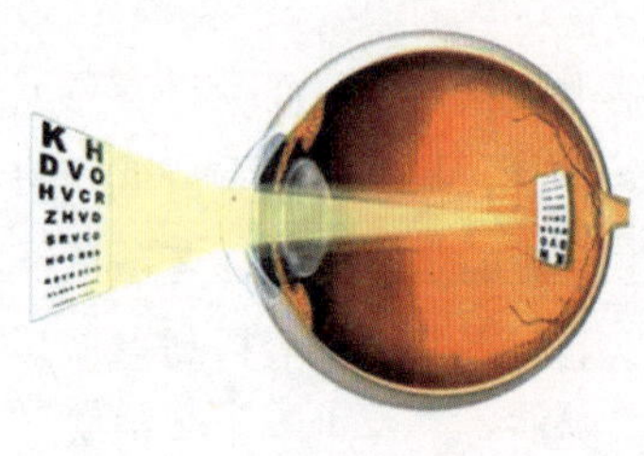

图 2-5　散光眼球成像图

散光分为规则散光和不规则散光两种类型。

如果光线在视网膜前后能形成两条焦线，并能够接受镜片矫正的，叫规则散光。我们平时所说的散光，都是指的这种散光。

如果因为眼病，是角膜表面凹凸不平，各子午线的弯曲度不规则，光线经过角膜后，被折射得杂乱无章，无法在视网膜上聚焦成像，也不能用眼镜矫正的散光，叫不规则散光。例如因角膜浑浊而产生的散光以及因先天圆锥角膜而产生的散光。

90% 的散光低于 2.00D，属于轻度散光。2.00D 以上的散光发生率比较低，超过 4.00D 的散光叫高度散光，大多属于先天性散光。

近年来，儿童散光发病率激增，追其原因，可能从“娘胎”里就带出来的。所以，宝宝散光，妈妈要从怀孕的时候找原因了。专家对一些先天性近视的青少年进行研究，发现一个值得关注的现象，“大熊猫”式的孕妇，即不运动、不劳动，妊娠期间以坐躺为主要姿势的孕妇所生出的孩子，长大后更容易患散光。

孕期妈妈太懒，就很容易生下散光宝宝吗？为什么呢？

孕妇不常运动，导致体内的孩子不常翻转，在妇女妊娠期间，胎儿的眼球形状就像搓汤团一样，要眼球成正圆形则需要不停地搓，就是孩子在体内要常做翻转运动。

反之，就是眼球不呈正圆，即橄榄形，散光也就发生了。专家特别指出，散光是先天的，后天难以逆转。此外，从多年的研究中获知，早产儿、出生时体重低于2.5千克的“小样儿”比正常出生的婴儿，长大后患近视的可能高一倍。

## 孩子散光眼的表现

如果孩子有以下表现，就要怀疑有散光眼的可能。

1. 视物不清。散光眼的孩子远视力和近视力均会下降。

2. 有明显的视疲劳。近距离用眼不能太久，否则就会有头痛、头晕、疲劳、烦躁、眼痛、流泪等现象。

3. 眯眼看东西。很多散光眼的孩子喜欢眯眼看东西，视物成半闭眼状态，借助眼裂隙作用减少视觉干扰，减少散光的影响，提高视力，以助看清。这种习惯性的眯眼动作，会过早带来抬头纹，同时易产生眼疲劳。有的孩子对较强光敏感，甚至还有的孩子看弥散的阳光都要眯眼或戴墨镜。

4. 偏头看东西。有斜轴散光的孩子，喜欢偏头看东西，会形成歪头斜颈的特殊体态。

5. 验光检查。验光师，有些轻度散光眼因有调节力量的参与，不加散光镜片也能看清楚。而有的散光眼不加散光镜片就看不清楚，而且看视力表的视标，笔画粗细不匀、偏斜、弯曲或发毛，加上散光镜片后，多数矫正视力可达1.0，视标笔画粗细不匀、偏斜、弯曲或发毛的现象消失。

6. 眼底检查。在眼底镜下，散光眼眼底可见视网膜各处清晰程度不一样。

7. 裂隙灯检查。不规则散光者角膜可见凹凸不平或有瘢痕、浑浊等。

## 散光眼的危害

散光对眼睛甚至全身健康都有一定的影响，是不容忽视的。

散光眼由于光线不能在视网膜上聚焦成一个焦点，所以会导致视力降低。视力降低的程度与散光性质、散光度数及散光方向等因素有关。较高度数的散光（超过200度），甚至可导致儿童发生弱视，这部分患者的视力矫正效果也难以达到1.0，特别是长大后才开始矫正的，更难有好的效果。

散光眼患者为了提高视力，往往会动用调节来进行自我矫正，而持续的调节力紧张容易引起视疲劳。高度散光眼由于主观努力仍无法提高视力而放弃了调节，视疲劳症状反而不明显。当眼睛持续处于疲劳状态，容易导致眼部疾病，如结膜炎、眼睑炎症（麦粒肿、睑缘炎）和霰粒肿的发生。

由于双眼有散光，为了看得更清楚，散光患者往往会采取歪斜头位来自我调节；眯眼睛是通过物理学上的针孔效果和裂隙作用，可以在一定程度上提高视力，因此散光患者看远时常眯眼。又歪头又眯眼，这种不良姿态形成习惯后，造成了体态和行为的怪异，给青少年在身体和心理上留下阴影，甚至会影响到孩子长大后的学习、工作和家庭。

## 斜视

治疗临床上把由于眼球位置或运动异常所引起的双眼视轴分离称为斜视，是较常见的一类眼科疾病。斜视按患者是否有眼外肌功能障碍可分为共转性斜视和非共转性斜视两大类。

共转性斜视又称共同性斜视，为各眼外肌功能正常，眼球向各个方向运动无障碍但双眼视轴分离者。根据注视眼的性质可分为单侧性和双眼交替性；根据斜视发生的时间可分为间歇性、恒定性或周期性等。

非共转性斜视又称麻痹性斜视，为神经传导或眼外肌本身功能障碍致一条或数条眼外肌麻痹而发生双眼视轴分离者，患眼由于眼肌麻痹必然伴有眼球向某一个或多个方向运动障碍。

确定了斜视患者为共转性或非共转性斜视后，按眼位的偏斜方向可以把共转性斜视分为内斜视、外斜视和垂直性斜视。麻痹性斜视则按麻痹神经或功能障碍眼外肌命名，如动眼神经麻痹、上斜肌麻痹等。由于支配眼球运动的眼外肌众多，且双眼视物时的协调运动有多条眼肌参与，使斜视发生的机理较为复杂，要了解斜视就必须首先明确双眼眼肌协同运动和双眼单视的形成机制。

### 双眼单视的形成

人类两只眼球各有 6 条眼外肌主宰眼球运动，它们是 4 条直肌和 2 条斜肌。

根据其在眼球上的附着位置分别称为内直肌、外直肌、上直肌、下直肌和上斜肌、下斜肌。其中内外直肌的作用比较简单，起支配眼球水平方向运动的作用。上下直肌和上下斜肌的附着点因偏离眼球的垂直方向，其作用则比较复杂，除协同支配眼球垂直向运动外，还具有使眼球内外旋转运动的功能，从而使眼球对前方各方位都能定向注视。

正常情况下双眼运动必须协调一致，使双眼能够同时注视单一目标，这种功能需要双眼眼外肌的协同运动才能完成。双眼视物时眼外肌的协同运动是一种复杂的肌肉协调运动，以双眼水平方向运动为例：当向右方注视时，右眼外直肌和左眼内直肌收缩，同时右眼内直肌和左眼外直肌松弛使双眼向右侧转动，其转动角度要保持相等。上下直肌和上下斜肌还要有一定的紧张度以协助眼球转动并维持眼球的水平状态。这一过程中在眼球运动方向起牵引作用的一对眼肌（右眼外直肌和左眼内直肌）称配偶肌，而与这对肌肉起主要对抗作用的一对眼肌（右眼内直肌和左眼外直肌）称对抗肌。当眼球向垂直方向运动时，由于有多组眼外肌参与运动，故不但有配偶肌，尚有协同肌协助作用于运动方向，其相反方向亦有直接对抗肌和间接对抗肌，使协同运动更加复杂化。

双眼眼外肌协同运动遵循两条规律：其一为一条眼外肌的收缩必同时伴有它的直接对抗肌的松弛，否则眼球不能灵活转动，此规律称为 Sherrington（谢灵顿）定律。其二为起自中枢神经系统使眼球转动的神经冲动，一定同时和等量地抵达双眼，否则双眼无法注视同一目标，此规律称为 Hering 氏定律（又称配偶肌定律）。由于眼球运动的这些规律性，才形成了人类双眼单视的基础。

双眼单视指双眼同时注视单一目标，使目标在双眼黄斑部聚焦成像，传导至大脑视中枢重叠成为一个完整且具有立体感觉的单一物像的过程。这种功能是灵长类动物特有的。在生物进化过程中，人类双眼前移至面部前方平行位置，双眼视野大部分重叠，具备了双眼单视的基础。出生后由于对周围环境的兴趣，经常转动眼球，运用注视和再注视反射。这种反复协调的双眼运动，使双眼视网膜对应点上的影像经常不断地在大脑视中枢融合为一个物像，日久形成条件反射，产生双眼单视功能。故双眼单视是在出生后逐渐形成的。

如果各条眼肌肌力强弱不平衡，或控制眼肌运动的某神经受阻，使眼肌运动失去了平衡，两眼不能同时注视同一目标，就会出现一眼注视目标，另一眼偏离目标向一侧注视的现象。在外观上可看见斜视眼某一侧有“眼白多”的现象出现，有这种现象的眼睛，就是斜视眼了。斜视眼不能双眼单视，看东西不是一个像，而是两个像，是眼位不正常的状态。

刚出生5～6周的婴儿，因为还没建立两眼球联动协调性，是单侧眼球运动，会有生理性的斜视。婴儿到6～7个月时，双侧眼球转动协调性才发育起来。如果1岁后的婴儿眼球仍然发生偏斜，就可能不是生理性的了，而是先天性斜视，应该前去就医了。

## "斗鸡眼"可以自愈？

我们在做搞怪表情的时候，常常会将眼球往中间偏转，形成"对眼"，觉得很滑稽可笑。现实生活中，也会看见这样眼球位置很奇怪的人，我们都会私下里说：这是"斗鸡眼"。没错，眼睛中间的瞳孔天生或人为的都朝中间靠拢，看起来就像两只鸡斗架一样，所以我们称之为"斗鸡眼"，也叫做"对眼"。医学上则将这种眼球注视物体时向内侧的斜视，称为内斜视。

很多老人们常说：小孩儿"斗鸡眼"没事儿，长大了就好了。果真是这样的吗？

我们说，婴儿时期因为还没建立两眼球联动协调性，是单侧眼球运动，这是生理性的斜视，随着生长发育会调整过来。还有人小时候有斗鸡眼现象，长大后自然而然地就好了，这是所谓的"假性斜视"。这主要是因为我们东方人鼻梁较宽、扁，又有特别的内眦赘皮，遮住了眼白部分，所以才让眼睛看起来像"斗鸡眼"，但实际上眼睛的协调性是正常的。年龄增长后，鼻梁也逐渐长高，这种现象就自然消失了。

但是，真正的"斗鸡眼"，是不会随着年龄增长、鼻梁变高而消失的，千万不要误以为斗鸡眼没事，最后都能自己消失。

"斗鸡眼"的形成跟主管眼球运动的肌肉和神经有关。在眼球的外面有六条眼外肌，正常情况下，人们看东西时，无论朝哪个方向，双眼的运动都是平行一致的。由于肌肉的收缩是在神经的调节下进行的，看右边的目标双眼都往右转，看左边的目标双眼都往左边转，不会出现右眼往右，左眼不往右的现象。若孩子两只眼睛发育不一样，一只眼正常，另一只眼为高度近视或散光；或两只眼睛远视度数差得太远；或幼儿从小就喜欢玩细小的玩具以及常在光线较弱的条件下玩游戏，致使眼肌平衡失调，神经肌肉麻痹，这样就很可能发生“斗鸡眼”。

“斗鸡眼”若不及时治疗，神经肌肉的麻痹是无法自愈的。而且，因为一只眼睛长期内斜，患者不能使用这只斜眼，久而久之，就会影响眼睛发育，甚至发生弱视，将来视力也难以恢复。

“斗鸡眼”的孩子只用一只眼睛看东西，所以看东西没有立体感，不能分辨东西的远近。例如在做针线活时，线穿不进针眼；灌墨水时，笔插不进墨水瓶；拿细小的东西老是够不着等，这会严重影响今后的工作和学习。

## 内外受害

斜视首先带来的是外观的影响，这也是使患者就医的主要动机。在儿童时期患上斜视还会影响全身骨骼发育，如先天性麻痹斜视的代偿头位，使颈部肌肉挛缩、脊柱发生病理性弯曲及面部发育不对称。

更重要的是，斜视影响双眼视觉功能，严重者没有良好的立体视力。立体视力是只有人类和高等动物才具有的高级视觉功能，是人们从事精细工作的先决条件之一。如没有良好的立体视觉，在学习和就业方面将受到很大的限制。

垂直性隐斜视有较明显的眼睛不舒服，旋转性隐斜视则引起眼睛及全身不适症状很明显。隐斜视的症状也与全身健康情况、精神状态等因素有关。隐斜视常出现以下症状：

1. 久视之后常出现头疼、眼酸疼、畏光，这是由于持续使用神经肌肉的储备力而引起眼肌疲劳。

2. 阅读时出现字迹模糊不清或重叠、串行，有时可出现间歇性复视、间歇性斜视，如果用单眼看反而觉得清晰、省力等，甚至发生双眼视觉紊乱。

3. 立体感觉差，不能精确地判定空间物体的位置和距离。隐斜视还会出现神经放射性症状，如恶心、呕吐、失眠、结膜和睑缘充血等症状。

大部分斜视患者都同时患有弱视。由于斜视患者长期一只眼注视，另一只眼将造成废用性视力下降或停止发育，日后即便戴合适的眼镜，视力也不能达到正常。

# 上班族的眼生态

白领一族的健康状况向来让人担忧，颈椎病、肥胖症、干眼症似乎总爱与这个群体沾边。相比腰椎病发作时难耐的疼痛，眼部疾病的威胁似乎更易被忽视。

其实，眼病就像是一颗埋藏在地下的地雷，让人不易察觉，却又会在某一时刻突然爆炸，对健康造成伤害。

## 疲惫的双眼

随着经济不断发展，中国上班族的工作时间越来越长，有统计显示，每年因过劳而死去的中国人多达 60 万！

中国已成为全球工作时间最长的国家之一，人均劳动时间已超过了日本和韩国。一些白领虽然报酬较高，但白天需要紧张工作，晚上还要陪客户，生活很不规律，但面对企业的晋升和淘汰机制，他们常常“自愿加班”。面对电脑，熬夜奋战，加班已成为中国的职场文化。

这其中，媒体行业、科研生产以及信息科技业，占据着加班时长的前三名；此外，职位越高加班时间越长，所负担的责任与压力也就越大。

还有一个现象是，虽然上班族很忙碌，但下班后的休闲活动却少得可怜，不是看电视就是上网，长期下来对视力有很大影响。

“超时加班”对我们的“心灵之窗”已经是巨大的伤害，如果再加上不运动，饮食不均，长期盯着电脑屏幕，近距离用眼以及强光照射，那对眼睛的损害简直就是雪上加霜了。

## 你是“电脑眼”吗？

如果你也是个上班族，试问一下自己：一旦看电脑时间稍久，眼睛是否就会觉得干涩、发痒？熬夜加班后，是否有眼睛酸胀的感觉？是否老想用力闭眼，严重时还会视线模糊、头晕眼花？

如果经常有以上症状，那么你就要提高警惕了：你很有可能已患上了“电脑眼”。

张女士是一家会计师事务所的职员，收入水平令人羡慕。但是，因工作需要，她每天对着电脑超过 12 个小时，这让本就近视的眼睛不堪重负。开始只是觉得眼睛比较容易干涩酸胀，小张也并未放在心上。可是近来眼睛变得对屏幕极为敏感，以至于一对着电脑屏幕就晕眩不止。到医院检查后发现，已患上了干眼症。

“干眼症”，就是俗称的“电脑眼”，是眼部疲劳的症状之一，严重时会导致视力下降、眼睛疼痛畏光。干眼症是由于泪液质或量异常或动力学异常，导致泪膜稳定性下降，造成眼部不适和眼表组织病变的眼部疾病的总称，临床上干眼多数是双眼发病，但双眼的疾病程度可能并不一样。眼睛干涩、有烧灼感、异物感、眼泪分泌增加、痒感、视物模糊、视力下降等都是干眼症的常见症状。

随着生活工作压力的增大，越来越多的白领由于成天与电脑作伴，成为了视觉疲劳的高发人群。其实，患上干眼症的张女士并不孤单。网上一项有关用眼健康的小调查，结果让人大吃一惊：60% 的网民处于用眼过度状态，但仍有高达 29% 的用户不了解眼睛健康状况，没有意识到自己的眼睛已面临患上眼疾的风险。

这其中，使用电脑更为频繁的白领人群眼睛健康问题更为严峻。88.89% 参与调查的白领都表示有干眼症的症状，66.66% 的人使用电脑超过 2 小时才会休息双眼，40.74% 有长期用眼药水润眼的习惯。调查还发现，除上述长时间看电脑、用眼药水润眼的行为外，其中 29.63% 的白领还有长期佩戴隐形眼镜的习惯。

这些不良用眼习惯均有诱发干眼症的可能。大多数人认为眼睛累了才需要休息，应该没有大碍，殊不知长时间地看电视、电脑，会导致泪液蒸发过快、泪液的代谢延缓。正是对用眼健康知识的忽视才导致眼疾频频找上门。

而长期滴眼药水润眼，则要小心越滴眼越干。因为市面上大部分的眼药水都含有防腐剂，防腐剂会破坏眼表泪膜，若是使用抗生素类眼药水，眼药水中抗生素成分一方面会破坏正常眼表结构，另一方面导致眼部正常菌群失调，眼睛抗感染能力减弱，会加重干眼症。

如果是佩戴隐形眼镜，隐形眼镜与眼睛间泪液代谢会减慢。隐形眼镜还可能会附着空气中的细菌、灰尘等颗粒刺激双眼，所以也有可能会诱发或者加重干眼症。此外，如果配戴了质量不好的隐形眼镜还可能会导致眼睛缺氧。

这些不良行为存在的本身，也反映出白领人群爱眼护眼意识仍有待提高。调查还显示：61.54%的白领表示不知道如何预防干眼症。人们对干眼症的认知程度有待提高。

快速诊断干眼症的方法有三个：

1. 以前打呵欠，有眼泪从眼眶中流出，而现在打呵欠没有眼泪了，即使有，眨眼睛之后，只会稍微湿润一下眼眶。

2. 以前一觉醒来，眼角常有眼屎。现在醒来，只觉眼睛干干的，涩涩的，仿佛一夜未合眼似的，严重者还有些胀痛。

3. 眼睛怕吹风，即使背风而走，也需眯着或闭着双眼。

白领长时间使用电脑工作，是干眼症的易感人群，更要特别注意用眼卫生，改变不良用眼习惯，定时休息双眼，多做运动，保持充足睡眠。缓解眼疲劳的最佳方式，是让眼睛休息，而不是滴眼药水。如有需要用眼药水缓解眼疲劳，建议使用人工泪滴，或含有多种维生素的保健类眼药水。

如果患有干眼症，应注意饮食清淡，忌辛辣食物。可多吃有益于眼睛的食物，如胡萝卜、蓝莓、深色蔬菜水果、深海鱼等。可以适量饮用一些菊花茶、枸杞茶、绿茶、决明茶等。食物里的成分可以对抗眼睛疲劳，还能帮助明目养神，让你的眼睛更明亮。

此外，调查中还有48.15%的白领表示患干眼症后不会就医，这说明大家普遍缺乏干眼症或者说眼疾的就医意识。

干眼症不就医有什么严重后果呢？会不会致盲呢？应该说，绝大多数的干眼症患者是不会致盲的，但少数严重的干眼症，尤其是合并有全身免疫性疾病的干眼症就有可能发生角膜炎、角膜溃疡，导致视力下降。如果不加以注意，使眼睛长期处于干燥状态下，将会引起角膜上皮细胞的脱落，发生器质性病变，使视力严重受损，甚至失明。因此，有干眼症等眼部不适，应该到医院就医，按医嘱治疗，不要置之不理任其发展。

干眼症治疗通常会使用人工泪液，但有些患者的干眼症会伴有不同程度的炎症，需同时采取抗炎治疗。人工泪液种类繁多。如果长期使用，不含防腐剂或含特殊对眼表细胞无害的防腐剂的人工泪液颇受推荐。严重的干眼症，当用人工泪液不能有效缓解症状时，还可以采用泪点栓塞进行治疗。由于自然眼泪是通过泪小点和泪道进入鼻腔和咽喉部的，医生通过在泪小点放置微小的栓子，阻塞泪液流出通道，能使自然泪液在眼表面停留更长的时间，从而达到干眼症治疗的效果。而泪点栓塞也是近年来干眼症治疗的一大进展之一。

## 越滴越干的眼药水

在办公室中，我们经常可以看到这样的场景：在盯着电脑显示器连续工作数小时后，不少人都会伸个懒腰、揉揉眼睛，而后从抽屉中取出眼药水滴上几滴，合眼休息片刻后继续投入工作。很明显，眼药水俨然成了白领的“标准装备”。尽管如此，他们还是弄不明白：明明滴了眼药水，眼睛为何反而一天比一天更干了呢？

其实，过分依赖眼药水反而容易得干眼症。如今，不少上班族在平时工作时都会因为精神高度集中而导致瞬目减少、睑裂过大，此时泪液就会蒸发得比平时多。一旦眼表不能及时得到眨眼时泪液的润泽、营养，就会出现干眼症状。要补充成分类似泪水的眼药水——人工泪液才可能有助于缓解干眼症。

但是过度依赖眼药水或选用不适合的眼药水则会加重干眼症，尤其是使用含抗生素的眼药水。目前市场上可以买到的眼药水大多含有防腐剂，可能会对眼睛造成一定的伤害。如果长时间、高频率地使用更会损害眼表上分泌黏液的细胞，破坏泪液的正常生理功能，最终导致眼表损害。因此，眼药水的使用一定要在专科医生指导下按疗程使用，不可随意滥用。

## 近视加深，或是病理性近视

人们常会习惯性地以为近视通常发生在用眼习惯不佳的儿童和青少年身上，一旦成年后近视度数就变得相对稳定，很少会继续加深。所以一些职场人士总不把近视度数变化放在心上，还以为是工作劳累、用眼过度的必然后果，休息一阵就会好。但实际上，近视度数正在逐年加深的命运却难以扭转了。如果职场人士发现自己的近视度数仍在不断加深，就需要警惕了。

如果把眼球比作一架照相机，那视网膜就是至关重要的感光胶片，一旦出现问题视力就会大受影响。病理性近视患者通常眼球的前后径比正常人大得多，整个眼球呈现出一种“被拉长”的状态。这样一来视网膜组织跟不上眼球直径增加的变化，导致视网膜发生病理性改变。其中有些病理变化会直接导致突发性视力下降甚至失明，比如视网膜脱离、黄斑出血。

成年后近视度数仍逐年加深的职场人士应及时去医院眼科做眼底检查，以及早发现潜在的病变。一旦发生视网膜脱离，就要马上住院手术治疗，否则很有可能会导致失明。

## 三高“后备军”易出现眼底血管异常

白领一族可谓是“三高”的后备军。久坐不动的工作方式，工作繁忙时的饮食不规律都助长了办公室“三高”人群的发生率。可是你知道吗，高血压、高血脂、高血糖的发生不仅会危害人们的心脑血管健康，还会给眼睛带来悄无声息的损伤。因为脂肪不仅会积存于皮下，还会流连于全身的血管。当过量的脂质堆积在血管壁上时就会引发局部纤维结缔组织增生，产生血管硬化。作为全身血管网中的一员，眼底的血管自然无法幸免。一旦视网膜中的血管发生阻塞，轻则影响视力，重则导致失明。

为了抓出眼底疾病的蛛丝马迹，提醒职场中的三高后备军除了要定期监测血压、血糖和血脂外，还应该进行扩大瞳孔后的眼底检查，如果发现异常，甚至还要辅助进行一些特殊检查，像光学相干断层扫描、眼底血管造影等，以全面评价眼底血管、视网膜和黄斑的状况，以便发现问题及时进行治疗。

## 中心性浆液脉络膜视网膜炎

45 岁的王先生终于升为公司主管，为了做好主管的工作，在角色及业绩压力下，他已经连续好几个月加班熬夜了。

这几天，他发现自己看东西时影像变暗、变小了，甚至会有扭曲变形的现象，对颜色的敏感度也下降了。

事实上，有许多青壮年男性，尤其是 40 ~ 50 岁的男性，都和王先生有一样的困扰。他们得了所谓的“中心性浆液脉络膜视网膜炎”，此症状被称为“眼睛的过劳死病变”，和工作压力、精神紧张息息相关。

此病变会对视网膜黄斑部造成伤害，虽然不至于全盲，但对阅读和近距离精细工作者造成很大困扰。根据统计，男性发生的概率为女性的 20 倍。

不过幸运的是，大部分患者的浆液性变化可以在 1 ~ 6 个月内自行吸收，也就是能慢慢自行治愈；但也有部分患者会形成永久性的视力降低。它还有一个奇特的现象，约有三到五成的患者会反复发作。

所以，适时的休息和放松是非常必要的，暂时把“爱拼才会赢”抛开，因为拥有健康才是最大的赢家。

## 职场压力诱发青光眼

提起青光眼，大多数年轻的职场白领都会认为它离自己很远。因此对它并不在意。但据调查显示，青光眼病如今已开始出现年轻化趋势。二三十岁的青年人已成为庞大的青光眼病人群体，约占病人总数的一半。其中年轻女性约占 60%，且多数为白领。

职场人群之所以会与开角型青光眼越走越近，与其工作压力和生活方式不无关系。需要认清的一个事实是，在没有任何防范对策之下长期面对电脑工作，是一件非常危险的事情。因为电脑的“光害”是伤害眼睛和视力的罪魁祸首。

电脑在现代社会大为普及，甚至人们可以不出家门就可以轻松地在电视或电脑前点击遥控器和鼠标就买到日常生活中所有所需的物品。这样，生活中的光线性质也会因为电脑而发生很大的改变，而职场中全面的电脑化，让我们从过去书面上的间接光改为面对发光荧屏的直接光。和间接光相比，直接光引发眼睛疲劳的程度是前者的两到三倍。

不但如此，电脑的光害还会引发“逆时差现象”。光线会影响大脑生理作用，大量暴露在电脑放射出来的人工直接光源下，会让大脑内视力，包括集中力、记忆里和想象力等，自律神经及荷尔蒙分泌陷入错乱，造成食欲不振、失眠、忧虑。

这就带来了白领由于所处的工作环境，感到工作压力大，情绪波动大，经常处于神经紧张状态。而情绪的变化则会带动眼压的波动，进而诱发青光眼。

但是这种眼球视野全部丧失甚至失明的青光眼早期发病却非常隐匿。

不少眼科专家表示出担忧，早期青光眼患者往往缺乏典型症状，仅有眼睛胀痛、视物模糊等表现。因此诸多年轻白领很容易将它误认为是工作或过于劳累所致，以为用些营养眼球的眼药水稍事休息就能缓解，殊不知这种听之任之的“绥靖政策”其实助长了疾病的嚣张气焰。等到出现视野缺损甚至失明等典型症状时，病程已到了晚期。更让人痛心的是，就目前医学发展水平来看，青光眼还是一种不可逆的疾病。因此只有通过早期诊断、早期治疗才能尽可能延缓疾病的发展，保护残存视力。

除了有眼睛胀痛、视物模糊等表现，早期青光眼患者还有头痛、虹视等特殊症状。所谓虹视，指的是当我们长时间注视灯泡等发光物体时，在视野中出现彩色的光晕，感觉像看到了彩虹。这是眼压上升的典型表现，一旦出现就要高度怀疑是否患上了青光眼。另外，有家族遗传史、高度近视、糖尿病、高血压等都是青光眼的高危患病因素。如果有虹视现象并出现以上情况者应马上去医院眼科测眼压、查视野、观眼底，而后根据病因对症选择药物或手术治疗，促使房水排出。

## 用眼过度会引起头痛

上班时间看电脑，下班在地铁里用手机玩游戏、看电影，晚上到家又是电视，常常眼睛累得酸痛难忍，连头都跟着疼。

29 岁的李先生是一家 IT 企业的程序员，经常对着电脑写程序，一坐就是一天，项目催得紧的时候，他晚上还经常熬夜。最近他总感觉头痛，本以为是休息不好，过两天就没事了，可持续一周后仍未缓解，于是他赶紧到医院检查。医生检查后告诉他，他的头痛主要是用眼过度、眼睛太累造成的。他心里很纳闷，这眼睛累跟头痛有啥关系。

双眼近距离注视时，需要一种称作“睫状肌”的组织“工作”（收缩），如睫状肌长时间不间断地工作，就可能导致睫状肌痉挛，从而出现眼胀，眼酸，记忆力、注意力下降，反射性头痛，严重时还可出现恶心、呕吐，临床上称之为“视疲劳”。一项 2421 人参与的调查显示，37.09% 的人经常觉得眼累，21.64% 的人每天都觉得眼累。

除过度近距离用眼引起的视疲劳可引起头痛外，其他一些眼部疾病如青光眼、虹膜睫状体炎、角膜炎等眼病也可以引起头痛，特别是青光眼引起的头痛最为突出，部分青光眼患者常因头痛在医院就诊，青光眼引起的头痛主要是由于眼压升高所造成，因此测量眼压有助确诊。

建议大家，尤其是工作需要长时间用眼的人，对眼睛的保护可遵循“3个20法则”，即每过20分钟让眼睛放松一下，眨眼20下，随后起身活动一下，站在窗前朝20米以外看，并非一定要看20米，但最好尽可能向远眺望。每隔20分钟的休息可以舒缓长时间单一姿势所引起的颈部疼痛、头痛、肌肉痛；而眨眼20次以上，泪腺受到压力流出泪水，有助于缓解长时间注视引起的眼睛干涩；向远处眺望时，找一个具体的参照物，最好是绿色的（有助于舒缓神经），全神贯注地凝视，并辨认它的轮廓，长期坚持有助于视力恢复。

此外，还可以定期用毛巾热敷双眼，有利于促进局部组织的血液循环，缓解视疲劳。电脑屏幕亮度应适当调低，使光线尽量柔和。对于上述方法不能缓解的严重视疲劳患者，应及时到医院接受相关检查及治疗。

## 眼睛对电脑的抗议

上班族之所以会有计算机终端症候群的种种症状，主要是因为长期近距离工作，增加了眼睛睫状肌的负担。因为睫状肌必须不断地收缩调节，我们才能看清楚。如果我们连着好几个小时都不让它休息，它就会僵直甚至痉挛，就像久不运动全身肌肉会僵硬而酸痛一样。

当上述症状出现时，我们就会觉得眼睛酸涩胀痛，接下来还可能对焦困难，进而视力减退。所以，记得要让眼睛休息一下，不要虐待它，它就会回报给我们一个清晰的世界。

当一个人很专注时，眨眼次数就会减少。

因此，当我们很专注地看着电脑屏幕时，眨眼的次数自然就会减少，大概从正常的一分钟12 ~ 15次降低至5次，根本无法给眼球提供充分的滋润，也就容易出现眼睛干涩的现象。

如果我们的计算机屏幕的位置高于眼球平视的视线，眼睛需要往上看，那么眼球表面暴露的机会将增加，泪液更容易蒸发，这就增加了眼外肌的负担，加重干涩的情况。如果我们整天待在冷气房，佩戴隐形眼镜，那情况就更不妙了。除了干涩外，眼睛还容易充血，分泌物增加，久而久之，可能形成干眼症。

无论是上学、工作、休闲、逛街、吃饭、穿衣……不管做什么事，眼睛可以说是身体的“长工”，一刻不得闲，大概只有睡觉的时候才能休息片刻，眼睛算是五官中最辛劳的一个了。然而，这些心声要说给谁听？

一般来说上班族的眼疾虽然不是最严重的，但却是最顽固的，因为他们的工作环境无法改变，只能自我调适。如果让眼睛“过度”疲劳，没有得到适时缓解，不但会影响工作，还可能导致慢性眼疾、过敏性结膜炎等。

除了长期注视计算机屏幕导致的眼睛疲劳外，工作过度、疲劳、熬夜、由于职业关系需要长时间注视某件事物（如雕刻家、电子零件作业员等）以及不正常的生活作息等，都是造成眼睛疲劳的原因。

其实，单纯用眼过度造成了眼睛疲劳，想要改善，最好的方式就是要从基本做起，就是当眼睛感到疲劳的时候就立即休息，不要过度使用，或长时间做某一件事情不让眼睛休息。

感到不适时，可立即用手按压眼睛周围的穴道，这是非常直接、快速又有效的舒缓疲劳的方法。

还有，充分睡眠、放松心情、均衡饮食、摄取对眼睛有益的食品、早晚热敷眼睛、做做眼睛体操，都是预防上班族眼疾的保健之道。

如果工作中离不开计算机，那就学会与之打交道的艺术和技巧吧，与它“和平共处”。

暴露在电脑的人工光源和直接光源下，是造成眼睛疲劳的最主要原因，如果能够把直接光变成间接光，便可以减轻眼睛二分之一到三分之二的负担。方法是将投影设备接在电脑上，把文字放大投射在荧幕或墙壁上，如此一来，可以让眼睛与大脑的负担减半。

最好使用 15 英寸以上、分辨率高的计算机屏幕；屏幕应比眼睛的水平视线低 10 度至 30 度左右；记得要经常擦拭屏幕，若屏幕出现闪烁不定或影响模糊的现象时，应该尽快送修，不要硬撑。

使用电脑时，为了减轻眼睛的负担，应该让室内照明稍微暗下来，降低室内光线与电脑光源的明暗对比，可以让眼睛比较轻松。

眼睛视物时，瞳孔必须顺应光源的明暗变化自行调节，如果光源对比强烈，迫使瞳孔做出剧烈的调节反应，眼睛就很容易疲劳。正因为如此，也不要在漆黑的房间里使用电脑。

和画面的纸张不一样，电脑界面是发光体，因此必须要考虑到色彩问题，画面背景的色彩与文字的颜色差异越大，越容易对眼睛形成压力。应该尽量把文字的颜色与画面的颜色对比调到三比一左右较为理想。例如浅蓝色换面配上蓝色或深蓝的字，眼睛看起来会比较舒服。

一般电脑画面都是明亮的背景配上深色的字。考虑到画面对眼睛的刺激，为了达到平衡，不妨经常反转色彩对比。以文字处理软件 WORD 为例，如果一直阅读白底黑字的画面感到疲劳时，不妨拖拽游标，将色彩来个黑白反转，把黑字变白字，白底变黑底。另外，鼠标移动卷轴的速度以眼睛能够追踪理解的速度进行即可。

电脑键盘的设计、按键的大小、键盘的角度和高度，与敲击时的适手性等各种条件，都可能是眼疲劳的原因。使用笔记本电脑时，必需紧靠屏幕，因此应尽量选择分离式键盘，让键盘接近自己，和屏幕保持一个相对较远的距离。

眼睛应该距离电脑屏幕 50~70 cm 为适当。为避免电脑电磁波危害，应该尽量相距 70 cm，很多人或许感觉这个距离过远，但是只要将画面字体放大，看起来就不会吃力了。

使用计算机约 50 ~ 60 分钟时，应该让眼睛休息几分钟，看看远方。要记得经常眨眼，保持眼睛的湿度，避免眼睛过于干涩，引发干眼症。

可以准备一个眼罩，感到眼睛疲劳的时候就戴上眼罩五到十分钟，完全隔离光源，因为电脑直接光的光害所引发的眼睛疲劳，能够藉由完全遮断光源让眼睛得到休息。用眼睛看东西必须消耗身体大量的能量，而只要遮断光线稍作休息，就可以有效降低很多能量的耗损，放松身心。

在电脑旁边放杯水，可以增加周围空气的湿度，保持眼睛湿润。多喝水，多吃些柑橘类水果、胡萝卜等对眼睛有益的食物。

另外，摄影师、焊工、军人、农民等职业，虽然不是长时间与电脑打交道，但却是“光害一族”，因为他们长期暴露于烈日或强光之下，很容易产生视网膜黄斑部病变，所以在工作时应该有保护措施，以免眼睛受害。

# 银发族的常见眼病

人体细胞及其机能会随着岁月的流逝而越来越老化衰弱，代谢及循环功能也不能和年轻时相比，而五官上的变化，最明显的就是眼睛看不太清楚了。可能“老花眼”已经悄悄地来了，造成“老眼昏花”了，也可能是其他的眼睛疾病上身了。

在欧美国家，有四大眼疾被列为引起老年人失明的主要原因——白内障、青光眼、糖尿病视网膜病变、老年性黄斑部病变。这四种眼疾是银发族视力的杀手。

## 老年性白内障

白内障是发生在眼球里面晶状体上的一种疾病，任何晶状体的混浊都可称为白内障，但是当晶状体混浊较轻时，没有明显地影响视力而不被人发现或被忽略而没有列入白内障行列。根据调查，白内障是最常见的致盲和视力残疾的原因。

晶状体轻度混浊不影响视力者，没有临床意义，当晶状体混浊使视力下降者，才认定位临床意义的白内障，在流行病学调查中，将晶状体混浊并使视力下降到 0.7 或以下看作为诊断指标。

白内障是全世界致盲和视力损伤的首要原因，多见于 50 岁以上老人，随着人口的增长和老龄化，白内障引起的视力损伤将越来越多。

白内障盲一般可致盲，视力还未明显受损之前就接受白内障手术，可以大幅度减少盲和低视力患者。

白内障患者患病初期的表现有三个方面：第一个是视物模糊，第二是患者开始出现了双影或者重影，第三患者一般都是 55 周岁以上。

引起白内障的因素很多，老年人因年龄新陈代谢功能减退导致的白内障是最常见的“老年性白内障”，其他全身疾病如糖尿病也常并发白内障，眼局部外伤是继发性白内障的一个重要原因，眼球穿孔异物进入晶状体必然会发生白内障，即或没有穿孔的眼部挫伤也可以引起白内障。其次眼内炎症（如葡萄膜炎），眼内疾病（如视网膜脱离，眼内肿瘤）都能引起白内障。

老年性白内障最常见，且随年龄增长而增多，病因与老年人代谢缓慢发生退行性病变有关，也有人认为与日光长期照射、内分泌紊乱、代谢障碍等因素有关。根据初发混浊的位置可分为核性与皮质性两大类，视力障碍与混浊所在的部位及密度有关，后皮质及核混浊较早地影响视力，治疗以手术为主，手术时进行人工晶状体植入术，术后可配戴接触眼镜。

白内障有时伴有眼科其他方面的疾病、同时可能会引起其他并发症、所以必须由眼科医生为你诊治。一旦被确诊为白内障、就必须定期检查，随时注意白内障的进展。由于白内障形成的机理尚不明确，故药物治疗至今未取得突破性的进展，还没任何一种药物能治愈白内障或完全阻止或延缓白内障的发展。目前治疗白内障最有效的方法就是手术治疗——把白内障（混浊的晶体）摘除。

老年性白内障的发生和发展为一缓慢的过程，在临床上，可分为4个时期。每个时期的症状和表现各不相同。

**初发期：**混浊开始发生于周边部的晶体表浅的皮质部，呈辐条状混浊，晶体的中央部相对保持透明，因此，不发生明显的视力障碍，视力多可正常或接近正常。一般没有眼红、眼疼等不适的其他症状。在这个时期，病人往往没有察觉到或意识到发生了白内障，大多数是在进行眼科检查时方被发现白内障的发生。此期进展很缓慢，历时可长达数年之久。

**未成熟期：**亦称膨胀期。病人自觉视力疲劳，视物朦胧不清，可有眩光、彩圈和多视的症状，强光下瞳孔缩小，视力可稍有改善。随着晶体混浊的进行性发展，视力亦相应日益减退，视力逐渐减退到仅为0.1或0.1以下，直至工作发生困难、行动极为不便。此期有可能因晶体过度膨胀，阻塞前房角而发生眼压增高的并发症，称为晶体膨胀性青光眼。

**成熟期：**混浊发展至整个晶体，视力极度减退，仅能辨认手指的个数或手的摆动与否，基本失去生活的自理能力。

**过熟期：**晶体进一步脱水、容积减小，表面的囊膜发生皱缩，并变薄，晶体内的皮质发生液化，成为乳白色的乳糜状液，晶体的核发生下沉。此期可能发生晶体溶解性青光眼，出现眼压增高的症状。

之前也讲过了，对于白内障的药物控制和治疗国内外都处于探索研究阶段。一些早期白内障，用药以后病情可能会减慢发展视力也稍有提高，但这不一定是药物治疗的结果，因为白内障的早期进展至成熟是一个较漫长的过程，它有可能自然停止在某一发展阶段而不至于严重影响视力。一些中期白内障患者，用药后视力和晶状体混浊程度都未改善，近成熟期的白内障，药物治疗更无实际意义了。目前临床上常用的药物不下几十种有眼药水或口服的中西药，但都没有确切的治疗效果。

手术治疗是解决白内障困扰的有效方式，目前主要有：

1. 白内障超声乳化术：为近年来国内外开展的新型白内障手术，此手术目前主要集中在我国比较先进的大中城市开展。使用超声波将晶状体核粉碎使其呈乳糜状，然后连同皮质一起吸出术毕保留晶状体后囊膜，可同时植入房型人工晶状体。老年性白内障发展到视力低于0.3，晶状体混浊在未成熟期、中心核部比较软，适合做超声乳化手术。其优点是切口小，组织损伤少，手术时间短，视力恢复快。

2. 白内障囊外摘除术：与老式的囊外摘除术不同它需在手术显微镜下操作，切口较囊内摘出术小，将混浊的晶状体核排出吸出皮质，但留下晶状体后囊。后囊膜被保留可同时植入后房型人工晶状体，术后可立即恢复视力功能。因此白内障囊外摘出已成为目前白内障的常规手术方式。

3. 白内障囊内摘除术：是将混浊的晶状体完整地从眼内取出的一种手术此手术需要较大的手术切口，因手术时晶状体囊一并被摘除，故不能同时植入后房型人工晶状体。

尽管手术治疗有效，但是不可避免风险的发生。术后可能引起的并发症，包括眼内炎、眼内严重出血、青光眼、眼部感染或化脓及视网膜脱落等，严重的不仅没有治好反而会引致失明。另外，患者可能因有先前之其他眼疾，如青光眼、黄斑点退化、视神经萎缩及糖尿眼底等，也会影响到手术后视力的恢复。

## 青光眼

青光眼是指眼内压间断或持续升高的一种常见疑难眼病。该病发病迅速、危害性大、随时可导致失明。持续的高眼压可以给眼球各部分组织和视功能带来损害导致视神经萎缩、视野缩小、视力减退，失明只是时间的迟早而已。在急性发作期24到48小时即可完全失明。如不及时治疗，视力可以全部丧失而至失明。青光眼是导致人类失明的三大致盲眼病之一。

我国各地对青光眼的发病情况做过多次调查，一般认为，其患病率为

0.21%–1.64%。据推算，我国至少有青光眼患者500万人。调查还发现，青光眼患者中双盲患者的比例为15.8%，单盲为16.9%，双眼低视力患者为22.8%，单眼低视力患者为7.9%。以此推算，我国青光眼患者中双眼失明的人数达79万人。

### 青光眼的分类

原发性青光眼根据前房前角的形态及发病缓急，分为急、慢性闭角型青光眼，开角型青光眼等。

**1. 急性闭角型青光眼：**急性闭角型青光眼的发生，是由于眼内房角突然狭窄或关闭，房水不能及时排出，引起房水涨满，眼压急剧升高而造成的，多发于中老年人，40岁以上占90%，女性发病率较高，男女比例为1：4。发病时前房狭窄或完全关闭，表现突然发作的剧烈眼胀头痛，视力锐减，眼球坚硬如石，结膜充血，同时恶心呕吐，大便秘结，血压升高，此时全身症状较重，易被误诊为胃肠炎、脑炎、神经性头痛等病变，如得不到及时诊治，24到48小时内即可完全失明无光感，此时称“暴发型青光眼”。但临床有部分患者对疼痛忍受性较强，仅表现为眼眶及眼部不适，甚则眼部无任何症状，而转移至前额，耳部，上颌窦，牙齿等部疼痛，急性闭角型青光眼，实则是因慢性闭角型青光眼反复迁延而来。

**2. 慢性闭角型青光眼：**此型占原发性青光眼患者50%以上，发病年龄多在30岁以上，近年来，随着生活节奏的不断加快，社会竞争日趋激烈，脑力劳动者有急剧升高的趋势，此型发作一般者有明显的诱因，如情绪激动、视疲劳、用眼用脑过度、长期失眠、习惯性便秘、妇女经期或局部、全身用药不当，均可诱发。表现为眼部干涩、疲劳不适、胀痛、视物模糊或视力下降，虹视、头昏痛、失眠、血压升高，休息后可缓解，有的患者无任何症状即失明，检查时，眼压可正常或波动，或不太高，眼底早期可正常，此型最易被误诊，如此反复发作，前房角一旦粘连关闭即可形成暴发型青光眼（急性闭角型青光眼）。

早期主要有四种症状可以自我判断是否有青光眼：一，经常觉得眼睛疲劳不适；二，眼睛常常酸胀，休息之后就会有所缓解；三，视力模糊，近视眼或老花眼突然加深；四，眼睛经常觉得干涩。

**3. 原发开角型青光眼：**多发生于40以上的人，25%的患者有家族史，绝大多数患者无明显症状，有的直至失明也无不适感，发作时前房角开放，此型的诊断最为关键，目前一旦西医确诊都已经有明显的眼底改变，因此必须全面、认真排除每一个有青光眼苗头的患者，早期诊断、早期治疗，不要非等到确诊为青光眼才去治疗，那时已丧失最佳治疗时机。

继发性青光眼由眼部及全身疾病引起的青光眼均属此类，病因颇复杂，种类繁多，常见的继发性青光眼有：

1. 屈光不正（即近视、远视）继发青光眼：由于屈光系统调节失常，睫状肌功能紊乱，房水分泌失恒，加之虹膜根部压迫前房角，房水排出受阻，所以引起眼压升高，此类患者的临床特点是自觉视疲劳症状或无明显不适，戴眼镜无法矫正视力，易误诊，故有屈光不正病史的患者一旦出现无法解释的眼部异常时，应及时找有青光眼临床经验丰富的大夫详细检查。

2. 角、结膜、葡萄膜炎继发青光眼：眼内炎症引起房水混浊，睫状肌、虹膜、角膜水肿、房角变浅，或瞳孔粘连、小梁网阻塞、房水无法正常排出引起眼压升高，目前西医对此病一般用抗生素、激素对症治疗，人为干扰了自身免疫功能，使病情反复发作，迁延难愈。

3. 白内障继发青光眼：晶体混浊在发展过程中，水肿膨大，或易位导致前房相对狭窄，房水排出受阻，引起眼压升高，一旦白内障术后，很快视神经萎缩而失明。

4. 外伤性青光眼：房角撕裂，虹膜根部断离，或前房积血，玻璃体积血，视网膜震荡，使房水分泌，排出途径受阻继发青光眼视神经萎缩，如能积极中药治疗预后良好，手术只能修复受损伤的眼内组织，但其引起的眼底损伤无法纠正，所以此型病人一般在当时经西医处理后，认为就好了，不再治疗，一旦发现已视神经萎缩，造成严重的视力损害。

两种以上原发性青光眼同时存在就是混合型青光眼，临床症状同各型合并型。

### 及早发现青光眼

在国内外失明的人口中，大约百分之十到十五是由青光眼所引起的，而四十岁以上的成年人，大约有百分之二患有青光眼，因此一般人只要听到青光眼，总是闻之色变，彷佛看到了眼睛的隐形杀手。

所谓的青光眼在日本称之为“绿内障”，在最新的观念里，主要是指眼睛的视神经不能承受眼压的增高，而引起视神经的损伤萎缩，进而造成各种视觉的障碍和视野的缺损。

青光眼由于不同的原因，形式和机转，其症状也大相径庭，很多病人常常没有任何症状，有些则是轻微的眼球胀痛，不舒服，偶而看到灯泡周围有一圈彩虹光晕，直到末期才发现有严重的视野缺损和视觉障碍；另有一些病患则呈现无法忍受的眼痛、头痛、甚至呕吐等症状。

青光眼到目前所知没有绝对的遗传性，但是有青光眼家庭病史的人、糖尿病患者、高龄患白内障的老人，另外特别是高度近视的人，都是所谓的高危险群。台湾有过针对高度近视的青少年人做视神经的检查，发现视神经盘的神经纤维层有缺损变薄的现象；而高度近视眼轴加长，视神经承受的变形压力也变大，压力造成眼内循环的障碍进而影响到眼内的血流，因此在高度近视的年轻病人也发现开放性青光眼和类似缺血性视神经病变的视野变化，不可不注意。

由于医疗仪器、药品的进步，青光眼只要及早检查，四十岁以上成年人或高危险群，每年检查一至两次；若有青光眼则按时用药治疗，需要时再辅以雷射或手术，定期追踪，都能得到长期的控制，维持视力不致失明。

慢性单纯性青光眼如能早期诊断，对保护视功能极为重要，以下几点对早发现、早诊断很有帮助：

家族史：家庭成员有青光眼病史，并自觉头痛、眼涨、视力疲劳，特别是老花眼出现较早者，或频换老花眼镜的老年人，应及时到眼科检查并定期复查。

查眼压：在青光眼早期眼压常不稳定，一天之内仅有数小时眼压升高，因此，测量 24 小时眼压曲线有助于诊断。

眼底改变：视盘凹陷增大是青光眼常见的体征之一，早期视盘可无明显变化，随着病情的发展，视盘的生理凹陷逐渐扩大加深，最后可直达边缘，形成典型的青光眼杯状凹陷,视盘邻近部视网膜神经纤维层损害是视野缺损的基础,它出现在视盘或视野改变之前,因此,可作为开角型青光眼早期诊断指标之一。

查视野：视野是诊断开角型青光眼的一项重要检查，开角型青光眼在视盘出现病理性改变时，就会出现视野缺损。

对于青光眼最好先用药物治疗，若在最大药量下仍不能控制眼压，可考虑手术治疗，应先用低浓度的药液，后用高浓度的药液滴眼，并根据不同药物的有效降压作用时间，决定每天点药的次数，最重要的是要保证在 24 小时内能维持有效药量，睡前可用眼膏涂眼。

开角型青光眼治疗后的随访也很重要，即使眼压已经控制，仍应每 4 ~ 6 周复查一次，包括眼压，眼底和视力，每年应检查一次视野，以保证治疗的持续性和稳定性。

青光眼已成为我国严重的致盲眼病之一，而且患者一旦失明就不可能复明。40岁以上的人应定期测量眼压，以便早期发现，合理治疗。

青光眼的预防

预防青光眼的主要对象是具有危险因素的人群，具有青光眼危险因素的人，在不良精神因素等诱因刺激下随时引发青光眼形成，所以平时必须排除一切可以诱发眼压增高的有害因素，预防青光眼发生。

1. 保持心情舒畅，避免情绪过度波动，青光眼最主要的诱发因素就是长期不良精神刺激，脾气暴躁，抑郁，忧虑，惊恐。

2. 生活、饮食起居规律，劳逸结合，适量体育锻炼，不要参加剧烈运动，保持睡眠质量，饮食清淡营养丰富。

青光眼患者要“三忌”，即忌烟、忌酒、忌喝浓茶。过量吸烟，由于尼古丁的作用可引起视网膜血管痉挛，导致视神经缺血，烟草中的氰化物可引起中毒性弱视，危害视功能。大量饮酒可造成眼球毛细血管扩张，眼睛充血加重，甚至导致青光眼急性发作。常喝浓茶虽有利尿之功能，但往往处于过度兴奋，影响睡眠，引起眼压升高。

尽可能不吃或少吃刺激性食物，如辣椒、生葱、胡椒等。

注意节制饮水量（特别是冬天），一般每次饮水不要超过500毫升。因为一次饮水过多，可造成血液稀释，血浆渗透压降低，使房水产生相对增多，导致眼压升高。

3. 注意用眼卫生，保护用眼，不要在强光下阅读，暗室停留时间不能过长，光线必须充足柔和，不要过度用眼。

4. 综合调理全身并发症，注意药物影响。

5. 妇女闭经期、绝经期，以及痛经可使眼压升高应高度重视，经期如出现青光眼表现者，应及时就诊专科。

6. 青光眼家族及危险因素者，应定期复查，一旦有发病征象者，必须积极配合治疗，防止视功能突然丧失。

里约奥运会刚刚结束，有关青光眼，还有一个有意思的研究，那就是经常练习举重的人容易得青光眼。纽约眼耳健康研究所眼科学教授罗伯特·里奇说，举重时，眼内压会增加，如果屏住呼吸，压力会更大，长此以往，容易患上青光眼，在研究中，受访者需要完成4组举重练习，前两组，受访者需要屏住呼吸，研究人员会分别测量其左右眼的眼内压，研究人员发现，第一轮测量时，受访者的眼内压平均升高了 2.2 毫米汞柱，第二轮升高了 4.3 毫米汞柱。（图 2–6）

### 青光眼致盲

为什么说青光眼是世界上致盲率非常高的眼疾？原因何在呢？

1. 开角型青光眼及一部分慢性闭角型青光眼，因为没有任何症状，病人不知道自己眼睛有病，一旦发现已是晚期或已失明。

2. 病人不听医生劝告，不信任医生，不愿做任何检查，将最好的治疗时机错过。

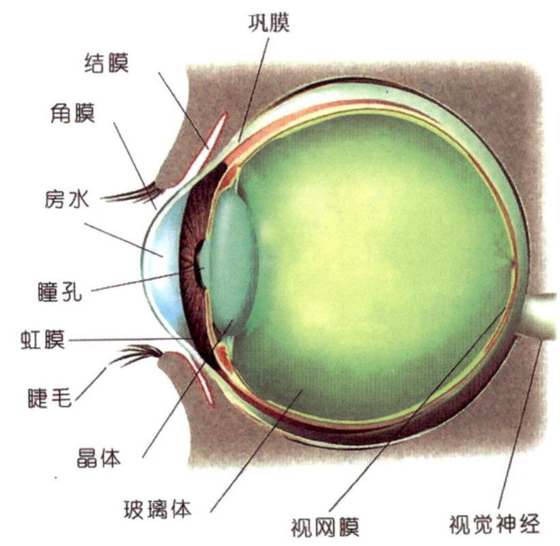

图 2-6　青光眼的解剖视图

3. 对青光眼的危害性认识不足，对自己的疾病满不在乎。有些人只是拼命工作，从不看病，直到感觉视野缩小，才到医院诊治。这时往往已是极晚期，很难治愈。

4. 不能按时用药，有症状时就点药，没有症状时就不点药，从不测量眼压，也不知自己点药后眼压控制得怎样。不合理的用药耽误了治疗。

5. 对医生劝告听不进去。恐惧手术，对手术前的医生交待手术预后问题，不能正确对待，总怕手术后会视力下降甚至失明，对手术一拖再拖，直到晚期失去最佳治疗时机。

6. 有些手术后的病人，因症状消失，便以为青光眼已完全治愈，而忽略追踪观察、定期监测，有些病人在术后不知不觉中失明。

7. 有些病人手术后只注意观察眼压，而不检查视野是否有改变。有一部分病人在血流动力学方面异常，如患有心血管疾病、低血压及全血浓度增高等。由于这些因素有相互作用，使视神经长期处于慢性供血不足状态，从而造成视野进行性缩小，以致失明。

鉴于以上一些情况，建议青光眼病人，必须听从医生劝告，积极争取早期有效的治疗，争取将视功能的损害减到最低。

### 青光眼的治疗

青光眼的治疗措施，在西医上无外乎是药物和手术治疗。药物上注射维生素B，消除紧张，补充营养素，主要是胆碱、泛酸、芸香素、维生素类及微量元素锗。

假使药物治疗仍无法控制病情，则再采取其他外科手术，新的测试已显示激光疗法对广角性青光眼（open angle glaucoma）有效。其方法是利用激光照射虹膜，形成一个小洞，以舒解眼压。如果发生急性或闭角性青光眼，此时，角膜会受眼压过高所形成的水肿影响而变模糊。在这种情况下，激光疗法恐怕不是最佳选择，而需要更进一步的手术。

目前采用手术治疗青光眼是西医最后、唯一的重要手段，手术的目的是为了更好地控制眼压，对于闭角型青光眼，前房角狭窄或关闭的患者，暂时控制眼压可起到明显效果，但并没有纠正引起眼压升高、房角关闭的真正病因，给医患产生一种错误的安全感，认为自己手术了青光眼就好了，不会再次复发或失明。还不止一次提着同一个问题“我做了手术了为什么还失明了？”而对于开角型、恶型、眼内炎症等青光眼，手术不但毫无意义，反而会加快病情发展。因此我们对于手术的评价是“暂时降低眼压，缓解症状，从病根上纠正不了病情”，术后应积极采用中药治疗病因，才能达到痊愈的效果。

患上青光眼要以正确心态对待此病。青光眼患者容易走两个极端：要么知道此病的危害性，接触了不少西医大夫认为此病是不治之症，放弃治疗，产生悲观、失望、恐惧心理、错失治疗。要么不了解此病，特别是慢性开角型患者，认为我没多大感觉，没有大夫说得那么严重。结果，造成严重后果，给个人、家庭带来极大痛苦。

目前西医对青光眼的认识概括为“一眼（或双眼）发病，继发双眼失明，终生用药，随时失明”，对此病尚未找到确切病因，也就谈不到治疗。缩瞳剂、碳酸酐抑制剂、高渗剂、激素，即使手术也只是暂时降低眼压，缓解症状，最终还是以失明告终，所以称之为“不治之症”。

## 糖尿病视网膜病变

糖尿病视网膜病变，是糖尿病的一种并发症，且糖尿病史越久，视网膜病变的概率越高。糖尿病是全身代谢性疾病，所以，对眼睛所有组织都会造成伤害，尤其对视网膜的影响最大。

糖尿病是如何侵袭眼睛的呢？主要是通过视网膜微血管病变产生的。因为当血糖增高时，视网膜微血管管壁会随之增厚，渗透性就会大增，于是出现脆弱的新生血管、血管瘤、出血、渗出等现象，导致视力模糊。

如果血糖没有控制好，接下来可能出现玻璃体积血，视网膜病变，最后导致双眼失明。国际糖尿病研究资料证实，患糖尿病 8 年后有一半的概率会发生视网膜病变；也有研究统计，糖尿病患者如果没有接受治疗，引起失明的人数要比非糖尿病者高 25 倍。

现在全球至少超过两亿人患有糖尿病，而且有越来越多的趋势，实在值得重视。

其实，糖尿病视网膜病变是完全可以预防的，只要患者严格控制血糖，定期检查眼睛，就可以避免眼疾的恶化。

当然，养成良好的生活饮食习惯，避免肥胖，减少压力，控制高血压和戒烟，都是重要的预防方法。

## 老年性黄斑部病变

老年性黄斑部病变又称增龄性黄斑部病变，顾名思义，这是与年龄相关的致盲的重要眼病之一。

在英、美等发达国家，黄斑部病变是 65 岁以上老年人致盲最常见的原因。在我国，由于人口趋于老龄化，其他致盲原因得到了控制，老年性黄斑部病变就日益成为重要的致盲性眼病。

根据临床与病理表现，老年性黄斑部病变分为两型，即萎缩型与渗出型。萎缩型老年性黄斑部病变主要为脉络膜毛细血管萎缩、玻璃膜增厚和视网膜色素上皮萎缩等所致的黄斑区萎缩变性；渗出型老年性黄斑部病变主要为玻璃膜破坏、脉络膜血管侵入视网膜下形成新生血管，导致视网膜和（或）色素上皮有浆液和（或）出血。

黄斑部病变致病的原因目前尚不清楚，在出现问题初期，大多数人都只觉得视力模糊，如看书或看报纸时好像看不清楚了，所以常常被误认为是老花眼或白内障而误诊。

据大量流行病学调查资料、多年来的临床病例分析，以及各种动物实验的研究表明，可能引起增龄性黄斑变性的因素有：遗传因素、环境影响、先天性缺陷、后极部视网膜慢性光损伤、营养失调、免疫或自身免疫性疾病、炎症、代谢障碍、巩膜硬度的改变、中毒、心血管系统疾病等多种因素。其中黄斑区视网膜长期慢性的光损伤，可能是引起黄斑区的视网膜色素上皮及光感受器发生变性的重要基础。但迄今为止还没有明确的证据可以证明是什么原因直接引起增龄性黄斑变性。本病很可能是多种因素长期共同影响的结果。

在正常情况下，黄斑部与底下的脉络膜有一层保护性的薄膜，由于年龄增长发生退化，薄膜上可能产生一些裂缝，这时问题就来了，脉络膜的新生血管会经由这些裂缝长到黄斑部下，而新生血管特别脆弱，容易渗漏及出血，从而破坏黄斑部的精细组织，最后造成瘢疤，影响视力。

黄斑部发生病变时，看东西时会觉得东西好像变形扭曲了，甚至大小都变了；视野中央还有黑点；看有色彩的物体时会觉得昏暗。一旦有这些症状发生，就要立刻做检查治疗。不过目前还没有一套有效的治疗方法，只能早期预防、早期发现、早期控制。

事实上，世界卫生组织在2001年的研究报告中指出，全球老年性黄斑部病变已超过以往排名第一的白内障，成为造成视力不良的主要原因。

要如何预防黄斑部病变呢？最简单最有效的还是饮食。要多摄取富含叶黄素与玉米黄素的食物，如绿色蔬菜、枸杞等。还有最好戒烟，避免高血压高血脂，避免长时间日照。

## 抽烟对视力的影响

抽烟对视力的影响极大，尤其是白内障和老年性黄斑部病变。在吞云吐雾、烟雾弥漫中，有超过4000种活性成分存在，其中有40种以上是致癌成分，当然对眼睛有一定程度的伤害。

首先，伤害的就是眼睛结膜，造成结膜充血及流泪，也会造成眼睛灼热与刺痛。

再者，抽烟对眼睛的血液循环有不利的影响，会引起缺血性眼疾，使得视神经得不到养分供给，而产生缺血性的神经病变。

抽烟，也会影响眼球脉络膜的血液循环，造成缺血、缺氧及阻塞，进而加速黄斑部的病变。抽烟也会影响水晶体内氧化剂抗氧化状态，而且烟草中含有的许多重金属（如铜、铅、镉）可能会堆积在水晶体上，造成视力的伤害。此外，抽烟也会导致维生素 B 群代谢不良，而伤害视神经。

# 第三章　近视之殇

2016 年 6 月 5 日，北京大学中国健康发展研究中心发布了我国首份系统研究视觉健康的白皮书——《国民视觉健康》。白皮书显示，近视已经成为我国的“国病”：我国 5 岁以上人群中，每 3 个人就有 1 个人是近视。

其中，5 岁以上总人口中，近视比例为 35.16% 至 39.21%，近视的总患病人数在 4.37 亿至 4.87 亿之间，高度近视的比例在 2.33% 至 2.47% 之间，患有高度近视的总人口高达 2900 万至 3040 万。

白皮书指出，如果不能采取有效的政策干预，预计到 2020 年，我国 5 岁以上人口的近视发病率将增长到 50.86% 至 51.36%。

白皮书同时指出，近视的低龄化绝非“多戴一副眼镜”这么简单，近视的发生与危害都是不可逆的。高度近视容易产生各类眼底病变，造成严重的永久性的视功能损害。近视的可遗传性和家族聚集性会影响我国未来的人口素质。

《国民视觉健康》研究项目的发起人、北京大学中国健康发展研究中心主任李玲表示，中国面临着比西方国家更为严重的视觉健康危机。一方面，中国青少年近视患病率居高不下，不仅影响当代，也危害未来国民健康素质，将对国家社会、经济甚至国家安全，都产生重大影响；另一方面，在人口老龄化的背景下，各类老年性视力缺陷患病年龄提前，给个人和社会带来沉重负担。

## 复杂的成因

人的视觉器官是适应外界光的不断变化而变异和进化的。简单来说，近视，就是看不清楚远方的东西。

为什么会看不清楚呢？因为当远方的影像进入眼睛后，经过角膜或水晶体时出现了一些状况，导致没有办法正确投射聚焦在视网膜上，而是落在视网膜的前面，这当然无法看清楚远方的影像。

这时候，为了看清楚，我们会不自觉地有眯眼、斜眼或皱眉等小动作产生，也可能会有怕光、揉眼睛或身体前倾看东西的情形，对于青少年来说，看不清黑板，眼睛疲劳，会导致学习速度减慢、成绩退步，这些都显现了近视的征兆和后果。

近视眼的形成过程是一个复杂的问题，受多方面因素的影响。总结近视的主要成因包括如下诸方面：

1. 眼球的前后径变长。睫状肌的持续收缩，先形成调节痉挛，视力疲劳，以后进一步发展，使眼球前后径变长，形成了近视。

这是后天因素对眼球前后径长度的影响。此外，眼球前后径长度变化亦受先天因素之影响。由于前后径的延长，使物体的影像聚焦成像在视网膜前，表现出近视眼的特征。

2. 角膜或晶状体的弯曲度变化。角膜弯曲度或晶状体前后面弯曲度大，致使屈折能力病理性增强，使物像聚焦在视网膜前。

3. 房水及酸璃体屈光指数的变化。由于房水的屈光指数增大，或者玻璃体的屈光指数减少而引起。如玻璃体液比以及退行性改变等均可产生近视。这些屈光指数的变化，均可造成物像超前聚焦，以致在视网膜前结像。在近视形成过程中，假性近视，即调节性近视发展成轴性近视是一个重要环节。眼睛经常连续看近，睫状肌持续处在紧张的状态，由暂时而变为恒久。同时，眼睛持续看近、会引起眼内组织充血，眼球壁对内外压力的韧度有所减弱，久而久之，眼轴就会变长。

此外，两眼看近，为了对准目标，必须同时偏向内转，这就使眼外肌压迫眼球的外壁，使之向后延伸，日子久了，眼球也就逐渐拉长，形成了眼轴过长的真性近视。

4. 近视性散光本质上仍属于近视眼的范畴。但与单纯性近视有所不同，单纯近视由于其屈光系统表面各子午线的屈折率是相同的，因此各子午线方向的主焦点可以聚焦成一点。散光是指平行光线进入眼内后，屈光系统表面各子午线的屈折率也不一致，经过这些子午线的光线，其主焦点不能聚焦成一点。引起近视散光的原因很多，角膜表面不同程度的弯曲是规则散光的主要原因，而且放光度数较大。后天性近视散光大多由角膜表面的云翳，角膜变性，圆锥形角膜，某些手术，如角膜移植、斜视矫正、翼状胬肉切除等引起，另外，晶状体各部的屈光指数变化也可引起。这种散光度数一般比较小，如老年性白内障，晶状体皮质发生水隙羽毛状混浊等，均可造成晶状体的屈光指数改变而发生近视散光。

## 试析近视发生机制

眼球的整个屈光系统是相当复杂的。有许多原因或因素可使物体在视网膜之前成像，因此存在多种类型的近视。至今，人们对造成近视的机制还未完全掌握，所以还没有一个大家公认的统一阐述。

近视眼的发生机制指引起近视眼发生的生化、病理、光学、细胞生物学和分子生物学改变。决定眼屈光力的主要因素为角膜曲率半径，晶状体屈光力与眼轴长度。专家认为三项中如有一项异常即可造成近视眼；三者均在正常范围内，只要组合不当，也可造成近视眼。近年的实测结果显示单纯性近视眼主要是单项改变为眼轴延长，与角膜曲率半径关系较小。

人类近视眼发生时，眼轴延长发生的机制与巩膜，尤其是后极部巩膜的薄弱有关。巩膜结构主要包括细胞（成纤维细胞）和细胞外基质（胶原纤维，弹性纤维，氨基葡聚糖和蛋白多糖等）。两者力量的削弱都可引起眼轴延长。哺乳类动物实验中也证实近视眼时有巩膜薄弱，胶原纤维、蛋白多糖和氨基葡聚糖的减少以及基质金属蛋白酶的增加。做近视眼实验时，哺乳类尤其是灵长类动物的结果，可能与人类较接近。

实验性近视眼研究中发现在近视眼形成过程中，视网膜会有一些生化物质的增多或减少。例如，血管活性肠肽可能会促进近视眼；多巴胺可能会抑制近视眼。此类与近视眼有关物质可作用于视网膜色素上皮细胞和脉络膜细胞（主要是黑色素细胞），使之产生下一级的生化物质，再作用于巩膜。促进近视眼的生化物质能抑制巩膜成纤维细胞生长与细胞外基质的合成，或降解破坏细胞外基质，引起巩膜薄弱和近视眼。最终一级作用于巩膜的与近视眼有关物质尚未完全明了。已发现可能有关的有各种生长因子，维 A 酸和金属蛋白酶等。有关近视的研究目前大多仍在器官与组织水平。近年很多人类眼部细胞都已实现在体外的培养并应用于近视眼的研究，可有助于在细胞与分子水平阐明近视眼的发病机制。

从屈光成分来分类，可将近视分为轴性近视、曲折性近视与指数性近视；按照病程进展和病理变化分类，可分为单纯性近视与病理性近视；按照是否由动态屈光所引起的分类，可分为真性近视与假性近视；根据近视与身体其他疾病状态的关系，可将近视分为获得性近视与固有性近视。此外，根据近视出现的特定环境和情况，还有人提出调节性近视、学校性近视等不同名称。

## 影响因素

关于近视眼的发生原因，一直是许多专家学者积极探索的课题。应当说，只有找到了形成的根本原因，才能有很好的预防和控制乃至治疗的措施。近百年来，各国学者围绕近视眼发生原因及其影响因素进行了大量的研究。引起近视眼的原因至今看法仍不统一，主要的因素大致划分为遗传因素、环境因素和营养体质因素。

### 一、遗传因素

根据群体调查，已证明各民族之间近视眼的发病率差别很大，亚洲人中以中国人和日本人多发近视。欧洲犹太人较英、德等国本地人的近视眼为多见。

不同种族的近视眼发生率有很大差异，黄种人发生率最高，白种人次之，黑种人最低。即使在同一环境条件下，不同种族的近视眼发生率仍有明显差异，指示遗传因素是种族差异的主要原因。

病理性近视眼多为高度近视者，其发生与遗传关系较大。病理性近视眼的遗传方式主要为单基因遗传，具有遗传异质性，有常染色体隐性遗传、常染色体显性遗传、性连锁隐性遗传等各种遗传方式。

1. 常染色体隐性遗传：根据我国较大规模的家系调查和流行病学研究，病理性近视眼最常见的遗传方式为常染色体隐性遗传。

根据我国 7 大组病理性近视眼共 507 个家系的调查分析，双亲均为病理性近视眼者，子代接近全部发病（93%）；病理性近视眼患者的双亲均未发病（即均为杂合子），其同代矫正发病率为 22.3%；如双亲之一发病（另一方应为杂合子），同代发病率为 45.6%，基本符合常染色体隐性遗传规律。

**2. 常染色体显性遗传**：病理性近视眼中有些家系有多代连续的垂直传代，每代多个个体的子代发病率均接近半数，较可能为常染色体显性遗传。由于常染色体隐性遗传型的病理性近视眼基因频率较高（10% ~ 15%），人群中杂合子频率约 18% ~ 24%，因此常染色体隐性遗传的病理性近视眼患者与表型正常者通婚时，每 4 ~ 5 次婚姻中即有一次遇上杂合子，而造成子代发病（假显性现象）。因此不能见到垂直传代即认为是常染色体显性遗传。

**3. 性连锁隐性遗传**：有极少数病理性近视眼家系仅男性发病，且有女性携带者传代等现象，较可能为性连锁隐性遗传。

**4. 基因定位**：病理性近视眼的基因定位已发现的突变基因位点有 MYP1，位于 X 染色体 q28;MYP2，位于 18p11.31;MYP3，位于 12q21–q23;7q36 及 17q21–22。但此类调查对象均为个别的常染色体显性遗传的家系，且其结果大多不能在以后的研究中重复，可见常染色体显性遗传的病理性近视眼具有遗传异质性，目前已发现的突变基因位点可能只代表极少数的个别病例。多数的病理性近视眼患者的突变基因仍有待探索。现正在积极探索的基因包括与各种生长因子，细胞外基质有关的基因。

对于单纯近视，即低、中度近视，系指屈光度在 6.00D 以下的近视或近视散光。一般无明显的眼底变化，矫正视力可以正常，是最常见的一种屈光不正。在双生子调查中发现，无论近视一致率还是屈光度差值，都是同卵间的相同程度大于异卵，统计学处理有显著性意义，并提示遗传因素在近视发生中起到重要作用。

根据相关系数计算，进行双生子测定，得出近视遗传指数为 65%。眼轴、角膜曲率半径和前房深度的遗传指数分别为 55.5%，49.1%，72.1%。有人在上海高中学生一级亲属调查计算遗传度为 50.5%，即遗传和环境对近视的发生约各占一半。因此推论，单纯近视为多因子遗传。

也就是说，高度近视眼为常染色体隐性遗传；一般近视眼为多因子遗传，既服从遗传规律，也有环境因素的参与。

### 二、环境因素

眼轴是指角膜顶点到黄斑部中心窝之间的距离。我们说轴性近视，也就是“眼轴过长”，这是先天性近视，是眼球过度发育的结果。

那么，在眼轴正常的情况下，却因为角膜或水晶体的睫状肌无法适当调节，是进入眼内的光线折射过于弯曲，让影像落在了视网膜的前方，而看不清远距离的东西，这是屈折性近视，这种屈折性近视在形成的过程中，会发生“假性近视”，但若疏忽不在意，久而久之就变成真正的近视了。

近年来国外和国内学者将幼小动物放在人工设计的特殊视觉环境中喂养，用以观察环境对眼球发育的影响，已取得一些成就。

有一个著名的实验，研究人员将猴子分成三组，一组养在小笼子里，一组让它们生活在动物实验室里，和一般教室的空间差不多大小，第三组则让它们生活在野生动物园内。

研究结果发现，生活在笼子里的猴子全部都是高度近视，在实验室里的猴子少部分有轻度近视，而野生动物园的猴子则完全没有近视。因此，狭小的生活环境，也会导致近视的产生。

所以，近视除了少数是遗传之外，后天环境也是造成近视的关键因素。

1980 年，Wallman 等根据鸡的眼有专司看远和看近的两种功能，对莱亨雏鸡做了实验性对比观察。一个是将鸡的两眼向侧方（司看远）看的视线遮住，只能向嘴尖处的正前方（司看近）看；一个是将鸡右眼向前看的视线遮住而只能看远；另一个是将鸡右眼眼前用半透明膜遮盖。喂养到 4 ~ 7 周做屈光检查和眼球轴长的测量。

从所测屈光度的结果可以看出，正常和限制视线只向侧方（远）看者，屈光度相近似。限制视线只向近看的实验动物产生了高度近视（平均值 -10.0D），相应地这一组的眼轴也较只向侧方看者明显增长。第三组实验的鸡眼前用透明膜遮盖，不仅发生了高度近视，并且这组的眼球较正常组、侧方看远组和向近看者有明显增大。

结论是：如果小鸡发育阶段只能看近，是因过度使用调节所引起。当实验中途将眼的侧方遮盖物去掉，受试眼能否恢复到正视，则取决于除去遮盖时受试动物的眼球是否已经发育成熟。

改变幼小动物的视觉环境可使正在发育阶段的动物的眼屈光度和眼轴发生改变。Wallman 的实验是由小鸡过度看近所引起，这就为长期具有争论的儿童近距离作业可以引起近视眼的说法提供了间接支持。

另外，实验中用半透明膜遮盖所形成的人工近视比只看前方（即只看近）者度数更高并更为集中。这可以看到视觉剥夺对于形成近视的重要性，近年来国外学者在这方面做了进一步研究。剥夺性近视的生物反应主要在眼球局部即视网膜上，基本上不受中枢控制。这是由于视网膜上存在多种神经递质，视网膜细胞可能通过神经递质或其他因子调节眼球的生长发育。现已发现在近视视网膜的多巴胺及其代谢产物水平降低。如果给予多巴胺激活剂，如阿扑吗啡可有效地抑制眼球的增长，从而抑制近视的发生。这就为未来通过药物的手段来控制眼球的过度增长从而防治近视提供一条新的途径。

最近国内有人用“前瞻性研究”的方法，观察环境与遗传因素在近视发病中所起的作用。研究对象为原视力正常的学生，在两年后的随访中对影响近视的各种因素进行分析判断。其结果显示在遗传因素方面，父母双方均无近视与一方有近视或双方均为近视的子女中近视新发生率之比为1∶2.6∶3.8；在环境因素方面，课余阅读时间为1～2h∶3h∶4～5h的近视新发生率之比为1∶2.1∶3.2。

因此，遗传和环境是影响学生发生近视的2个重要因素。由此认为，在目前遗传因素尚无法改变的情况下，改变环境是防治近视的决定因素。

视近工作年限及时间。大量调查资料表明，学生的视力低下率和近视率一般是随学习阶段的上升而增高，尤其是城市学生。据调查，同年龄学生由于学习阶段的不同，近视率也有所不同，说明学生近视眼的发生发展并不是单纯地由于年龄增长的必然结果，而是与视近工作年限，即与学习习惯中某些不良因素有密切关系。同一地区环境条件大致相同，但由于学习负担不同，近距离用眼的时空占有比不同，视力低下率也有所不同。学生在校期间，由于长期持续的视近工作，学习负担过重或学校、家庭学习环境条件不良，可以促使近视眼的发生和发展。

日本在第二次世界大战前到大战后期，小学生的近视率由37%下降到24%。第二次世界大战以后，学生的近视率急剧上升。1985年高中生的近视率达到60%～70%。第二次世界大战时学生近视眼显著减少，主要是日本发动侵略战争，减少了学习时间，取消了升学的预备教育等原因所造成。

这说明近视发生率与学生近视眼的发生和发展同视近时间、学业负担、学习紧张程度有密切关系。

学习环境。学习环境中如采光照明条件不良，课桌椅不适合学生身材，都可使眼与书本距离过近，造成眼调节的过度紧张。书本、讲义亮度和对比度过低或字体过小、印刷不清，都会造成眼的调节紧张，影响视功能的正常发育。

在阅读写字时，需要合适的光线才能看得清楚。学生学习的主要场所是教室和家里，而部分学习场所存在采光不足或照明不良的情况。

学校教室的朝向不好（如面朝东或面朝西）、开窗过小、窗外有高大建筑物或树木遮挡，家里学习的方向不朝阳或写字台摆放位置不好，可造成采光不足。人工照明不良，难以达到阅读与写字时所需要的光照度，或因电灯的距离太远，或在光线暗淡的环境下看书、写字，为了看清物体，就会缩短眼与书本的距离，增加眼的调节，从而引起视疲劳，导致近视形成。另外，周围环境太暗，与作业免得亮度对比太大，也易引起视疲劳。

在暗光下看书不好，那么在强光下看书为什么也对眼睛有害呢？因为，如果阳光直射到教室儿没有遮阳设备，眼睛在看书瞳孔缩小，使进入眼内的光减少。长时间在强光下看书，瞳孔持续缩小，使眼肌肉收缩，甚至痉挛，出现视疲劳。由于光线过强，使视网膜受刺激后产生后像，由此产生一片耀眼的白光，这也是引发视疲劳及近视的一个原因。

因此，不要在光线过强或过暗的环境里读写，更不要长时间地在这样的环境下进行近距离工作，为自己选择合适的光源，搭建一个好的预防近视的环境基础。

读写习惯。青少年往往不了解怎样保护视力，学习时不注意用眼卫生，长期不好的读书写字习惯，连续长时间的看书等，是促使学生近视发生发展的重要因素。根据山西医学院少儿卫生教研室的调查表明，有躺着看书习惯的中学生近视概率为60%，无躺着看书习惯的近视率为30%，影响该年龄段学生视力下降的因素是睡眠时间减少和躺着看书的时间比较多。

因此，在积极改善学习环境、减轻学习负担的同时，要加强对儿童用眼卫生的宣传教育，提高他们保护视力及预防近视的自觉性。

城乡差别。农村学校学生的视力比城市学校学校学生的视力好，农村学校学生的近视率也较城市的低。这其实与农村和城市的生活方式、饮食习惯有关，也与城市学生学习视近工作时间较长，而户外活动时间较少有关。

现代文化的冲击。研究人员曾对加拿大和美国的爱斯基摩家族进行考察。尽管他们的祖父母、父母几乎没有患近视的，但他们的下代（20岁左右的青年）竟有65%到88%发生了近视。究其原因，经济的发达促使了现代科技、文化水平的高速发展，受到现代文化的冲击，原有的生活环境发生了改变，这就是近距离学习、看书、看电视、打电子游戏、上网……还有传染病的侵入导致体质的变化。这些共同作用，都成为了影响近视形成的因素。

### 三、营养和健康因素

儿童的生长发育、体质、营养和健康，在一定程度上也可以影响近视眼的发生发展或成为近视发生的诱因。

生长发育处于第二次突增的青春期学生，由于学习负担过重和不良学习环境的影响，容易发生近视；也有学者指出，女学生的视力平均水平不如男生，这个结果说明近视眼的发生可能与女孩月经初潮开始时间有关，与她们生长发育较早及生理性因素有关联；还有一说，近视眼的发生于虚弱的体质有关。因为儿童近视多见于麻疹、猩红热等传染病之后，这可能是由于患传染病使儿童眼球壁韧性变弱的缘故。

可以说，绝大多数的近视是在青少年身体的生长发育起内发生的。这个时期形成近视的主要因素有以下几点：

**第一，营养元素相对或部分不足。**身体发育过快或儿童食欲不好、厌食挑食，造成相对营养不足，导致巩膜发育欠佳，所以，此类近视儿童要注意增加营养。

**第二，儿童期眼球尚未完全发育好。**这时的眼球尚有一定的可塑性，较成人易发生近视。

**第三，此时期学业紧张，不少儿童和青少年用眼习惯不好，读写姿势不端正，易造成近视。**

总的来讲，身体生长发育与近视发生没有直接的关系，但有间接关系，应引起注意。

人们通过体育运动的锻炼，可以增强身体素质与抗病能力，同时也可提高眼睛肌肉的调节能力来防治近视。在体育活动时，一方面锻炼了全身各部位的肌肉群，另一方面也增强了眼内调节肌与眼外辐辏肌群的作用，提高其调节能力和收缩力量，使眼睛的调节作用和辐辏作用更加协调。因此，视力正常的眼睛，通过体育锻炼可以预防近视的发生；已经患有近视的眼睛，能起到一定的防止近视度加深的作用。

近几年的研究表明，近视的形成与饮食营养也有着密切的关系。因为眼组织含有多种微量元素，主要包括锌、铁、钙、磷、硒等。

科学家们认为，儿童、青少年饮食习惯不良，体内营养要素缺乏可诱发近视。这些营养要素包括蛋白质、维生素 A、维生素 D、钙、铬、铁、磷等。蛋白质是构成人体组织细胞的主要成分，如果体内不足，可使巩膜组织脆弱扩张而使眼轴拉长。维生素 A 能维持视网膜的正常生理功能，缺乏时会影响视功能，使视力下降。维生素 D 缺乏可影响机体对钙与铬的吸收。钙为眼球壁巩膜组织的重要组成部分，如果缺乏会影响巩膜的牢固和弹性而发生扩张。

医学家还发现钙和铬能直接影响人体对眼压的调节，眼压异常是形成近视的一个因素。铬元素在人体中与球蛋白结合，是球蛋白的正常代谢所必需的营养。处于生长发育旺盛时期的青少年，铬的需求量比成年人大。铬主要存在于粗粮、红糖、蔬菜及水果等食物中，有些家长不注意食物搭配，长期给孩子吃一些精细食物，从而造成机体缺铬，引起机体血液渗透压的改变，进而导致眼睛晶状体渗透压的变化，使晶状体变凸，屈光度增加。

钙、磷、硒与晶状体有着密切关系，其含量的多少，会影响晶状体自身弹性的凸起，从而减弱调节作用。钙、磷元素的缺乏会降低巩膜的坚韧性。总之，体内营养要素缺乏，儿童生长发育不良，眼睛抵抗力降低，再加上不良的用眼习惯，很容易患近视。

此外，过多吃糖会诱发近视。青少年尤其喜欢吃甜食，但过量的糖会在体内造成血液偏酸，人体为了保持酸碱平衡，不得不动员大量的钙质去中和酸根，从而会引起血钙不足。血液中缺钙，会使眼内一些组织的弹性下降，眼轴容易伸长。另外，糖吃多了，血糖会升高，会引起房水、晶状体渗透压改变，当房水渗透压低于晶状体渗透压时，房水就会进入晶状体内使晶状体变凸，屈光度增加而发生近视。

另外，吃过多的精细加工淀粉类食物，比如薯条、蛋糕，会促使胰腺分泌较多的胰岛素。而过多的胰岛素会引起一种重要的生长因子“蛋白质 –3”迅速减少，会造成儿童眼轴生长过长，晶状体发育不协调。

日本研究人员还认为，现在孩子吃硬质的食物过少，也可能引起近视的发展。理由是吃硬质食物可以促使面部肌肉运动，包括支配眼球运动的肌肉，进而有效地发挥眼睛晶状体的能力。为此，研究人员调查了近 300 名学生，发现常吃软质食物的孩子多有不同程度的视力下降。

总之，从以上可以看出近视是有许多因素可以引起，既有外部因素，又有内部体质因素的相互影响，而非某单一因素而成。

# 近视的诊断

## 近视前驱综合征

人们一直认为，视力减退是“悄悄”地降临，直等到发现视物模糊时，则木已成舟。其实，在视力减退之前，近视眼的发生是有预兆、有信号的。

**首先是眼睛疲劳的症状。**有些高年级的小学生或中学生，看书时间一长，字迹就会重叠串行，抬头再看面前的物体，有若即若离、浮动不稳的感觉。有些人在望远久后再将视力移向近处物体，或望近久后再移向远处物体，眼前会出现短暂的模糊不清现象。这些都是眼睛睫状肌调节失灵表现，是由眼疲劳所致。另外，有的少年儿童会反复发生霰粒肿、麦粒肿或睑缘炎，这些儿童视力虽然可达到 1.0 以上，其实已经“奏响”了近视眼的序曲。

**其次，出现了知觉性症状。**在发生眼疲劳的同时，许多人还伴有眼睛灼热、发痒、干涩、胀痛，重者疼痛向眼眶深部扩散，甚至引起偏头痛，亦可引起枕部、颈项肩背部的酸痛，这是由于眼部的感觉神经发生疲劳性知觉过敏所致。

**第三是出现全身神经失调症状。**可以发现有些小朋友对学习会产生厌烦情绪，听课时注意力不够集中，反应也有些迟钝，不活泼，不喜欢室外活动，脾气变得急躁，对原来喜爱的东西也缺乏兴趣，学习成绩下降。晚上睡眠时多梦、多汗，身体容易倦怠，且有眩晕、食欲不振等症状。这些变化也是即将发生近视的信息。

以上三点，眼科医生称之为“近视前驱综合征”。从中可见近视前首先出现的并非视力下降，而是神经系统方面的症状。近视眼也并不单单是眼睛的问题，而是与全身变化息息相关。而近视发生是有信号的，如果能及早发现近视先兆，就能及早防治近视。

那么，怎样早期发现近视？首先，最简便的方法就是定期检查远、近视力。近视眼患者往往是远视力不佳，而近视力较好，发病初期，即可出现不同程度的远视力减退，只要做到定期检查，就可以及早发现是否患有近视，这可以作为学校的一项日常工作。将视力表贴在教室里，这样一则可方便学生检查，随时了解自己的视力情况；二则可督促学生自觉注意用眼卫生，采取各种预防措施。

幼儿可到医院检查视力，也可买来视力表贴在家里检查。检查前，应先耐心地教会孩子认视标，可先把视力表上的视标一个个减下来，分别贴在纸板上，教会孩子用手指指出视标缺口的方向，然后再把视标放在 5 米远的地方，让孩子说出方向。看视力表时，先叫孩子双眼同时看，如果说对了，就遮住一只眼再看。

对于幼儿时期视力正常的孩子，可到小学二三年级后再查视力，因后天性近视一般从这个年龄以后开始发生。

其次，青少年的眼球正处于发育阶段，眼球有较强的调节和辐辏作用，因此大多数青少年习以为常，不由自主地在阅读、写字时，使眼距离书本很近，养成近距离用眼的不良习惯。读写时往往喜欢扭动身子，歪着头，且视距过近，也会造成眼的调节作用过度发挥，睫状肌持续痉挛，引起视力减退，而视远物时则喜欢眯着眼睛，皱着眉头，以期能看清远处的物体。因此，老师和学生家长一旦发现孩子的这些举动，就要引起重视，除督促其纠正这些不良的读写习惯外，最好带孩子检查一下视力，以免错过康复时机。

对父母患有近视眼或双方家属中有近视眼家族史的青少年更要提高警惕，注意改善引起近视眼的环境因素，定期检查视力，做好预防和治疗工作，把近视的危害减小到最低限度。

近视往往给患者带来不同程度的痛苦，轻则影响他们的学习及对职业的选择，重则会出现各种并发症，造成程度不等的残疾，甚而导致失明。因此，千万不要以为近视眼是“小毛病”，戴上眼镜就万事大吉，无需进行防治。近视的关键在于预防，患了近视后戴眼镜是可以的，但保健康复也是不能忽视的，只有及早发现青少年近视，才能使其得到早期康复预防，将近视的危害程度减小和控制到最低范围。

## 认识视力表

视力表是用于测量视力的图表。国内使用的视力表有：国际标准视力表、对数视力表、兰氏（Landolt）环视力表。从功能上分有近视力表、远视力表。视力表是根据视角的原理制定的。所谓视角，就是外界物体的两点射入眼内相交是所形成的角度，正常眼能看清最小物体的视角分为1分视角，又称最小视角，小于此视角者，外界物体的两点就无法辨认。

检查视力一般分为远视力和近视力两类，远视力多采用国际标准视力表，此表为12行大小不同开口方向各异的“E”字所组成；测量从0.1 ~ 1.5（或从4.0 ~ 5.2）；每行有标号，被检者的视视力表操作方法线要与1.0的一行平行，距离视力表5米，视力表与被检查者的距离必须正确固定，患者距表为5米。

医学检测所用视力表主要检查的是中心视力，即检查视网膜黄斑区中心凹视敏度，从而可简单迅速地了解到视功能的初步情况，对眼病的临床诊断治疗都有重要的意义。

（1）国际标准视力表：国际标准远视力表和我国徐氏设计的近视力表为广大医务工作者普遍地使用。国际标准视力表是以E字为视标，其笔划宽度与间隔均为1分视视角，视标E的边宽为5分视角，缺口宽度为3分视角，视标排列共12行，视标的递增率为调合集数，视力为等差级数（0.1 ~ 1.0），以小数记录。

（2）兰氏环形视力表：兰氏环形视力表是采用7.5毫米正方形中有1.5毫米宽度的环，环上有1.5毫米宽的缺口，呈C字形。标准视力以小数记录为1.0。如视力为N，表示在5米处能看见兰氏环缺口是7.5/N（N×5）毫米宽的缺口。兰氏环视标按等差级数计算，增率为0.1、0.2……2.0，记录采用小数法。

（3）对数视力表：对数远、近视力表是我国缪天荣在1958年提出设计的，又称5分制对数视力表。将视力分成5个等级，视标为E字或C字、共14行。对数远视力表，是以5米距离测试，能辨第11行，为标准视力，记以5.0。视标按几何级数增加，视标每增加倍，视力的对数就减小0.1。即视力记录按算术级增减。

近视力表是用以检查调节状态下视力及测量近点距离的图表。可了解调节力的程度，协助诊断屈光不正或眼病，近视力表除上面介绍的标准近视力表、兰氏环近视力表、对数视力表外，还有耶格（Jager）表、转盘式自带光源近视力表。有光照稳定，显示清晰，使用方便，适用范围广等优点。

视力的检查方法是这样的。检查远视力时，检查距离为5米，视力表放置高度应以1.0(或对数视力表5.0)行视标与受检者眼平行，照明度应当合适。检查视力一般是先右后左，两眼分别进行。检查一眼时，另一眼可用遮眼匙遮盖。被检查者眼睛必须睁大，不能眯眼、斜视或歪头。检查时由上而下指视标，被检查者回答正确再指点下一行视标。辨认速度平均每字3～5秒钟。记录回答准确的最后一行视标旁的视力数值。

如果被检查者在5米处不能看清0.1视标，按V=d/D（D为0.1视标正常眼应看到的距离，d为被查者与视力表的距离）计算被检查者的视力。如果距视力表1米仍看不清0.1视标，可改用辨认眼前手指的方法来测定视力，由远而近按照最初能看到手指数的距离，记录视力。如靠近至5厘米仍不能看清手指数，则改为整手在眼前摆动，从30厘米到5厘米，记录能看清手摆动的距离。如不能辨别手动，则可在暗室用光投射于眼睛上，检查有无光感和能否判断光投射方向。如光感丧失为全盲。

近视力的检查距离为30厘米，检查要求及条件同远视力检查法，如不能辨认时，可以将视力表移近或移远，记录视力数值时必须记录距离。

国际标准视力表也有其不足之处，如视标增进率不均匀。从0.1到0.2为大2倍，从0.9到1.0仅大1/9。只能反映视力中的一部分，如光感、手动等只能用文字来表达，造成统计上的困难。因每行视标的差距不等，所以视力减退与屈光不正之间的程度，不能完全成正比。对数视力表视标增进率相等，每行相差倍数相等。因采用5分制记录法表示视力的各个等级，0分表示无光感，1分表示光感，2分表示手动，3分以上才不算盲，4分以上为视力表测得的视力，5分为正常视力。视力减退与病变或屈光不正的程度成正比，便于临床与科研工作的统计分析。由于对数视力表有以上特点，故目前在防治眼病的科研课题中使用较多。

## 正确的诊断

近视眼的诊断是非常重要的，它能决定我们后续治疗康复近视眼的方向和方法。

一般会采取多种诊断近视眼的方法，包括了解病史，检查远近视力并对远视力进行定性测定、近点距离与调节力测定、屈光测定以及睫状肌麻痹下的验光及动态检影，眼底检查及眼轴长度测量等为进一步诊断近视眼，可比较常瞳和睫状肌麻痹下的验光结果。

病理性近视眼易有多种严重并发症，一般通过常规检查即可及时发现与早期诊断近视眼，但亦有难度较高者。如近视眼合并青光眼、弱视、视网膜脱离等。特别是在早期，一般易被忽略。

近视眼十分普遍，表现又很典型，故较远视眼及正视眼容易识别。但仅据主诉的视力低于正常，不能正确诊断近视眼，主要依据眼调节静止时的屈光性质与程度，以划分近视眼类别。

**“全国青少年近视眼防治科研课题工作会议决议”介绍了正规的近视眼诊断方法：**

**（1）常规检查远近视力：**凡远视力不良（不到 1.0）而近视力正常的，一般可初步定为近视眼。如远近视力皆不良，则可能为远视眼或其他眼病。检查时应注意照明度与距离，并按检查视力的要求测试，务求正确。

**（2）插片检查法：**对初步确定近视眼的尚须做插片检查，以求进一步确定。此法应用＋ 0.50D 和－ 0.50D 开始分别检查。插片只能作为了解近视程度参考而不作为配镜度数用。具体检查方法为：①令被检者坐在距视力表 5 米处。②先检查右眼，后检查左眼。③如果加戴凸透镜反使视力减退，则改用凹透镜片。如视力增进即可初步定为近视；若加戴凸透镜片，被检者感到较不戴清楚而视力不增进或不变的可初步定为远视或正视。凡视力不良，加戴以上凸凹透镜片皆不增进视力则可能是患有其他眼病。

**（3）云雾法检查：**对于用上法检查后认为近视者，则需用此法进一步检查诊断是否属假性近视、功能性或调节性近视的范围。其方法是：让被检查者戴 +2.00D ~ +3.00D 的凸透镜，使被检查者模糊看到视力表（坐或站 5 米处）0.1 视标为度。然后让被检查看远视力表或远视（5 米以外）目标持续约 1 小时后除去镜片，立即检查视力，如视力比原视力有所增进即表示有假性近视的存在。若其视力无变化或退步者，则可能为近视、散光或有其他眼病。

**（4）检影诊断法：**如经过上述检查，不能明确诊断者，则需要进一步作检影诊断。

检影法是用检影镜将一束光线投射到患者眼屈光系统直达视网膜，再由视网膜的反射光抵达检影镜，穿过检影镜窥孔（简称检影孔），被验光师观察到。这视网膜反射光即“红光反射”，是检影分析的主要依据。患者屈光状态不同，其由红光反射而形成的顺动、逆动也不同。验光师分析这不同的影动，在标准镜片箱中取出相应镜片来消解影动，直到找到中和点。用来找到中和点的标准镜片与患者的屈光状态密切相关。检影法又称视网膜检影法，检影镜又称视网膜镜。

**（5）其他检查法：**如使用屈光计、验光仪等测屈光度，用角膜计测散光度等。

眼科检查诊断为近视后，有时医生还会让患者做 A 型或 B 型超声检查来了解眼轴长度，这是为了进一步证实近视度数大小。正常成人眼球前后轴平均为 24 毫米似球型。近视患者大于 24 毫米。医生会建议做 A 型或 B 型超声检查。若眼轴大于 24 毫米，即可诊断为近视。

但需要说明是眼轴的长度是角膜外表面到眼球后壁视网膜表面之间的距离，平均正常值是 23.5 毫米左右，要再加上眼球后壁的厚度 0.5 毫米，才是 24 毫米。

近视度数与眼轴长度成正比增长。眼轴长度增加 1 毫米，近视每增长 300 度。如 1200 度近视，一般眼轴长度为 28 毫米；如果实际测得结果为 27 毫米，则另外 300 度近视，是由于角膜比较弯曲，或调节过强等因素引起的；如果所测结果眼轴超过 28 毫米，则应做 B 型超声检查，更直接的检查是否有后巩膜葡萄肿等病。

近视是否进展要通过 A 型超声检测，两年以后，再做 1 次 A 型超声检查对比结果，通过其眼轴长短的变化，可了解近视加深情况。

另外，为了了解近视患者的近视严重程度，在诊断时还会测定巩膜硬度系数。因为巩膜硬度系数是测定眼球壁（主要是巩膜）硬度的一个指标，正常值是 0.0215。近视患者的眼球比正常人大，壁也比正常人薄，而且近视越严重，眼球越大，壁越薄。

如果一个网球和一个气球大小和内部压力一样，我们会认为网球比气球硬，用手指去压网球不易压陷，而压气球很容易就塌了。

我们测眼压也是这个道理。通过眼压计底板压陷眼球壁的深浅来决定眼压值。高度近视的眼压比较高，但眼球壁薄且软，指针仍然容易压陷，最后测出的眼压就不高。为了克服这一假象，医生就在指针上先用普通重量测一次，再增加重量测一次，这样可得出两次不同重量的眼压，再通过查表（该表是通过大量的近视患者测不同眼压，经过计算得出的一般性规律），就得出真正的眼压，同时可以从表中得到巩膜硬度系数。

硬度低表示眼球壁薄，近视严重，硬度低也表示该患者近视发展加深的可能性比较大。另外，我们用压陷式眼压计测近视患者的眼压时，利用巩膜硬度系数来得到矫正眼压，即患者的真实眼压，不会造成诊断失误。

## 临床分类

近视的分类至今尚无统一的标准，目前临床上最常用的有以下几种分类方法：

### （1）按近视程度分类

① **轻度近视眼：**–3.00D 及 –3.00D 以下的近视为轻度近视，即通常所说的 300 度以下的近视。

轻度近视表现为开始时即出现看远处物体边界模糊、发花，眯眼看时可以变清楚些，所以患者常眯眼看远处。外表看上去眼睛小，眼周和额部皮纹增多，看书时眼睛与书的距离比常人近些，上课看不清黑板上的字迹。

② **中度近视眼：**–3.00D 以上，–6.00D 以下的近视者为中度近视，即通常所说的 300 度到 600 度的近视。

中度近视者表现为明显看远处物体不清楚，但多数已戴上了眼镜。除个别人外，矫正视力往往还是有效的。不戴眼镜者常会因遇上老朋友不打招呼而产生误会，因交往时看不清对方的脸而致失礼，外出上街如不戴眼镜则看不清路牌和公共汽车标志、柜台内的价目等。

③ **高度近视眼：**–6.00D 以上的近视为高度近视，即 600 度以上的近视。

高度近视的表现高度近视者视力非常差，活动能力已减弱，行动比较迟缓，性格也不活泼。这些人即使戴上眼镜，视力也不能达到正常。戴框架镜者，镜片厚，“圈圈”很多。多数人眼前有时或经常出现“飞蚊症”。双眼近视度数高低相差较多者，往往有一眼外斜视，而且有不少人将会发展到弱视。

### （2）按病理状态分

① **轴性近视：**轴性近视眼屈光间质的屈光力正常，但由于身体在发育过程中，眼球过度发育，加上不良的用眼卫生习惯，导致眼球的前后径加长。

因此，平行光线入眼后在视网膜前形成焦点。这是一种较常见的近视，其近视的程度与眼轴的长短成正比，眼轴越长近视度数越高，眼轴短，则近视度数就低。另外，眼轴的长短与眼球的突出程度也成正比关系。

② 屈光性近视：眼球前后径长度正常，但屈光间质的屈光力超出常度。因此，平行光线射入眼内也只能结成焦点于视网膜之前。这也是一种较常见的近视眼，其近视度数的大小与屈光间质的屈光力的大小成正比，屈光力越大，近视度数越高，屈光力小，则近视度数低。

屈光性近视还可分为：

① 弯曲性近视（屈率性近视）：眼球大小正常，但角膜和晶状体前后表面的弯曲过大所致。在角膜的有：角膜膨隆或圆锥角膜。在晶体的有：球型晶体、晶状体位置倾斜、早期老年白内障、睫状肌痉挛等。

② 指数性近视：因晶状体屈光指数的增加而产生的近视。可见于早期老年白内障。屈光指数的改变也可鉴于糖尿病患者，由于血糖升高而致的近视常是一过性的，因此最好在血糖水平稳定之前不要更换镜片。当患者称视力突然改变而没有眼底改变，近视镜片可以矫正近视时，应考虑到糖尿病。

另外，由于液化的玻璃体，促其本身的屈光率降低，则眼屈光组的屈光力相对增加，而形成屈光性近视。

（3）按病变性质分类

① 单纯性近视：又称一般性近视。婴幼儿因眼球较小，均系远视，但随年龄的增长，眼球逐渐发育，至青春期方发育正常。如发育过度则形成近视，此种近视成为单纯性近视。多在学龄时开始，眼轴随眼球的发育而延长，到 20 岁左右基本稳定，近视度数一般都低于 -6.00D。这种近视眼绝大多数的眼是健康的，用适当的镜片即可将视力矫正至正常标准。

② 病理性近视：又称变性近视，出生后就有或幼儿期即发病，随年龄的增长眼轴不断延长，并有病理性变化，近视度数在 -6.00D 以上，一般超过 -10.00D，个别达到 -20.00D ~ -30.00D。其特点是眼部组织合并发生一系列变性的病理变化，即伴有视网膜、脉络膜、玻璃体、巩膜的变性。表现为视盘颞侧有弧形斑、豹纹状眼底、视网膜脉络膜的萎缩斑、后巩膜葡萄肿、玻璃体混浊与液化等。由于眼底变性，矫正视力不能达到 1.0，中年以后常发生各种并发症，如视网膜脱离，黄斑出血等，从而严重影响视功能，且有一定的遗传性。

**研究者还将变性近视眼底病变分为3期：**初期、进行期及晚期。

**有按眼底病变范围分成3型：**后极中心型、周边型及混合型。我国夏德昭将高度近视眼眼底改变分为5级：

**一级（近视眼Ⅰ）：**正常或呈现豹纹状。

**二级（近视眼Ⅱ）：**豹纹状、巩膜后葡萄肿。

**三级（近视眼Ⅲ）：**豹纹状、后葡萄肿、漆裂纹。

**四级（近视眼Ⅳ）：**局限性视网膜、脉络膜萎缩斑和（或）有Fuchs斑。

**五级（近视眼Ⅴ）：**后极部呈现广泛地图样视网膜－脉络膜萎缩斑。

**（4）按是否有动态屈光（调节作用）引起分类**

**①假性近视：**当眼看近物时需要调节，如注视目标过近，且持续时间过长，其调节的强度就会增加，甚至在看远物体时，起调节作用的睫状肌松弛不充分，此时看远就会不清楚，表现为近视状态。如改正阅读习惯，适当休息或使用睫状肌麻痹剂后，这种近视状态即会消失。因为这是并未形成真正的近视，而是一种调节功能过强的现象，也有人称之为调节功能过强的现象，也有人称之为调节性近视。假性近视是动态的屈光不正。

**②真性近视：**当假性近视长期得不到纠正，眼球发生结构上和屈光方面质的改变时，就发展为真性近视。也有些真性近视有遗传因素，眼轴在发育中逐渐变长，并不一定要经过假性近视的过程。真性近视是眼的屈光系处于静止状态，即无调节作用时，眼的原点在有限距离内。从本质上讲，真性近视是静态的屈光不正。

**③混合性近视：**这种近视平时表现为近视，当应用睫状肌麻痹药物如阿托品后，近视屈光度数有所降低，远视力有增进，但视力不能完全恢复正常，近视屈光度数和近视症状不能完全消失。这说明它既有调节因素，又有眼球近视性器质改变的因素，故称混合性近视。

调节松弛后减少的屈光度数为调节紧张的后果，余下的屈光度则为器质性因素的后果。也就是说，这种近视既有一部分是假性近视，又有一部分是真性近视，所以混合性近视又称半真性近视或中间性近视。此阶段也是眼从假性近视向真性近视发展的过渡时期。

**（4）根据近视起病时期的分类：**

**①先天性近视：**是指由前代遗传给后代，出生后就有的一种近视，主

要为常染色体隐形遗传，其发病率约占全部近视的5%，但由于病情严重，易引起眼球多种组织发生病变，故又称变性近视或恶性近视。出生时度数较小，但发展速度很快，通常可达–10.00D或更高，而且配镜也不易矫正。眼轴极度拉长，调节能力消失，视网膜、脉络膜、巩膜发生变性，出现巩膜向后膨隆、玻璃体液化、眼底呈豹纹状，严重者可并发视网膜脱离。

② 后天性近视：是指发生在出生后，主要由于环境因素和后天用眼习惯不良等原因造成的近视。近视度数多在–6.00D以下，成年后不再继续发展或发展缓慢，视力矫正良好，无或有轻微器质性改变，并发症较少。绝大多数近视都属于后天性近视。

## 假性近视

这里，我想我们有必要详细讲一下“假性近视”。青少年因读书或写字用眼不注意或照明不足等因素，使睫状肌经常处于持续紧张的收缩状态，引起睫状肌痉挛，调节功能衰退，变凸的晶状体不易变平。这时，远处平行光线进入眼内，经过变凸的晶状体较强的屈折后，其焦点就不再落在视网膜上，而落在视网膜前，看东西模糊不清；如果睫状肌的痉挛状态得以解除，晶状体就可以恢复变平，物像就可以在视网膜上清晰形成，医学上称之为假性近视。

假性近视是近视的前期阶段，是近视的可逆性改变，及时治疗，视力可恢复。假性近视易被学生和家长忽视，意识不到其潜在危害。通常3到6个月之后，当假性近视发展为真性近视时，再想恢复就来不及了！所以，治疗假性近视是阻止青少年近视进一步加深的最关键时期。

因此，作为孩子的父母和老师，理应从日常生活和学习中多多观察孩子，尽早发现假性近视、近视先兆，及时检查视力，从速采取防治措施，让孩子安全的度过近视的易感期。

青少年的眼睛似乎不易疲劳，即使视力有一定程度下降也往往不易察觉。待他们自己感觉眼睛不好时，多数人视力下降已相当厉害了！

**一般情况下，青少年发生视力减退乃至成为近视患者，可以发现三个方面的先兆症状：**

**一是眼的疲劳症状。**表现为看书时，有感觉字迹重影、浮动不稳或看东西爱皱眉的现象。有些人在望远处较长时间后再注视近处物体，或望近久后移向远处物体，眼前就会出现短暂的模糊不清的现象，这是眼睫状肌调节迟缓的表现，即是眼疲劳造成的。随着眼疲劳程度的加重，发生近视的日子也日益逼近。这类小孩平时看东西爱皱着眉头，看电视喜欢往前坐。

**二是知觉过敏症状。**这是指眼部感觉神经发生疲劳型知觉过敏。不少人还会伴有眼睛干涩、灼热、发痒及眼部胀痛。有的人胀痛可扩散到眼眶的深部，有的甚至引起偏头疼，乃至颈项、肩背等部位酸痛。怕光是常见的现象。

**三是全身神经失调症状。**有些原来成绩好的学生会对学习产生厌烦情绪，听课注意力不够集中，反应也有些迟钝，脾气变得急躁，对原来喜爱的东西也缺乏兴趣，学习成绩下降，晚上睡眠是多梦、多汗，身体容易倦怠，且有眩晕、食欲不振等症状。这些是由于受眼疲劳影响所产生的中枢和植物神经失调的表现，也是即将产生近视的信息。

**假性近视的特点：**

1. 远视力低于近视力。
2. 视力不稳定：视力时好时差，休息后好转，用眼后又变差。
3. 疗效不确切：多种方法均有效，停止治疗又复发。
4. 多见于青少年和长时间在电脑前工作学习者。

## 认识上的误区

### 请回答：你的视力是多少？

不少近视人士在被问到“你的视力是多少”的时候，都会不假思索地回答“200 度”、“450 度”或是“某某度”。这绝对不是一个偶然现象，它可以间接反映出多数人对视力和近视的认识存在误区甚至是盲区。

我们先就事论事，回答自己的视力是某某度的情况，其实根本就属于答非所问，这些近视人士把视力等同于自己所戴眼镜的度数，这从根本上混淆了视力与屈光度的概念，对于裸视力和矫正视力的也没完全理解。

我们说，视力是指眼分辨物体的形态、大小及细微结构的最大能力。根据眼睛的视觉功能，视力又可分为中心视力和周边视力。中心视力是反映眼底黄斑区中心凹的功能，周边视力是反映中心凹以外视网膜的功能，周边视力正常与否是以视野范围的大小为依据的。我们平时所说的视力是指黄斑区的视功能。

这也在告诉我们，视力是受眼底的视锥细胞的影响，视力与一个人的视细胞的功能有关，与所谓的近视度数没有直接关系，更不成比例，把视力的多少与近视度数的多少混在一起说，或是由视力推测近视度数，都是极度不科学不负责任的。

一个人视力是多少是要通过科学的视力检查的。在所有的眼科检查里，视力检查是最常使用的，是排在第一位的检查。因为视力分为中心视力和周边视力，而中心视力主要是指能清楚准确看见物体的视力，它是最受关注、最重要的，最能反映视功能好坏的标志，所以，通常我们所说的“视力检查”，检查的都是中心视力。

前面也讲到过检查视力时用到的视力表，一般检查视力的距离为 5 米，视力表的 1.0 行与受检者的眼睛位于同一高度。在照明充足的条件下，两眼分别检查，一般是先右后左，检查一眼时，须以遮眼板将另一眼完全遮住。

检查时，让被检者先看清最大一行标记，如能辨认，则自上而下，由大至小，逐级将较小标记指给被检者看，直至查出能清楚辨认的最小一行标记。受检者读出每个视标的时间不得超过 5 秒。

视力的记录是这样的：如果被检者仅能辨认表上最大的“0.1”行 E 字缺口方向，就记录视力为“0.1”；如果能辨认“0.2”行 E 字缺口方向，则记录为“0.2”；以此类推。

能认清“1.0”行或更小的行次者，即为正常视力。倘若对某行标记部分能够看对，部分认不出，如“0.8”行有三个字不能辨认，则记录“0.8–3”，如该行只能认出三个字，则记录为“0.7+3”，以此类推。或 0.1 ～ 0.4 每行有一个看不清则记录为上一行的视力。0.5 ～ 0.8 每行允许看错一个，如果看错两个记为上一行的视力。1.0 ～ 1.2 每行允许看错两个，视力在 1.5 以上每行允许看错三个。

如果检查用的是对数视力表，又称 5 分制对数视力表。该表将视力分成了 5 个等级，视标依然为 E，共 14 行。能辨认出第 11 行，就为标准视力，记以 5.0。所以，一般被问到“视力是多少”的时候，靠谱的回答应该是“0.8”、“1.0”，或类似这种的视力值的答案。

有的人问：“为什么不同地方检查的视力，结果却不一样？”他们自己都搞不清自己的视力到底是多少。

其实，就如我们提到过的，视力检查方法是有国际基准的，因为是用客观的数字去标示被检者本人可见的主观感受，所以检查者还需要具备相当熟练的技巧和经验才能够获得正确的数值。

一般是被检者张开眼睛三秒内可清楚看到的内容，作为“看见”的认定基准。一些眯起眼睛看，或是费时超过三秒区辨识，还有明明看得隐约模糊却回答说清晰可见，这些状况都必须要被屏除在视力检查结果之外的。

医院的眼科、眼镜行、公司或学校医务室的视力检查，检查人员并不是都严格遵循视力检测的方法和技巧，所以导致视力结果不同。眼科医生认为，想到得到正确的视力检查数据，一个人必须要费时十分钟才能完成。

说到近视多少度，就必须要了解屈光度的概念。我们知道，外界光线能够通过眼睛内部结构所组成的“屈光镜头”所折射而聚焦于视网膜，这种折射能力，叫做屈光力。光线能够聚焦在人眼视网膜上，表示着可以看见远处的物体，这种屈光状态是正常的，视力也正常，叫正视；如果不能聚焦在视网膜上，看远处的物体模糊，就是屈光状态不正常不正，视力也就不正常。每个人眼睛的屈光状态，都是不相同的。屈光的强弱代表屈光力的大小，那么屈光力的单位就是屈光度。

屈光度的符号用英文字母 D 表示，屈光度大小用数字代表。例如：一个屈光度 =1.00D，称为 100 度，10D 就称为 1000 度。近视眼镜度数前加上“−”号，远视眼镜度数前加上“+”号。例如：近视 100 度用 −1.00D 表示，远视 100 度用 +1.00D 表示。

人们口中的近视度数与屈光度关系密切。1 个屈光度被定义为光线通过镜片在镜片后一米处形成焦点。以 D 表示，f 表示焦距，于是就有公式 D=1/f。距离如果镜片焦距是 0.5 米那么这个镜片的屈光度就是 1/0.5=2，习惯上人们喜欢把这个叫做 200 度。

很多人想搞清视力表上的视力跟屈光度（近视度数）的关系，其实这两个概念是彼此独立的，它们之间没有绝对准确的换算关系。近视度数必须要用验光仪和镜片测量，不能通过裸眼视力估算近视度数。

一般来说屈光不正的人视力都不太好，屈光度数越高，裸眼视力也就越低。但这也不绝对，有人屈光度不高，但是视力却很低，因为影响视力好坏的不只屈光度一个因素。如果眼睛有其他疾病或网膜成像功能、视神经功能受损等也会使视力下降。而屈光度不变也不表示视力不能改变，所以近视的朋友们不必太过灰心，使用合理的干预，慢慢积累的成果可能会使你摆脱眼镜。

裸眼视力的多少是由眼睛的晶状体的屈光程度，透明度和眼轴长度决定的。它在一定程度上可以反应出眼睛的健康情况，大多数情况下我们体检测视力测得的是裸眼视力。

一般而言，矫正视力是指戴眼镜后的视力，不戴眼镜所测得的视力称为裸眼视力。例如一位近视者不戴眼镜视力为0.1，而配上眼镜后视力达到1.5，则前者称为裸眼视力，戴镜后视力则称为矫正视力。

有人认为“矫正”的含意是指戴眼镜后视力会得到恢复（矫正），例如上述近视眼通过戴眼镜后视力得到“矫正”，以后不戴眼镜，视力便会从0.1“矫正”到1.5。这肯定是一个错误的概念。“矫正”不是治疗，更没有康复，眼睛的器质性结构并没有因为戴眼镜而发生改变，裸眼视力也没有因为戴眼镜的“矫正”而提高。

所以，我们呼吁人们把重心放到“视力”二字上来，时刻关注自己视力的发展变化，尽量寻求科学、安全的办法去改善视力，回复好视力。

## 近视了就要马上配眼镜?

当今社会的竞争愈发激烈，家长对孩子的期望和要求也相应提高，于是孩子把书读好，考个好成绩是家里天大的事情，任何阻碍学习的事情都要想办法清除掉。

有的孩子发现视力有所下降，逐渐看不清黑板，耽误了记笔记的时间，就和爸爸妈妈说了情况，家长听说后，就仓促马虎地给孩子配了一副眼镜，不管怎么样，也不能耽误孩子正常上课听讲。

这些家长自以为是关心爱护孩子，其实恰恰相反，配眼镜是一件非常严肃和严谨的事情，不经过科学、系统的检查就草率配上眼镜，是对眼睛的不负责任，其结果有可能会加重视疲劳，使视力越来越差。对于青少年来说，配镜更是慎之又慎的事情，孩子一旦戴上眼镜后，很多有关视力的情况将不可逆转，这会影响孩子的一生。所以，家长必须对此引起高度重视，要全面和科学地掌握孩子视力情况。

在发现孩子有明显的视力下降后，家长应带孩子去权威的医院进行视力检查，初步判断孩子视力的问题。其次，就是要对患有（或疑似）屈光不正的眼睛做屈光检查，以确定屈光不正的性质（近视、远视或散光）及程度（屈光度）。与视力检查一样，验光是检查屈光不正的基本项目，也是判断视功能、确定视力障碍性质的一种必要检查手段。

验光可帮助寻找视力障碍的原因。产生视力障碍的原因是屈光不正还是其他眼病，可以通过验光寻找原因。如果把屈光不正的因素排除了，则有利于选择其他眼病的检查，尽快查出视力障碍的真正原因。

普通验光的方法首先是查视力，然后通过电脑验光查出基本的度数，但不能就用这个度数去配镜，因为人的视觉还有心理因素和生理因素的参与，还需要验光师进行分析、判断，经试戴，才能得出正确的度数。

青少年验光通常的做法要先进行散瞳，其主要目的是判断孩子是否是假性近视。如果既没有器质性病变，散瞳验光后也没有明显的屈光度，并且经过散瞳休息调整后，视力可以恢复到正常水平，这样的情况就可以诊断为假性近视了。这一点很重要，因为假性近视多见于青少年，而假性近视其实只是一种近视现象，通过科学的方法，是完全可以回复正常，并且无需佩戴眼镜的。

少儿期的睫状肌力量强健，调节能力强，再看近物时产生的调节力比成年人大得多，也就是说，孩子看近物时产生的调节力，要超过正常看近需要的调节力，容易形成调节过度。青少年时期学习负担重，长时间近距离看书写字，长期发生过度调节，是少儿期假性近视多发的原因。

假性近视眼的眼轴是暂时被拉长，它的睫状肌放松虽然比正视眼迟缓，但经休息或治疗，睫状肌还能恢复弹性而变松弛，眼轴能恢复到正常的长度，近视现象随之消失，视力恢复正常。所以说，假性近视并不是真的近视，只是一种近视现象。它和真性近视的区别是，真性近视的眼轴已经变长，不能恢复，而假性近视变长的眼轴可以恢复正常。

假性近视和真性近视之间并没有明显的界限，因为从屈光系统的角度看，无论是真性还是假性近视，都是屈光力过强，使平行光线进入眼内之后，成像焦点落在视网膜前面。但是这两者的治疗方法及转归不同。

所以，如果仅仅因为孩子看远模糊，就草率配眼镜，很可能会将假性近视当作真性近视来治疗对待，从而错过适合的康复调整阶段，致使假性近视发展成真性近视。明明是假性近视的孩子戴上眼镜后，反而会使处于痉挛状态的睫状肌更没有恢复松弛的机会，这样一来，近视便会加重，并逐渐僵化为不可逆的真性近视。

## 青少年近视验光必须要散瞳吗?

国内的眼科认为，在青少年近视验光时，散瞳是必要的。

这么说不无道理。因为青少年眼睛的调节力较强，验光时如果不散大瞳孔，睫状肌的调节作用可使晶状体变凸，屈光力增强，不能把调节性近视即所谓假性近视成分除去，就会影响结果的准确性。

散瞳的主要应用情况是这样的：

（1）12 岁以下的小孩。因为其调节作用很强，验光如果不散瞳，误差会很大。

（2）12 ~ 40 岁的近视、远视或散光患者，原则上第一次验光都要散瞳，第二次验光时，如度数改变不大，可根据原来的度数进行小瞳验光后加减。

（3）眼底和屈光间质检查均正常，而视力较差，需要用散瞳验光的手段来排除有无屈光不正者。

（4）比较复杂的屈光不正，如高度近视、高度远视或高度散光，近视或远视合并散光。

（5）青少年视力不稳定，视力一会儿好，一会儿差，怀疑为假性近视者。这种患者一旦散瞳，调节作用消失，假性近视也就随之消除。

散瞳验光是应用散瞳剂药物使瞳孔散大，随光反应消失，让眼睛的睫状肌完全麻痹，使之失去调节作用，再在此情况下进行视网膜检影或电脑验光。

散瞳剂可以阻断副交感神经节后纤维所支配的效应器上的胆碱受体，因而能对抗乙酰胆碱，使睫状肌痉挛得以松弛。由于散瞳剂能抑制调节，松弛睫状肌，从而把睫状肌收缩对晶状体的固有弹性的影响降至最小，以保证被检眼的屈光性质与度数的准确性。

散瞳剂有强效、中效、弱效之分，对眼睛的影响也不同。

强效散瞳剂效力强，不良反应大，主要药品为阿托品。阿托品有眼药水和眼药膏两种，浓度都是1%，一般验光散瞳都会选择眼药膏，因为眼药水吸收太快，不但球结膜可以吸收，更重要的是通过泪点、泪道到鼻腔，鼻粘膜吸收功能好，药液很容易被吸收并到达全身，这样会引发副作用。眼科使用的阿托品浓度是1%，而内科使用的阿托品针剂浓度是0.05%，相差了20倍，如果全身吸收的话，1滴眼药水即能引起全身症状。

有些家长不了解情况，滴眼药水时滴了很多，儿童马上就会产生中毒症状。这是由于儿童神经系统尚未发育稳定的缘故。中毒症状可表现为面部潮红、口干、无汗、兴奋、多动等，这时要立即停药，并请医生处理。阿托品药物作用时间很长，瞳孔恢复需要2～3周，而调节恢复需要10～14日之久。

中效散瞳剂以后马托品为代表，主要用于15～40岁的患者。后马托品作用时间为2～3日，与阿托品相比不易产生中毒症状，但滴眼药水后仍需要压住内眦部。后马托品散瞳数小时后即可验光，不必等3日。瞳孔散大后同样有畏光、看不清等症状，1日后逐渐改善，3日左右症状消失。有些高度屈光不正的人在散瞳后视力锐减，所以必须要有家人陪同。还有些人骑车来散瞳，过后还要再骑车回家，这是很危险的。散瞳验光的当天最好不要上班、上学，特别是从事机械操作的人。

弱散瞳剂以托吡卡胺为代表，这类散瞳剂的作用时间是2～6小时，由于作用弱，对麻痹调节肌的作用较差，一般只用于散大瞳孔，在验光中很少使用。

可见，散瞳验光不仅不是一件轻松简单的事情，而且还需要家长们在这件事上付出更多的细心和更大的耐心。

如果确定给孩子散瞳，首先必须要选择好适宜散瞳的时间。这是因为散瞳期间会发生看不清楚近处物体的情况。如果孩子上学，就要使用快散药散瞳，利用周五或周六下午，此期间要好好休息眼睛，在夜间睡眠中，药物作用慢慢消失，早上瞳孔恢复正常后，才可以去验光。提醒家长的是，12岁以下的儿童是要用慢散药的，3周左右瞳孔才能复原，复光后才能去验光配镜。散瞳后瞳孔是逐渐复原的，前期看近物很困难，不要安排孩子学习，最好在寒暑假期间再做散瞳验光。

如果有青光眼家族史，在散瞳前要告知医生。有青光眼家族史的人，其前房较正常人浅，其房角比正常人狭窄。如果散瞳，会使前房变浅，并加重房角的狭窄，从而使房水的通道受阻，引起眼压升高。

散瞳期间家长一定要注意观察孩子，因为散瞳剂可以通过泪道被孩子鼻粘膜吸收，容易产生阿托品中毒反应。因此，散瞳时，要用棉球压住孩子双眼内眼角处，防止药液流入泪道。家长要留意孩子的表现，如有颜面潮红，心跳加快、口舌发干、头痛、眼痛等症状时，要及时去医院就医。另外，孩子散瞳后有畏光现象，要注意避光，尤其在夏天，要让孩子减少户外活动，同时采取遮光办法，戴上墨镜和宽檐帽。

散瞳后一定要再次去验光，只有复验结果才能用于配镜。有的家长为了省时间，少跑一次，不带孩子去复验，结果孩子白白受了散瞳的苦，还戴上了并不舒服的眼睛，这无疑等于害了自己的孩子。所以，家长千万不能怕麻烦，一定要重视复验，否则散瞳就毫无意义了。

这就是散瞳，在每个环节都要避免疏失：给孩子点药之前是否做过眼压和前房检查？点药时是否按压泪囊区？用药后是否让孩子多喝水、在光照强的地方戴帽子或太阳镜，同时减少近距离用眼？

有些细心的家长会发现：散瞳药水的说明书上都会醒目地注明“中毒”和相关“禁忌”，有的还注明摄入多少毫克会“致死”等。很多人不禁要问，用这种毒性这么强的药来验光配镜真的有必要么？散瞳验光真的更准确吗？

其实，散瞳在国外医院是不推荐的，而英国则是立法禁止的。

我们说散瞳验光的目的一方面是方便检查，一方面想让验光配镜的度数更准确。但是实际上，有调查发现，散瞳验光的度数与最后实际验配的眼镜度数还是不一样，这就是说，所谓散瞳验光更准确的说法是并不完全可靠的。事实在告诉家长们，药物散瞳也好，电脑验光也罢，要得到贴合自己实际的验光报告离不开经验丰富的验光师耐心细致的检查、认真科学的判断。

这种人工验光的方式是一种传统的验光方法，并且有丰富的理论做指导。一个有经验的验光师或眼科医生，是应该熟练地掌握这种技能的，他们开出的处方更符合患者的需要。尤其对一些复杂的眼病或疑难验光，人工验光是可以凭借丰富的临床经验给予患者妥善的解决或是达到最佳的效果。

应该说散瞳用于眼底检查或者是怀疑处于远视期的儿童因疲劳产生假性近视的检查还是可行的，但是年龄越小的儿童越不宜使用浓度高的阿托品散瞳，全身性的副作用是明确的，家长们能做的是尽力减少其发作，这一点是很无奈的。

除此以外，有些眼科医疗机构对于远视弱视或真性近视的小朋友每次配镜都点散瞳药，这其实是有害的，更是违背眼科临床医学原理的。至于用类散瞳药水来控制或治疗假性近视更不可取，因为它是通过阻断神经麻痹瞳孔缩放这一人眼的调节功能，短期内似乎度数不增加，但长期使用必然因为功能不足而引起结构代偿（即眼轴拉长，近视度增加），不但无法控制度数，而且会彻底损害眼机能和眼睛健康。

所以对于散瞳验光，家长们还是根据自己孩子的实际情况，谨慎做出决定。

## 戴上眼镜度数就不涨了？

在加州好莱坞的日落大道，众多商铺林立，这里有全美最高端的眼镜店。1995 年 9 月的一天，下午 3 时左右，一位衣着入时的女士带着七八岁的小女孩进入店里。店员马上殷勤上前询问："您想买什么眼镜？"

女士告诉店员："一年前我在你们店里给我女儿花 1 万美元配了最好的近视镜。"

店员于是问道："那您是需要我们提供什么服务吗？眼镜坏了需要修？没问题，您留在店里，我们完全免费帮您修。"

没想到，女士的回答让所有人大吃一惊："眼镜没坏，我也不需要修！一年前我女儿的近视度数是 150 度。当时你们店里的医生告诉我，近视了就要配最好的眼镜。带上眼镜孩子的近视就能得到控制。现在，一年时间过去了，我女儿戴了一年眼镜，视力从当时的 150 度变成了今天的 300 度。配了这么贵的眼镜，孩子的视力还是一年增加了 150 度。你们说，我要这副眼镜有什么用？今天，我来你们店里，就是要现场用锤子把这副眼镜砸了！"

就在手足无措的店员还希望解释什么之时，女士激动地一挥手："什么也不用说了，我给女儿配了这么好的近视镜，可度数还是涨了这么多。这样的眼镜不戴也罢。我今天来这里，就是想告诉全美国的家长，孩子近视，千万别指望戴眼镜把近视戴好。如果你只知道听医生的话戴眼镜，就等着自己的孩子高度近视、后悔终身吧！"说完这些，女士从旅行包里掏出锤子，当场把价值 1 万元美元的眼镜砸了个粉粹！

看到这里，你可能会瞠目结舌。这位女士因为女儿的近视度数增长，竟然砸碎了 1 万美元的近视眼镜，真是太奢侈了。不过，仔细想一下，这位母亲也算是用心良苦。她在用自己的亲身经历警醒其他迷信近视眼镜的父母，告诉大家，再贵的近视眼镜也是不能帮助孩子治疗近视的。

戴近视眼镜，能帮助孩子马上看清楚黑板，这是它的功劳。但是，我们不能忽略掉它的危害。大家可以想想自己有没有戴眼镜的经历或者问问周围的人，有谁听说过哪个孩子通过戴眼镜治好了近视？又有谁不是眼镜度数越戴越高，视力越来越差呢？有数据表明，从配上眼镜开始，80% 的孩子每年的近视度数要增加 50~150 度。事实上，普通的近视眼镜从原理上说就不可能治好近视，只会让近视加重。

为孩子配近视眼镜，其实相当于给了孩子一个看远的工具，但是，从屈光学上讲，孩子变近视实际上也是一种眼睛适应看近需要的过程。孩子的眼睛千辛万苦地把焦距从原来看远不用调节，调整到看近不用调节，看近的时候不像正视眼那么累了，变得更舒服了。如果给孩子配上眼镜，他重新变成了一个正视眼，戴上近视眼镜去看近的东西，眼镜必然会重复最初的调节过程，眼睛重新变得不舒服，开始适应戴近视眼镜看近的状态，让看近再次变得舒服。久而久之、反反复复，近视度数就又要增加了，增加后戴着眼镜看书写字也省劲了，可戴着眼镜看远又不清楚了，只能增加看远用眼镜的度数……

再举个具体的例子：一个小孩戴 300 度眼镜，是按照看清楚 5 米远的标准配的。戴上这副眼镜来看看 1 米甚至更近的地方，会怎样呢？显然，这幅眼镜看近的度数过高，为了看清楚，孩子的睫状肌又要用力把晶状体拉长，好让光线聚焦在视网膜上。长期戴度数过高的眼镜看近处，相当于把本来能休息的睫状肌再次搞得疲劳紧张，近视度数必然会越戴越深。有医生对戴近视眼镜的人打了个形象的比方：一个人本来能正常行走，后来摔了一跤，摔断了一条腿，只能拄着拐杖行走。结果，他的身体适应了拐杖后，拄拐杖就不会走路了。常戴近视眼镜就是让眼睛去适应眼镜。一旦孩子的眼睛适应了戴眼镜看近不用调节，看远又重新变模糊，还得配度数更高的眼镜。于是，孩子就在这一轮轮的恶性循环中走向高度近视。

所以，有视光学专家指出，如果家长希望自己的孩子走出近视度数年年飞涨的恶性循环，就要少戴普通单光近视镜。更有激进的治疗者说，眼镜就像人骨折时所用的拐杖，本来就不是长期用的东西。想要康复眼睛，第一步就应该扔掉眼镜。

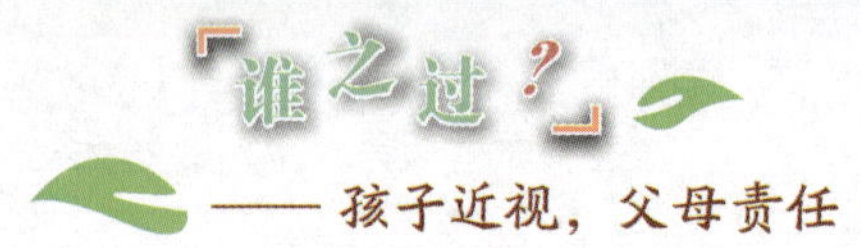


## 隐形眼镜让近视“隐身”？

隐形眼镜是一种角膜接触镜，应该说，它具有普通框架眼镜所没有的优点，解决了框架眼镜不能解决的问题。戴隐形眼镜不仅仅可以看得更远更清晰，更重要的是可以增加美观。

隐形眼镜又轻又薄，吸附在角膜表面，多数人都能接受，特别是对那些戴着又厚又重的高度近视或高度远视者来说，真是方便多了。

如果从事的是演员、运动员、模特儿等职业，隐形眼镜简直是完美得让近视“隐身”了，让怀有明星梦的年轻人可以尽情展示自己独特明亮的双眼魅力，立足于演艺事业。

但是，我们说隐形眼镜并不是真的将近视“隐身”了，隐形眼镜带来的危机正在蔓延。

这个世界上，越是方便的东西往往越危险，比如电脑很方便，却让无数人的视力下降，戴上了眼镜；汽车很方便，却减少了人徒步锻炼的时间，让亚健康找上门来。隐形眼镜也是如此，它是角膜接触镜，会在佩戴和使用中伤害到角膜内皮细胞，造成该处的内皮细胞减少。

现在，年轻人选择隐形眼镜的人数越来越多，大致而言，戴隐形眼镜十年左右的人，其角膜内皮一定会有不同程度的损害。隐形眼镜是必须借着吸收眼睛的泪液来保持柔软的，所以它会夺取泪液中的氧气，造成眼睛缺氧，阻碍我们的眼睛进行充分的呼吸。

市面上有些隐形眼镜标榜着具有非常好的透气性，但是无论其透气性能多好，终究都无法超越眼睛的自然呼吸。所以，如果并非特别需要，否则大家最好不要佩戴隐形眼镜。特别是，为了眼睛的健康，最好不要全天佩戴。

如今，在年轻的女孩子当中还流行一种彩色隐形眼镜，也就是我们常说的“美瞳”。对于眼睛来说，再没有比这种隐形眼镜更为糟糕的东西了！这种隐形眼镜本身并没有度数，不具有任何矫正视力的功能，女孩子们戴上它，只为了可以让眼眸更大，或者变个颜色，单纯地为了追赶时尚而已。这种做法，简直就像在用自己的双手去残害自己身体中宝贵的眼睛。

形成角膜的内皮细胞因为眼睛缺氧而逐渐减少，当数量减少到一定程度，将来上了年纪，如果需要动白内障手术，可能会因为手术风险过高而被医生拒绝。还有严重的人，甚至会因为角膜混浊而失明。所以，为了守护自己的眼睛，尽量不佩戴隐形眼镜。或者除非有非常重要的约会或者活动，否则我们最好不要每天都佩戴隐形眼镜。

## 严峻的社会问题

2016年5月30日，北京市第96中学的60名初三毕业生和103名高三毕业生，迎来自己的毕业典礼。值得注意的是，为了引导学生关注体质和视力健康，今年学校首次在毕业典礼评选出了“千里眼”奖和“体育达人”奖。

据了解，今年学校共有20名初高中毕业生获得“千里眼”奖、34名毕业生获得“体育达人”称号。其中，获得“千里眼”奖项的毕业生需要满足“三年来两眼视力均保持在5.0以上”的要求；“体育达人”表彰的则是国家体质测试中成绩在85分以上且具有“一技之长”的毕业生，这“一技之长”既可以是篮球、足球等体育运动，也可以是某些文艺特长。

说实话，“千里眼”奖的设置有点尴尬，曾几何时，不需要拼成绩，只要孩子眼睛的视力一直保持正常就可以获得奖项？但是就目前而言，全校初高中163名毕业生中，只有20名学生可以保持双眼视力三年以来都在5.0以上，比例还不及15%，这真是弥足珍贵的“成果”，确实值得奖励。

当然，学校设置这两种奖项，并不仅仅是单纯地表彰，更有引导和警示青少年“爱护眼睛，加强体育锻炼”的目的。校领导说：“我们希望通过这样的奖励，能在还没毕业的学生当中起到一个激励和引领作用，让他们更加关注自己的体质和视力健康。”校方表示，未来，学校还将在家长会中，动员家长加入到“千里眼”的工程当中，一起帮助学生养成正确的用眼习惯，规范用眼行为。这说明，学校和家庭都已经意识到孩子“视力”的严峻性了。

更有权威数据调查发现，在我国，尤其是近五年内，青少年近视现象日渐严重，且患病年龄逐渐前移。一方面，日渐普及的数码、电子产品，成为青少年近视重要原罪之一，另一方面，平时用眼不够卫生，学生和家长不够重视，导致初期的假性近视最终演变为高度近视。显然，近视，尤其是高度近视，已在严重危害青少年的身心健康，这要求学生、家长、学校，还有整个社会必须要关注国民视力了，必须要把防止近视加深等问题提上日程。

# “两化”的发展趋势

我国目前的青少年近视发病率已经是世界上最高的国家之一，并且呈现了近视“低龄化、高度数”的发展趋势。2014 年全国学生体质监测数据显示，小学生视力低下检出率达到 45.7%，中学生达到 74.3%，高中生已为 83.3%，大学生达 86.4%！

眼科医生最忙的季节应该就是每年的暑假了，每天因为屈光不正前来就诊的孩子明显增多，已经占到了眼科病人总数的 80%。近视眼患者主要是少年儿童，最小的近视眼患者还不到两岁。

现在两岁不到的幼儿眼睛已经发生了近视，度数进行性增加，发育期发展更快，很多学生一个学期就增加了 100 ~ 200 度，刚上初中的孩子眼镜度数就已经达到了 1000 多度，近视向着低龄化、高度数化的“两化”发展趋势，并在数量上逐年上升。如果不采取切实有效的措施，任由孩子们近视的程度不断加深，那对社会和国家将带来不堪设想的后果。

由近视导致眼盲已经仅次于白内障和青光眼而居第三位了。但当前，人们对近视的危害性还认识不足，有些人认为近视是个小毛病，眼不红不肿，戴上眼镜即可，18 岁以后还可以做手术矫正。就连不少医生也存在错误认识，其中不乏“近视不是病”的无所谓观点和“近视没办法预防”的无作为观点，不断加重了近视在青少年中的蔓延。日复一日，年复一年，近视就成为了威胁青少年健康的头号敌人。

专家分析指出，我国青少年近视呈现出“先天不足、体制障碍、管理不力、轻防重治、治疗误区”五大特征，具体包括教育高峰与眼球发育高峰重叠、研究投入不足、缺乏有效预防、伪科学产品泛滥等。

流行病学调查表明，近视随着文化、科学的发展趋势而增多，而中低度近视最多发于学龄时期，这是青少年接受教育的时期，刚好与眼睛发育相重叠。

学生的眼睛就像一部专用于看远的照相机，由镜头角膜、光源瞳孔、调焦系统睫状肌晶状体、底片视网膜组成。它被大自然设计成看距离 5 米物体是的成像最清楚。让它看距离一尺的书和电脑，这部照相机就必须调焦，要不然就看不清楚，如果长时间总让这部相机看近处的东西，眼球的调焦机制就会损坏，最终失灵不再调焦，固定在看近处时最清楚的状态，这样远处就看不清了变成了近视眼。

现在的学生每天用眼负担非常重，看的都是近距离的东西，包括看书、玩电脑、看电视。长期近距离写字，会使眼睛过度调节，睫状肌紧张。如果长期调节过度，睫状肌就会变得不能灵活伸缩。过度的调节还会加强集合作用，加剧眼外肌的紧张，使眼球的前后轴变长。一旦眼轴过长，超过了正常值就会形成轴性近视眼，即所谓的真性近视。人的正常眼轴前后径是24毫米，眼轴如果加长1毫米，约产生300度的近视。这在理论层面解释了为什么现在近视眼越来越多，年龄越来越小，度数越来越高。

近视防治专家徐广第教授曾指出，假性近视只有半年的时间窗。这是因为在对猴子的实验中，研究人员发现眼睫状肌一旦发生痉挛，通常在2到4个月后眼球的轴长就会增加，就会产生真正的轴性近视。

这就是在说，近视的防治需要早期发现早期控制，而一旦错过最佳防控时机，收效就大打折扣，一旦发展为高度近视眼，各种眼部并发症的发生概率就非常高。

要知道，这些并发症大都发生在眼球的后节部位，治疗难度也十分大。近视眼防治专科人士还提出，近视性黄斑病变风险43%源于中低度近视，所谓“生理性”近视是不存在的，病理改变始于低度近视，不同程度近视的病理改变具有相似发病机理、且为连续性。

所以广大家长们一定要对近视控制手段有所了解。近视及早治，受益一辈子；近视不早治，拖累孩子一辈子。

## 高度近视的危害

国际医学界把600度以上的近视称为高度近视。在我国4亿多近视患者中，青少年高度近视患者占据了67.5%。

在很多人看来，近视只是多戴一副眼镜，而高度近视也只是镜片厚了一点而已。但事实上，高度近视已成为严重危害青少年身心健康的重要原因。

除常见的佩戴厚重瓶底眼镜带来的生活不便外，还容易引起眼睛变形、眼球突出等容貌改变，这对于正处于成长发育期的青少年来说，无疑是身心的巨大负担，有可能会造成一定程度上的心理障碍，形成内向、自闭、孤僻等性格。

此外，高度近视也缩小了高中毕业生选报志愿的范围，众多优秀高中生因近视问题而不得不放弃理想专业和理想学府。不言而喻，对于以后的择业，也有诸多限制。

### 法学专业

一眼失明、另一眼矫正到4.8、镜片度数大于400度的，不宜报考法学专业。

### 医学类专业

任何一眼矫正到4.8、镜片度数大于800度的、一眼失明另一眼矫正到4.8、镜片度数大于400度的，不宜报考医学类专业。

### 体育相关专业

色觉异常；任何一眼裸眼视力低于4.8、的考生不能报考体育相关专业。

### 生物医学工程相关专业

屈光不正（近视眼或远视眼），任何一眼矫正到4.8、镜片度数大于400度的，不宜报考生物医学工程。任何一眼矫正到4.8、镜片度数大于800度的，不宜就读生物工程、动物医学等专业。一眼失明另一眼矫正到4.8、镜片度数大于400度的，不宜就读生物技术、生物科学等专业。

### 新材料类专业

任何一眼矫正到4.8、镜片度数大于800度的，不宜就读材料类、材料科学类等相关专业。

### 环境能源类专业

任何一眼矫正到4.8、镜片度数大于800度的，不宜就读地矿类、能源动力类、森林资源类、环境生态类、环境与安全类、环境科学类及油气储运工程、船舶与海洋工程等专业。一眼失明另一眼矫正到4.8、镜片度数大于400度的，不宜就读环境科学、海洋科学等专业。

### 飞行与航海相关专业

裸眼视力任何一眼低于5.0者，不能录取的专业：飞行技术、航海技术、海洋船舶驾驶及与以上专业相同或相近专业（如民航空中管制）。

### 国防、军事院校类专业

根据《军队院校招收学员体格检查标准》第三十一条：每一只眼裸眼远视力低于4.5（0.3），矫正视力不足4.9（0.8），屈光度在 ±6.00ds 等效球镜以上，不合格。每一只眼裸眼远视力4.6（0.4）以上，矫正视力在4.9（0.8）

以上，屈光度 ±6.00ds 等效球镜以下，指挥、水面舰艇、装甲、测绘、雷达专业合格。

若没有有效的政策干预，到 2020 年，我国 5 岁以上人口的近视患病率将增长到 51% 左右，患病人口将达 7 亿。到时候，在航空航天、精密制造、军事等行业领域，符合视力要求的劳动力可能面临巨大缺口，将直接威胁我国经济社会可持续发展以及国家安全。

此外，许多人不知道的是，高度近视还将带来更为严重的后果。高度近视会产生永久性视力损害和视网膜脱离、失明等各种并发症，严重威胁视觉健康。

高度近视，也称病理性近视，其眼球已经起了结构上的变化，包括眼轴拉长、眼球赤道部直径变大；高度近视伴随许多并发症，如眼睛黄斑部出血、视网膜剥离、视神经病变、青光眼等后遗症，严重者可能会失明。

高度近视是白内障、青光眼后排名第三的致盲杀手，且排名有上升趋势。高度近视本身并不致盲，但它会引起许多致盲性眼病，可导致如玻璃体病变、白内障、青光眼、黄斑病变、视网膜脱落、后巩膜葡萄肿、弱视、斜视等病症。其中比较常见的并发症有以下三种。

**飞蚊症：**当近视加深时，有些人会感觉眼前总有一些像线头、蜘蛛网之类的影子在飘动，像蚊子飞舞一样，挥之不去，这就是“飞蚊症”的表现。

有这种烦恼的人，表示眼球内的玻璃体产生液化的现象，也就是退化而形成混浊物了。有高度近视的患者，由于眼球后部的巩膜发生扩张和膨出，致使玻璃体所占的空腔增大，而玻璃体本身不能增生，由周围组织中的淋巴液来填充，这样就发生玻璃体液化，玻璃体内的凝胶变为溶胶而成水样物质，支架纤维组织则浓缩变厚，而成为小的混浊物，这些混浊物投射到高度敏感的视网膜上，患者就会感到视野中有许多黑影，当眼球转动时，黑影像蚊虫一样飞动，这就是所说的“飞蚊症”。

生理性飞蚊症对视力无影响，也不会发展，专心阅读或工作时不觉有“蚊蝇”存在。一般来说，生理性飞蚊症所感到的多半是透明的或半透明的漂游小点，形态恒定，变化很小，并不需要做特别治疗，因为它会随着时间逐渐缓解并消失。

但是如果是黑影，而且比较浓、颜色较黑，数目多而分散，有时还会逐渐增多，这就与生理性飞蚊症不同了。高度近视者后期几乎全部会发生玻璃体混浊，轻度者，来回飘动的黑影会对视力的敏感产生一定的干扰；

重度者，感觉眼前如一层白雾，会严重影响视力，有这种现象时一定要尽快做视网膜检查，因为这也可能是视网膜剥离的警讯。

**黄斑部病变：**高度近视的人眼球会变大而不断牵拉眼球壁，眼球壁变薄，脉络膜也变薄，原来脉络膜内大量的血管相应地变少了，对视网膜血液营养供应减少，视网膜缺血、缺少营养，就会分泌一种“血管生长因子”，血管生长因子促使新生血管生长。由于视网膜的黄斑部没有视网膜血管，其营养供应完全依赖脉络膜，而且黄斑是看东西最敏感的地方，消耗营养最多，最容易引起缺血，新生血管也最容易在黄斑处视网膜下生长，但它只有一层细胞，极易破裂出血，这就是临床上见到的黄斑部出血。

黄斑出血发病往往较突然，患者感到正前方有一固定黑影遮挡，视力严重减退。这种并发症好发于20到30岁及60岁以上者，近视度数多在800度以上。黄斑出血如果不多，两三个月可以吸收，多数不留后遗症，如果黄斑部出血量比较多，可以形成瘢痕，形成富克斯斑，在视野中心留下永久性暗点。而且由于黄斑下新生血管仍然存在，所以出血根源依然存在，之后，每隔一段时间黄斑中心就会出血一次，眼前就会出现一块固定的暗影遮住视线，对视力造成严重的影响。虽经治疗暗影会消失，但或多或少会留下出血痕迹，所以视力仍会受到影响。

高度近视患者黄斑区的另一个并发症是黄斑囊样变性，多发生于60岁以上的患者，由于脉络膜萎缩变性，严重影响黄斑区的血液供应，进而影响其细胞代谢，久而久之发生细胞变性、肿胀，外观如水泡，医学上称囊样变性。起初表现为视力减退和视物变形，最终可因形成黄斑裂孔而导致视力丧失。

**视网膜剥离：**视网膜本身没有痛觉神经，因此病变时不会感到疼痛，但会看到一大片黑影或扭曲变形的影像。基本上，视网膜剥离是比较严重的并发症，原因也较为复杂。

高度近视的人，由于眼球前后轴不断伸长，而视网膜和脉络膜不能相应增长，常常造成视网膜、脉络膜循环障碍，供血不足，导致细胞变性、萎缩。除眼底后极部形成片状萎缩斑外，周边部视网膜也常常发生变性改变，如囊样变性、格子样或色素变性等，变形区的视网膜非常薄，极易形成裂孔，再加上玻璃体液化，活动度增加，牵拉视网膜，同时，水样的玻璃体通过裂孔进入视网膜神经上皮层与色素上皮层之间积存，从而引起视网膜剥离。还有些患者由于眼底黄斑囊样变性，出现黄斑区裂孔而发生视网膜脱离。

视网膜脱离常在患者头部、眼部外伤或剧烈运动之后发生。开始时出现眼前黑影飘动和闪光感，看东西变性，继而某一方向有固定不动的黑影挡住视线，黑影范围逐渐矿大，出现某一方向视野缺损。如果病变累及黄斑区，则视力下降明显，视网膜全脱离者视力可仅存光感或失明。发生了视网膜剥离，一般需要手术治疗，手术越早效果越好。

之前也系统讲过，600 度以上的高度近视，还可能成为遗传因素，传递给自己的后代。如果父母双方都是高度近视，下一代近视的可能性接近百分之百；如果父母有一方为高度近视，孩子近视的可能性为 50% 以上；如果父母都没有高度近视 ，下一代得高度近视的可能为 20%。由这个结果来看，高度近视更大的危害可能在于它的绵延性，一个高度近视的家族，有可能后代都将处在近视高危的漩涡中，而后代的后代也会将这种遗传因子接连不断地传递下去，这种后果不堪设想啊。

近视发病的年龄越小，最终形成高度近视的可能性就越大，导致失明性并发症及遗传的几率越高。因而说青少年近视的防止已经刻不容缓！

# 视力缺陷在中国

## 视力缺陷已成重大公共卫生问题

国民视力缺陷已经成为我国重大的公共卫生问题，存在“看不清”问题的人数远远高于存在“看不见”问题的患病人数。

从致盲性的角度来看，造成我国居民视力残疾（中度视力缺陷、重度视力缺陷以及失明）的首位病因是白内障，其次是视网膜和葡萄膜疾病，然后是角膜病、屈光不正和青光眼。

但是仅仅关注视力残疾是不够的。屈光不正和老视是当下威胁我国国民视觉健康最重要的两个因素。从普遍性的角度来考虑，造成我国居民视力缺陷的首位病因是广泛存在各年龄人群的屈光不正，单是高度近视的总人数就远远超过了各类引起视力残疾的病因的患病人数总和，青少年近视尤为严重。

其次是中老年人中普遍存在的未矫正的老视眼。由于我国的视光教育起步较晚，加上观念落后、系统研究缺乏、有效的视觉健康公共政策缺位，屈光疾病和生理性的老视长期以来没有得到应有的重视。据估计，2012 年我国 5 岁以上总人口中屈光不正（不含老视）的患病人数为 4.8 亿至 5.31 亿，且超过 90% 以上的屈光不正是近视。我国近视的总患病人数在 4.37 亿至 4.87 亿之间，患有高度近视的总人口高达 2900 万至 3040 万。2012 年我国 40 岁以上人口中未矫正的老视患病人数约为 3.71 亿人，占全国总人口的比例为 27.83%。如果没有有效的政策干预，到 2020 年，我国 5 岁以上人口的近视发病率将增长到 50.86% ~ 51.36%，患病人口接近 7.04 ~ 7.11 亿。患有高度近视的总人口预计为 4000 万至 5155 万人，届时我国的近视人口将是美国总人口的两倍。

可见，国民视力缺陷已经成为我国重大的公共卫生问题，存在“看不清”问题的人数远远高于存在“看不见”问题的患病人数。尤其值得强调的是，近视日益成为“国病”，形势非常严峻。近视的低龄化绝非“多戴一副眼镜”这么简单，近视的发生与危害都是不可逆的。随着近视的低龄化带来的病程延长，人群中近视程度的分布会日益向高度近视演变，进而产生各类眼底病变，造成严重的永久性视功能损害。近视的早发和高度近视高发不仅危及当代人口素质，而且也影响我国未来的人口素质，对我国社会经济乃至国防安全产生重大危害。

## 视力缺陷严重影响居民劳动收入

各类眼疾造成视力缺陷，最大的危害不在于增加医疗体系的负担，而在于严重威胁社会经济生产活动，对患者的劳动收入影响巨大。

我国存在远视力缺陷或者近视力缺陷的人群比例均接近 1/3。保守估计，2012 年，各类视力缺陷导致的社会经济成本在 5568.55 ~ 5658.42 亿元之间，占当年 GDP 的比例为 1.072% ~ 1.090%。若把视力缺陷带来的生命质量损失进行货币化折算，我国各类视力缺陷导致的每年生命质量损失约为 9520 亿元，占当年 GDP 的比例为 1.83%。

2012 年，中国 5 岁以上总人口中，患有不同程度的远视力缺陷的总人群高达 3.45 ~ 3.51 亿人，远视力缺陷率高达 27.80% ~ 28.27%。5 岁以上总人口中患有轻度远视力缺陷比例为 19.31% ~ 19.97%，患病人数在 2.4 ~ 2.45 亿人之间；患有中度远视力缺陷的比例为 8.28%，患病人数约为 1.03 亿；患有重度远视力缺陷比例约为 0.1%，患病人数为 130 万；失明的比例约为 0.31%，失明总人数约为 382 万。我国 35 岁以上成年人中，超过 1/2 的人存在近视力缺陷。重度近视力缺陷、中度近视力缺陷、轻中度近视力缺陷的患病比例分别为 1.15%、20.63% 与 35.10%，存在近视力缺陷的人群比例总计为 56.88%，患病人数总计为 3.9 亿。

相比欧美发达国家，我国视力缺陷的社会经济成本中，发生在视力功能损害治疗环节的医疗成本和康复成本占比偏低，发生在与视力相关的能力损害环节的劳动损失和生命质量损失巨大。在我国，包含眼病诊疗、屈光不正与老视验光配镜在内，直接的医疗成本总计为 769.44 亿至 859.30 亿元，占总成本的 13.6%。康复成本含低视力康复训练与白内障复明手术，约为 9 亿元，占总成本的 0.16%。

各类眼疾造成视力缺陷，最大的危害不在于增加医疗体系的负担，而是在于严重威胁社会经济生产活动。在可量化的社会经济成本中，最高的是视力受损患者的劳动参与损失，达到4679亿元，占总成本的比例为84%，占GDP比例为0.901%。其中，处于劳动年龄阶段的中度视力缺陷患者，年劳动收入比视觉健康的人群要低 3796 元，这一收入差距相当于城镇居民家庭人均可支配收入的 1/10、农村居民家庭人均收入的 1/3。这一人群的劳动收入损失总计约 3909 亿元。

## “碎片化”“盲化”“虚化”掣肘视觉健康政策

近年来我国居民的视力缺陷疾病谱发生了很大变化，屈光不正和老视等视光类别的眼疾已经成为影响视觉健康的主要威胁。但无论是公共教育、预防保健、医疗服务提供与医疗保障，还是视光产品相关的行业监管等方面，与保障全民视觉健康的客观需求相差甚远，视觉健康政策亟待调整。

**一是政策的问责体系与决策机制“碎片化”。**从眼健康相关的政策制定到落实，目前严重缺乏部门联动和专业机构的参与，主要表现在：有专业力量的卫生部门主要负责落实防盲治盲，对于广大人群尤其是青少年的视力健康问题缺乏应对措施；教育部门主要负责学生体质健康，由于缺少专业机构的指导，导致学生视力保健政策形式化而难以产生实质功效；负责监管视光产品尤其是眼镜验配质量的质监部门，主要是基于一般产品的监管办法来管理验光配镜，造成我国验光配镜质量参差不齐甚至危害视力健康；负责劳动保障与职业认证的人力资源部门，对于职业人士的视觉健康保护缺乏应有认识，对于视光产业从业人员的培训与考核严重滞后于社会经济发展需要。

**二是公共教育“盲化”，国民普遍缺乏基本视力健康知识。**从内容上来看，我国过去主要通过基层医疗卫生机构宣传普及基本的眼保健和防盲知识，侧重提高群众对儿童盲和老年盲的知晓程度，缺乏提高公众对青少年屈光疾病、成年人职业视力防护与老年性视力缺陷防治认识方面的教育。从形式上来看，各类视力健康知识不是走进千家万户、走进各类公共场所和工作场所，而是停留在非常有限的眼科机构内，公共的参与严重不足。

**三是预防保健“虚化”，视觉健康相关的预防保健措施落实不力。**目前预防保健主要是基层医疗机构和学校在实施，前者侧重重大疾病筛查，后者政策落实不到位。医疗机构方面，对儿童与老年人的视力检查虽然已经纳入基本公共卫生服务项目中，但重点是对视网膜病变等眼疾早期筛查。学校方面，主要是眼保健操和年度例行的视力检查。但是眼保健操近年来逐渐没落，年度例行的视力检查本身就存在着不科学不规范的问题，难以为监测青少年视觉健康发育情况提供科学动态的决策支持。

**四是医疗服务、医疗保障与客观需求不匹配。**眼科医疗资源的布局基本上围绕防盲治盲展开，且存在严重的区域不平等问题。视光学科医疗资源配置严重滞后于实际需求，视力缺陷的人群很难得到正规的检查与治疗。医保政策方面，虽然近年来已经开始将眼科的各项常规检查、手术与药物等纳入医保报销范围之内，对致盲性的大病（如白内障等）还实施了各类扶贫性质的救助政策，但总体覆盖范围与力度都比较有限。

**五是眼科与视光学科人才培养脱节。**2010 年我国人均眼科医生数量仅略高于非洲国家，视光学人才数量更是远远低于国际标准。专业人员不足是公共教育和预防缺乏指导的重要原因之一。在学校教育环节，由于招考规模过小、专业设置不符合实际需求，导致眼科毕业生缺乏，大学本科以上的视光学毕业生更是稀缺。在职业认证环节，我国配镜验光归属劳动保障部门管辖，但由于验光配镜合一，虽然提高了配镜技能的门槛但也降低了验光师的专业性，使得配镜和验光技能认证缺乏区分度与专业性，与一般的服务业从业人员无异，导致职业认可度和资格认证参与度极低。

六是视光产业的监管缺乏卫生部门的参与。镜片被视为普通工业品进行监管，镜片的生产和眼镜的验配与一般的商品无异。在生产过程中，由于产权保护与环保监管力度薄弱，我国现阶段镜片生产创新不足、抄袭和偷工减料现象普遍存在，造成镜片质量低下、大量不合格的镜片流向市场。在验配环节，由于缺乏医疗质量监管，配镜行业秩序混乱，无证经营现象普遍存在，验光配镜质量低下，严重危害了青少年视力发育。

发达国家和部分发展中国家在视觉健康保健、视觉健康医疗服务以及人才队伍建设等方面形成了较为系统的经验，对进一步完善我国视觉健康政策具有借鉴意义。

第一，发达国家通过建立视觉健康档案对重点人群进行跟踪监测，为制定科学合理的视觉健康干预政策提供了基础，同时也为早发现、早治疗提供了宝贵的机会。第二，发达国家的视觉保健政策已经从单一的医学预防政策转向医学、社会政策整合的新方向。电子产品使用指南、与教育部门合作增加青少年户外活动时间等政策，极大改善了新加坡和其他发达国家青少年的视觉健康情况。第三，发达国家已经普遍将视觉健康纳入国民健康保障体系中，从预防、治疗以及康复甚至配镜都已经纳入基本医疗保障中。这为实现国民视觉健康整体化提供了最坚强的保障。第四，对视觉健康人才和视觉健康产品进行了严格的管理。除了传统的手术、开药等过程受到严格监管以外，发达国家眼镜生产、配镜流程都有严格的规定，将其纳入医疗行为的监管。

## 关注整体的视觉健康，让人人享有视觉健康

现有的视觉健康政策以防盲治病为导向，关注的是单个的眼病，忽视了群体的视觉健康，已经不能满足保障国民视觉健康的客观要求。应从“整体的视觉健康”理念出发，围绕“人人享有视觉健康”的原则，从决策、规划、操作、配套等方面推动视觉健康公共政策制定的转变。

**在决策层面上，建立国民视觉健康决策体系，整合目前碎片化的决策体系。**

要解决谁为国民视觉健康负责、从哪些方面来负责、为谁负责、循证决策这四个问题。将视觉健康纳入到国民健康保障体系中，建立保障国民视觉健康的专门部门，从专业性和可问责性的角度，在视觉健康公共服务、公共教育、预防保健、医疗保障和视光行业监管等多个方面，系统地制定与视觉健康相关的公共政策。建立循证决策机制，通过促进科研机构、公共卫生机构以及相应的政府职能部门合作，对我国国民视觉健康实行连续的、动态的跟踪监测，为确定干预重点、干预时机与干预手段提供科学依据。

在规划层面，以实现整体的视觉健康为目标，坚持“预防为主”“防治结合”。

不仅要继续加强对少年儿童和老年人的保障，也应使得广大的处于劳动年龄阶段的各类从业人士能够得到基本的视觉健康保健服务。坚持“预防为主”，增加公共教育与预防保健的资源投入、增强预防保健政策的预防功能。特别要针对新时期电子产品普遍使用对视力的危害，让视觉健康知识走进家庭、校园、企业和各种公共场所。做到“防治结合”，将影响国民视觉健康的主要眼疾的治疗，如白内障、屈光不正的治疗，逐步纳入医疗保障的范围。医疗保险应大力加强对可避免的视力缺陷的医疗保障，鼓励早发现早治疗。

**在操作层面，将视觉健康保障与医疗卫生政策衔接。**

将视觉健康公共教育列为健康教育和公共卫生服务的重要内容。由专业的眼视光学机构指导、健康教育所负责组织监督、基层医疗机构与学校等单位负责实施，以多种形式与手段来宣传视觉健康保护知识。将覆盖全人群的初级视觉健康保健服务纳入到基本公共卫生服务包中，并建立终身视觉健康档案。实施贫困地区儿童视力健康重大公共卫生项目。在陕西、甘肃农村地区有5/6近视少年儿童没有佩戴眼镜，原因之一就是经济问题。建议国家启动贫困地区儿童视力健康工程，通过重大公共卫生服务项目为适龄贫困少年儿童提供预防保健、合理配镜以及疾病治疗等服务，保障视觉健康。在医保资金结余较高的地区，可以探索医保资金购买视力检查、配镜、视力矫正等服务。

**在配套落实层面，建立配套机制确保国民视觉健康服务。**

探索建立有效的激励机制，促进政策的落实。借助行政体系推动政策落实，制定明确的进度计划，明确各项政策落实的时间表，根据进度计划来规划人力物力投入与考核要求，提高政策执行效率。大力培养眼科与视光学科的各类人才，从招考规划和专业设置上予以调整，以吸引更多人才加入这一个行业为视觉健康服务，适当提高眼镜验光人员、配镜人员等视觉健康从业人员的准入标准。同时，进一步加强视光行业监管。建议参照国内外医疗器械管理相关办法制定镜片镜架等生产准入与验光配镜监管标准，将其与一般轻工业产品区分开来，实行由卫生部门指导、食品药监部门落实的监管制度，改变多头监管乱象，实现从事前准入、事中督查到事后审查全方位的监管。

# 第四章　治疗困境

近视眼是目前全球发生率最高的屈光不正，在美国有超过 25% 的成人患近视，亚洲部分国家和地区的特定人群近视眼发生率更高达 70%。近视眼的发生和发展机制较为复杂，也尚未明确，且无特效治疗药物。目前治疗方法以手术治疗、仪器治疗和眼镜矫正居多，它们各有各的作用和效果，但也都各自存在局限和弊端。

## 治疗近视的终极办法——手术

手术治疗近视是一种治疗措施。随着现代科学的发展及眼科操作技术的进步，近视手术得到了迅速发展，而且方法在不断地更新。经过近几十年的发展，近视眼手术已经达到了相当高的水平。

1983 年，纽约哥伦比亚大学的 Stephen 首先将准分子激光试用于屈光手术，并在动物角膜上开始试验。20 世纪 90 年代初，美国食品药品管理局（FDA）开始准分子激光角膜表面切削术（PRK）的临床试验，当时近视眼的治疗范围大都在低、中度近视之间。1995 年，美国 FDA 批准了 PRK 对于低、中度近视的治疗。1999 年，准分子激光原位角膜磨削术（准分子（LASIK））用于高度近视、远视及散光的临床治疗。

1992 年，我国引进准分子激光开展了 PRK，随后开展了准分子（LASIK）。与最早使用钻石刀进行的近视眼放射状角膜切开术（RK）相比较，准分子激光手术具有损伤小、精确度高、可预测性强、并发症少、适应症广等优点，其通过切削中央区角膜组织使之变平，以达到矫正近视的目的。

## 手术类型

近视手术从角膜、晶状体、和巩膜 3 个部位着手，可分为角膜屈光性手术、晶状体屈光性手术、巩膜手术 3 类。

### 第一类：角膜屈光手术

角膜位于眼球的表面，手术操作方便，而且角膜屈光力占全眼球屈光力的 2/3，改变角膜的屈光力能有效地改变眼的屈光状态。也就是说，只要将角膜的弯曲度稍稍变平，使角膜屈光力减少，就能改变眼的近视状态。

目前这类手术开展最多，主要有：放射状角膜切开术、表层角膜镜片术、角膜基质环植入术、光性屈光性角膜切削术、激光原位角膜磨镶术、准分子激光上皮下角膜磨镶术（LASEK）等。

根据手术部位，可将角膜屈光手术分为非光学视区角膜屈光手术及光学视区角膜屈光手术。

**非光学视区角膜屈光手术**是通过对光学视区以外的角膜进行操作，手术间接影响光学视区角膜弯度的状况，以此来改变角膜的曲率，使屈光状态发生变化。由于整个手术是在光学视区之外进行，光学视区没有伤口，因此术后光学视区不会留有瘢痕。即使有轻微的操作不当，术后对视力的影响也较小。但是应用这类手术矫正屈光不正的范围及其有限。

放射状角膜切开术是治疗中低度近视的手术办法之一，它就是在角膜光学视区外做 4 到 12 条深达角膜厚度 85% 到 95% 的放射状切口，术后切口部位隆起，中央角膜代偿性变平，从而降低角膜曲率，达到矫正近视的目的。

表层角膜镜片术是去除角膜中央区上皮，不损伤其下方的角膜前弹力层，根据近视度数的大小,将加工削成的同种异体角膜组织镜片缝于患者角膜表层。这种手术相对安全，如果出现并发症或镜片度数不合适，可随时取下或更换角膜镜片。但矫正度数的精确度差，也不能矫正散光，而且受到角膜材料来源的限制，故未能广泛应用。

角膜基质环植入术是通过在周边角膜基质层间植入不同厚度的高分子化合物的环形条片，以增加周边角膜厚度，使中央区角膜变平坦，从而减弱角膜的屈光力，达到矫正近视的目的。其手术优点是不累及中央区角膜，理论上对术后视觉质量的影响可能要低于其他角膜屈光手术。另外，手术效果可调整，植入环可随时取出或更换。缺点是，矫正范围小，仅能矫正 –3.00D 以下的单纯性近视，术后视力波动，可能发生散光、夜间眩光、植入环周围混浊等并发症。

光学视区角膜屈光手术是直接对光学视区的角膜进行手术，以改变光学视区的角膜曲率达到矫正屈光不正的目的。由于这类手术是在光学视区内完成，因此可矫正程度高达几十个屈光度。可是一旦操作不当在角膜中间光学视区留下瘢痕，将严重影响视力。

这类手术利用了准分子激光治疗技术，使手术治疗近视取得了重大突破。所谓准分子激光，是指受激二聚体所产生的激光。之所以称为准分子，是因为它不是稳定的分子，是在激光混合气体受到外来能量的激发所引起的一系列物理及化学反应中曾经形成但转瞬即逝的分子，其寿命仅为几十毫微秒。

激光与日光不同，是一定物质激发后发出的一定波长的光束。激发物质不同，发出的光的波长也不同。准分子激光是紫外激光，它发出的波长很短，因而穿透力很弱，产生热量极小，被认为不产生热量，用大剂量准分子激光照射火柴头也不会引燃。它对被照射物体不产生冲击波，不产生热灼烧，而是对被照射物体分子间的键起到松懈作用，使分子游离，从而使被照射物体汽化，它的作用范围可以很小，对激光照射区旁边的组织毫无影响。

用来做近视手术的准分子激光是以氟化氩气体做激发物质，它发出的光波长是 193 纳米（1 毫米 =1000000 纳米），由于它的波长比紫外线短，所以肉眼看不见。医生将这种激光通过传送系统照射到角膜上，照射时是一闪一闪的，有一定频率，闪 1 次为照射 1 次，一般照射 1 次可以去掉 0.25 微米深的角膜（1 毫米 =1000 微米），照射次数越多，去除的人角膜越多。准分子激光矫治近视的原理，就是准分子激光在电脑的精确控制下，根据近视度数对瞳孔区的角膜基质层进行切削，使角膜的前表面稍稍变平，就好像在角膜上雕刻了一副近视镜片，从而使外界光线能够准确地在视网膜上会聚成像，来达到矫治近视的目的。（图 4–1）

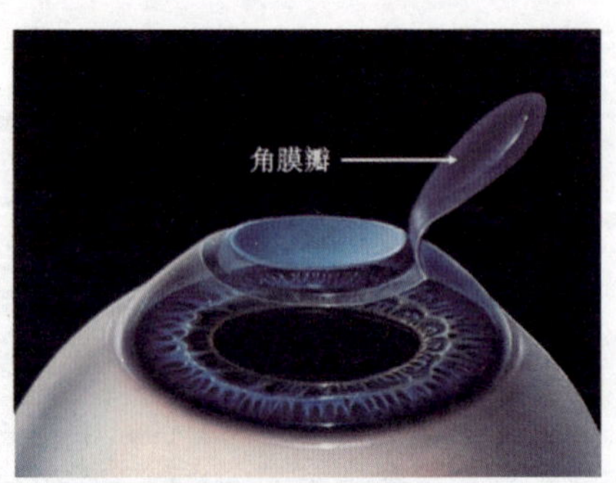

图 4-1　准分子手术示意图

光性屈光性角膜切削术（Photo Refractive Keratectomy，简称 PRK）是最先开展的准分子激光角膜屈光手术，效果比较满意。其手术方法是表面麻醉后用机械方法（刮刀）、化学药物方法或激光方法去除角膜中央区的角膜上皮，按照预先设置的程序，应用准分子激光切削角膜中央区浅表组织使之变平，屈光力减弱，从而达到矫正近视的目的。

术后在上皮愈合的 2 ~ 3 日，眼部有一定的疼痛反应，视力恢复需要 2 ~ 3 日的时间。术后可能会产生并发症，主要有角膜上皮下雾状混浊，屈光度数回退或视力减退，激素性高眼压（因术后要点 4 个月的糖皮质激素眼药水，个别会出现高眼压）。极少数患者有度数过矫、欠矫、夜间眩光或感染等。而且临床表明，高度近视者做这种手术易发生角膜上皮下混浊和度数回退，因此，目前这种手术仅用于中低度近视矫正。

激光原位角膜磨镶术（准分子（LASIK），简称 IK），是国内开展最多、应用最为广泛的矫正屈光不正的手术方法。其使用手动或自动切削刀在角膜光学视区做板层角膜瓣，在角膜瓣下配合准分子激光进行切削，联合治疗近视和远视。

准分子（LASIK）手术是在 PRK 的基础上发展起来的，该手术避免了 PRK 手术后的角膜上皮过度增生和角膜雾状混浊现象，术后疼痛轻，视力恢复快，以其适应范围更广、效果更加稳定而受到广大近视患者的青睐。其缺点是手术难度较大，可有角膜瓣引起的并发症，高度近视疗效比中低度近视略差，为留下安全的角膜厚度，角膜过薄而度数较高的患者不适合做该手术。

准分子激光上皮下角膜磨镶术（LASEK，简称 EK），是针对不能通过准分子（LASIK）手术进行矫治的较薄角膜、高度、超高度近视患者的一种全新激光治疗近视手术，对于有角膜新生血管及长期戴角膜接触镜的患者，也比准分子（LASIK）安全。其手术方法是先用化学方法松懈角膜上皮，用角膜铲剥离一个厚度为 60 ~ 80 微米，直径 8 ~ 10 毫米，蒂的弧度为 30 度的上皮瓣，然后在瓣下用准分子激光对中央区角膜基质进行切削，最后将上皮瓣复于原位，放置角膜接触镜 5 ~ 7 日。

该手术的优点是激光切削后立即在角膜基质上覆盖一个上皮瓣，与光性屈光性角膜切削后裸露基质面相比，在伤口愈合上有本质的区别，与准分子（LASIK）相比，板层角膜刀的“瓣风险”不存在，是解决高度和超高度近视、角膜厚度不足患者有效的屈光手术方法。但缺点是目前对于高度或超高度近视，角膜上皮下雾状混浊和度数回退的问题还没有完全得到解决，它只是对准分子（LASIK）的补充，并不是替代准分子（LASIK）的手术。

波前像差引导准分子激光手术（Torsion 准分子（LASIK），简称 TK），是准分子（LASIK）技术的最新进展，是根据患者眼球的各项屈光数而“量身定做”设计出来的最佳方案。它不但考虑患者的远视、近视度数，更重要的是根据每一个患者具体的角膜地形情况、像差情况，进行个体化的综合治疗，使得手术后视力有可能达到或接近人正常视力的极限。但是这种技术尚不完全成熟，适应症的选择也比较严格。

第二类：晶状体屈光手术（图 4–2）

晶状体是眼内重要屈光间质之一，它具有 +19.00D 的屈光力。用摘除晶状体的方法可以矫正 –10.00D 的高度近视，残余的度数可以通过植入人工晶状体的方法矫正。晶状体的手术史相对比较长，但发展比较慢。现在多采用保留晶状体的人工晶状体植入手术，在保留原晶状体的基础上，再植入一个相当于近视镜片的人工晶状体。根据人工晶状体植入部位的不同分为前房型人工晶状体和后房型人工晶状体。随着现代显微手术的开展及日益成熟，晶状体屈光手术的成功率有了很大提高，多用于超高度近视的矫正。

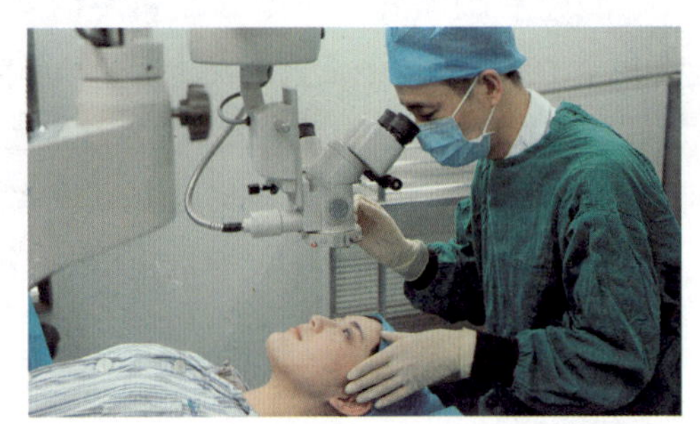
图 4-2　晶状体屈光手术

这种手术，实际上是把镜片由戴在眼外移到眼内。而且手术是可逆的，万一不需要这种人工晶体，做个小手术便可取出。该手术效果好，矫正屈光范围大，本技术适合于 1300 度到 3000 度超高度近视、300 度以上散光或角膜很薄不能实施激光手术的患者。

根据患者眼球情况和人工晶体安装的位置可分为 3 种手术方式：前房虹膜夹持型（简称 ACL）、前房房角支撑型（简称 PCL）、后房型（简称 ICL）。

其中，ICL 植入式隐形眼镜是一种高精度手术，在欧美已有二十多年的成功经验了，是一种相对安全有效地治疗超过度近视的方法。由于 ICL 是长期植入眼睛内部，所以无需维护。植入的 ICL 晶体采用高科技生物仿生科技，不会与任何眼睛内部组织发生结合，也不会移位。即使个别患者随着年龄的增加，视力有所改变，而导致植入的 ICL 晶体不再合适，可以随时把 ICL 晶体取出。

ICL 植入手术具有“不改变眼球组织结构和形状”等优点，具有较强的可逆性，手术后恢复快，不需住院，对高度、超高度（近视 1200 度以上远视

600 度以上）的患者，效果尤为明显。可大范围的矫正近视、远视和散光，不去除、不破坏眼角膜组织，无手术缝合。

由于晶状体位于眼球内，晶状体屈光手术属于内眼手术，操作难度大，对医生的手术技巧和经验要求非常高，加上高度近视本身并发症的影响，使得手术的安全性相对较低。因为晶状体是眼睛的调节器官，摘除后会造成眼的调节功能丧失，视近时必须要戴花镜，所以这种手术依然存在局限。

第三类：巩膜手术

包括巩膜缩短术和后巩膜加固术。眼轴变长是绝大多数近视的病例基础。巩膜缩短术通过缩短巩膜使眼轴变短来达到矫正近视的目的。通过计算，眼轴没缩短 1 毫米，近视屈光可减少 -2.50D，但在实际发现中，对未发生视网膜脱离的近视患者实行巩膜缩短术是非常困难的，巩膜缩短后眼球容积变小，易产生高眼压，因此这种手术目前只是在视网膜脱离复位手术中合并应用。

后巩膜加固术是利用生物材料将后部巩膜加固，增强后巩膜的支撑力，以减缓眼轴变长的速度，来达到限制近视发展的目的，多用于病理性近视。这种手术已经有 30 年的历史了，世界上大多数国家已经开展，已有大量患者接受该手术。我国也有不少医院已开展这项手术。

后巩膜加固术是眼球外手术，要将加固的材料剪成各种需要的形状，通过球结膜的切口离开眼外肌，放置到眼球最薄弱地方的外表面，使该处眼球壁变成双层。

需要了解的是，后巩膜加固术是预防性手术，它与治疗性手术不同，治疗性手术中改变了角膜曲率，术后可获得良好视力，而后巩膜加固手术要等到新生血管生长，植入物纤维化融合，才能使自身眼球壁与植入物合二为一，而这一过程需要 1 年以上，所以后巩膜加固术得益在 1 年以后。

## 术前术后

20 世纪 90 年代以来，准分子激光手术技术的创新和发展使得近视矫治取得了重大突破，让大量饱受近视困扰的人群摘掉了眼镜。这种手术依然在临床实践中不断地改进和完善。有人说，21 世纪屈光手术将会有一场新的革命，不仅是近视、远视和散光，老花眼及其他眼病也都有可能通过手术得到解决。

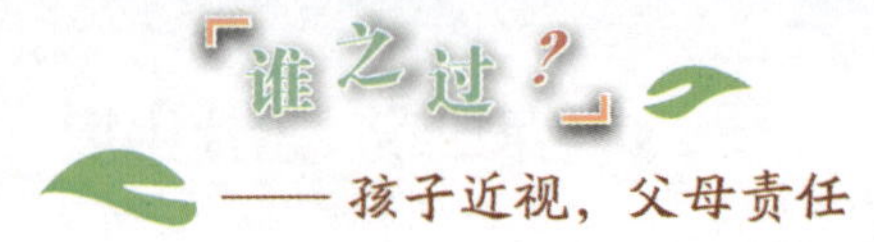


这看起来是一件非常让人振奋的事情，但是，我们从本质上来看，目前无论哪种手术，都是治标非治本的矫正视力的方法。虽然手术治疗近视的效果是肯定的，但并不是每位近视患者都需要手术、都可以手术，这种手术治疗的方式有很多的限制。况且，手术的技术水平处在一个发展阶段，接受手术的患者都要承担相对较大的风险，一定要全面了解手术治疗的适应症状及注意事项后，再做出慎重选择。

适合做准分子激光手术的患者包括：

1. 年龄在18周岁至50周岁，且两年内近视度数稳定，每年发展不大于0.50D的患者。因为手术针对现有的屈光度进行矫治，18周岁以下的青少年眼球还在发育中，再加上正处于紧张学习期，近视度数会不断较深，过早接受手术，视力极有可能再次下降。

2. 屈光矫治的范围包括：近视 -1.00D ~ -14.00D，远视 +1.00D ~ +6.00D（+3.00D 以下效果最理想），散光 6.00D 以下。

3. 角膜厚度有严格的要求，角膜厚度至少要在 450 微米以上。之前我们讲过，准分子激光手术矫治近视是通过切削角膜，在角膜前表面雕刻一凹透镜来完成的，近视度数越大，切削得越深，因此术后角膜会变薄一些。但切削深度是有严格限制的，是以留下足够的角膜厚度来保证手术的安全性为前提的。根据不同的术式，一般认为术后保留 400 微米角膜厚度比较安全。正常人平均中央角膜厚度为 520 微米，而有些人角膜比较薄，如果再加上近视度数比较高，那么术后就不能留下安全的角膜厚度了。术后角膜过薄，有发生医源性角膜膨隆（圆锥角膜）等并发症的危险。

不适合做准分子激光手术的患者有：

1. 眼部活动性感染性病变者：如急性结膜炎、睑缘炎、角膜炎、泪囊炎、虹膜睫状体炎等。

2. 患有圆锥角膜（包括亚临床期的圆锥角膜，即尚无明显临床表现，通过角膜地形图可检测出）、青光眼、眼底出血和视网膜脱落者。

3. 患有干眼症或有明显的眼干症状者：因为激光手术及术后应用的激素眼药水可破坏角膜表面泪膜的完整性，所以可造成术后眼干症状。如果患者术前就有眼干症状，那么术后症状会加重，有些患者会感到非常痛苦。

4. 戴镜矫正视力低于 0.5 者：因术后视力一般最好达到术前最佳矫正视力，若矫正视力太差，手术意义不大。

5. 高度近视且瞳孔过大、角膜过薄者：因为高度近视激光切削深度要深，如果瞳孔过大就会暴露出陡峭的切削边缘，那么夜间看灯光时，会有眩光现象，特别是常在夜间开车的驾驶员会有安全隐患，角膜过薄者如切削过深则保证不了术后安全的角膜厚度。

6. 具有瘢痕体质、糖尿病、结缔组织病等影响角膜伤口愈合疾病的患者。

### 术前检查

准分子激光手术前还要进行一系列的检查项目，一方面是为手术提供可靠参数，另一方面是为了排除手术禁忌症。一般要检查以下内容：

**视力检查。**包括裸眼视力和戴镜最佳矫正视力。

**屈光检查。**包括初验、散瞳验光和复验，要分两次检查。这是重要的检查项目，验光度数准确与否直接影响手术结果。

**眼前节及眼底检查。**重点检查角膜透明度、有无瘢痕及新生血管、暗光下的瞳孔大小、晶状体及玻璃体有无混浊、眼底有无病变等，如发现视网膜周边有裂孔或严重变性区，医生会建议先进行眼底激光治疗，以减少术后发生视网膜脱离的可能性。

**眼压测量。**以排除高眼压和青光眼的可能性。正常眼压值为 10~21 毫米汞柱，高于 24 毫米汞柱为高眼压。

**角膜地形图检查。**主要目的是对整个角膜表面的规则性和对称性有所了解，重点排除圆锥角膜的可能性。

**角膜厚度测量。**这也是决定能否手术、做何种手术的重要检查。正常平均中心角膜厚度为 500 ~ 550 微米，如低于 450 微米则不能手术。角膜薄而近视度数较高者，可选择准分子激光上皮下角膜磨镶术或微型角膜刀法上皮下激光磨镶术手术。

**泪液分泌试验。**对有干眼症的患者应做这项检查，泪液分泌少者则不宜做手术。

### 手术准备

接受准分子激光手术的患者还必须要做好几个方面的准备。

1. 心理准备。患者要充分考虑有关手术事宜，消除对手术的恐惧感，稳定情绪，以保证术中精神放松，配合医生做好手术。患者同时要对手术有较全面和客观的了解，了解手术后可能达到的效果，能够正确认识术后可能出现的不良结果，并要在手术同意书上签字。

2. 停戴角膜接触镜。检查和手术前应停戴角膜接触镜 2 周以上，因为角膜接触镜会改变角膜的形状，对泪腺和角膜上皮也有影响，所以检查和手术前要先停戴几周，让角膜恢复原状。角膜形状没有恢复正常会导致：测量结果不准确；手术方案设计错误；术后视力恢复不理想。

3. 应用抗生素滴眼液。术前 3 日点左氧氟沙星滴眼液，妥布霉素滴眼液等，以清洁结膜囊，杀死结膜囊内的细菌，减少术后发生感染的概率。

4. 注视训练。术前每日平躺在床上，眼球保持不动，注视正上方一个目标片刻，以便在术中能很好配合。

5. 术前清洁。手术前 1 日晚上应洗头、洗澡，并保证有充足的睡眠，必要时口服镇静剂。

6. 手术当天眼部不要化妆或使用香水，以免给医生术前眼部清洁及消毒带来困难，如清洁不彻底可造成一些细小颗粒进入手术区域；不要使用香水及有刺激性的气味的物质，以免对激光工作状态造成影响，而影响手术效果；当天不要亲自驾车，最好有人陪同。

患者眼部清洁消毒，点麻醉眼药后，平躺在手术台上，全身放松，头位放正并保持不动，眼睛注视正上方闪烁的灯光。如做激光原位角膜磨镶术，眼内放置负压吸引环，制作角膜瓣，此时会有短暂的、轻微的眼球胀痛感，注意不要用力挤眼和转动眼球。如做光性屈光性角膜切削术或准分子激光上皮下角膜磨镶术，须刮除角膜上皮或剥离角膜上皮瓣，注意保持眼球不动。进行激光击射时会听到“沙沙”的响声，并可闻到烧焦的气味，没有任何疼痛感。这时一定要注视正上方闪烁的指示灯，保持眼球不动。最后进行冲洗，角膜瓣复位。完成右眼手术后，紧接着做左眼手术，整个手术过程持续几分钟，条件好的手术室配有背景音乐，使患者能比较轻松地接受完手术。

### 术后须知

1. 术后休息 30 分钟，无不良反应才能离开医院。手术次日到院换药、复诊。严格按照医嘱用药。

2. 用药后有一点眼部不适，胀痛、流泪、怕光等症状。这是正常反应，但症状加重，请立即回院复查，一般在 2 ~ 3 天后症状会减轻或者消失。

3. 术后一周内，为避免熟睡后碰到眼部，请在睡觉时戴上眼罩。

4. 术后次日复诊时，领取付复诊卡，严格遵守复诊时间来医院复诊，需要在指定时间内按时复诊 7 次，为期 2 年，依次是：手术后次日、一周、一个月、三个月、半年、一年、两年，未到复诊时间，但有不适反应，应及时到医院就诊。

5. 术后视力在 1 到 3 个月内可能会有所波动，而且有人会出现看近模糊看远清楚的情况，一般在 2 周左右会有好转，个别人白眼球（结膜）上会有些淤血点，这是在制作角膜瓣时眼部毛细血管损伤出现的淤点。一般会在一个月内自行吸收且不影响视力，不必紧张。

6. 术后严格按照医嘱用药，滴眼药方法：洗净双手，对好药名，轻扳下眼睑，瓶口距眼部 2cm，将药物滴入大眼角处（仅仅 1 滴），闭眼休息 2 分钟，帮助药物吸收。

7. 术后 1 个月内，洗脸、洗澡、洗头时，防止水进入眼睛，以免感染。出门时佩戴偏光镜，以免强光刺激眼睛或风沙进入眼睛，注意避免眼部外伤。

8. 术后 1 个月内少吃辛辣、易上火的食物。例如：荔枝，烟，酒，火锅等。可多吃用含蛋白质高、维生素充足的食物，增加营养。1 个月内眼部皮肤避免接触化妆品，禁止眼部按摩，避免揉眼。术后短期（1 ~ 3 个月）内少看书、看报、用电脑，避免长时间近距离过度用眼（用眼一次不超过 45 分钟）。3 ~ 6 个月避免对抗性强，眼部易受伤的运动，3 个月内严禁游泳。注意环境卫生和个人卫生。防止引发感染。

一些人在术后往往容易“得意忘形”，没有遵医嘱进行护理工作，其实这并不利于眼部的恢复和视力的稳定。而护理细项中对于吃也是有严格要求的。

近视手术后一周到十天左右，眼角膜尚处于轻度水肿状态，使用激素类的滴眼液就是为了使角膜水肿吸收。这段时间的食物中要减少辛、酸、辣成份，比如：辣椒、生姜、大蒜、洋葱、花椒、火锅等，以减少对眼睛的刺激。同时，还要少吃糖果、甜食、全脂奶酪等。

在这段期间，以下食物要少吃：水产品中的带鱼、鲤鱼、鳝鱼、蚶子、蛤蜊、螃蟹、虾和海参等；畜肉类的羊肉、狗肉、驴肉、马肉和老母鸡肉、大公鸡肉等，蔬菜中的韭菜、芹菜、香菜和茴香等，以及一些食物搭配，比如：笋尖炖鸡、香菇炖鸡、冬笋炖肉等。

为了缓解近视手术后早期眼睛的疲劳，每天应该摄入足够的维生素 A。维生素 A 是一种合成视紫红质的原料，视紫红质具有感光作用，存在于视网膜内。维生素 A 缺乏，还可使泪腺上皮细胞组织受损，分泌减少，加重近视手术后眼睛干涩症状。

生活中富含维生素 A 的食物有：鸡蛋、牛奶、胡萝卜、甜菜、芥菜、菠菜、南瓜、甘薯、西葫芦、鲜梨、桔子、杏、桃、红枣等，其中红枣的维生素A含量非常丰富。此外，可以用菊花、秋桑、枸杞子、果干等组方为菊启茶，经常泡饮效果更佳。菊花和枸杞子含有丰富的维生素A，有很好的清肝明目的效果，秋桑有很好的祛火消炎功效，果干可以调和口感，对于缓解用眼疲劳以及黑暗中快速调整视力，有不错的效果。

影响手术的因素

**术前检查** 手术并不是一个孤立的过程。术前要进行严格的眼科常规检查，排除不适宜手术的病症。要精确的验光，进行角膜地形图检查，相应数据要准确无误地输入计算机，经过计算机处理的数据要导入手术设备，每次手术前都要对激光设备进行精确的调校。这些过程不能有丝毫马虎。

**医生** 好的设备要由经验丰富的医生来操作才会发挥最大的效用。人体是一个复杂的大系统，各器官之间有着微妙的关系。经验丰富的专家与新手医师的不同体现在于专家可以根据病人的情况设计手术的步骤，能够有效地防范风险。

手术医师的经验对手术的安全性具有决定意义，因为操作角膜板层微切器相当复杂，因此，需要技术经验纯熟的眼科专业医师来操作。富有经验的医师还能在手术过程中处理各种复杂的个体差异问题，保证每个患者的手术安全，这是经验欠缺的医师难以做到的。

**设备材料** 设备的性能差异直接决定了手术质量的高低，主要体现在手术矫治的精确度和术后角膜的平滑度以及手术的切削区直径的大小和剩余角膜的厚度。精确的切削可以确保手术达到预测视力，避免欠矫（仍残留少量近视）或过矫成远视；平滑的角膜意味着不会出现不规则的散光；更大的手术区域意味着不会发生夜间眩光现象；剩余角膜厚度大，不会发生医源性圆锥角膜现象。

手术室的空气条件会直接影响手术的稳定性和安全性。准分子设备属于非常敏感和不稳定的高级精密仪器，要求一直处于恒温、恒湿、恒压环境，而这样的环境只有层流超洁净手术室才能提供，并且只有在超洁净手术室才能避免手术过程中的外源性感染。

同样的手术进口材料和国产材料的价格差异巨大。用于制作角膜瓣的刀片成本很高，有些医院为节省成本将角膜刀反复使用，容易造成病人感染，甚至失明。正规的眼科医院的所有耗材不论多贵，都只能一次性使用。

**手术方式** 当今世界主流的屈光手术是准分子激光手术，这种手术保留角膜上皮，损伤小，受术者痛苦小，术后容易恢复，不易感染，但手术成本高。而全球最高端的手术方式是飞秒激光，这种手术方式全程无刀，手术更安全，更精准，复位更接近原生态，手术视觉更完美。

**手术服务** 所有接受准分子手术的患者都会不可避免地产生紧张情绪，细致的关怀和服务可以缓解甚至消除患者的紧张。如果服务不好，会使患者更加紧张，甚至使患者忧虑增加、恐惧感上升，不能与医生很好地配合，产生一些意想不到的情况，严重影响手术效果。

## 近视手术的利与弊

当今世界主流的屈光手术是准分子激光手术，这种手术保留角膜上皮，损伤小，受术者痛苦小，术后容易恢复，不易感染，可谓优势明显。

准分子激光治疗近视眼最早是 1985 年美国医生开始在临床应用的，近年来发展迅速，20 世纪 90 年代初传入中国。准分子激光治疗高、中、低度近视的手术效果远远优于以往的屈光手术，因此，广为全世界的眼科医师所瞩目。但仍有很多人对它产生怀疑，怕眼睛被打穿、烧焦。

一般来说，准分子激光是波长很短的紫外光，它与生物组织发生的是光化学效应而不是热效应，因此，不会产生热损伤，更谈不上烧焦。

另外，还有人顾虑会打穿眼球，这种顾虑是多余的，准分子激光波长短，穿透力弱，每个脉冲只能切削 0.25um 的深度，是在细胞下水平切削，切削极精确，因此打穿眼球是不可能的。

有人担心会伤害眼睛的其他部位，这也是多虑，因为准分子激光器都有红外线跟踪系统，当你的眼球偏转超出正常范围，激光会自动停止击射，保证安全治疗。

激光治疗近视的原理是，近视眼是由于眼球的前后径太长或者眼球前表面太凸，外界光线不能准确会聚在眼底所致。准分子激光角膜屈光治疗技术（PRK 和准分子（LASIK）技术），是用电脑精确控制的准分子激光的光束使眼球前表面稍稍变平，从而使外界光线能够准确地在眼底会聚成像，达到矫正近视的目的。

准分子激光是氟氩气体混合后经激发产生的一种人眼看不见的紫外线光束，属冷激光，能精确消融人眼角膜预计去除的部分而不损伤周围组织和其他组织器官。

准分子激光与生物组织发生的是光学效应而不是热效应，因此，不会产生热损伤，它的波长短、穿透力弱，每个脉冲只能切削 0.25 微米的深度，是在细胞水平下切削，切削极为精确。另外准分子激光仪大都有红外线跟踪系统，如果术中眼球偏转超出正常范围，激光会自动停止射击的。所以在安全性上还是有保证的。

做激光手术时不痛苦。手术前要点一种为表面麻醉剂的眼药水，这种眼药水发挥作用快、麻醉效果好，可以使眼球的痛觉丧失，在激光切削时不会有任何的疼痛感。手术时间短，整个手术过程只有几分钟，可以比较轻松地度过。

值得一提的是，目前不断更新换代的准分子激光仪的计算机控制系统能够准确地执行所输入的数据，并有自检保护程序，更为激光治疗近视提供了可靠的保证。精密计算机及雷射仪器控制矫正度数，一般误差约在 ±50 度以内，矫正范围更涵盖近视、散光及远视。

然而，即便是精密仪器控制的近视手术，多年来在恢复时间和恢复效果上仍存在这样或那样的与理想预期的差距。

1. 有术后感染的可能。一般术后感染极为少见。患者于术后 1~2 天开始有严重刺激症状，检查可发现眼部充血、角膜水肿，层间可见病灶，严重时可导致角膜基质坏死溶解，需及时治疗。单纯滴抗生素效果不明显，往往需翻转角膜瓣，消除病灶，并可在病灶附近施以高浓度敏感抗生素。

2. 角膜切削过深。手术中角膜瓣过厚或过深，导致残留角膜床过薄，术后在正常眼内压的作用下，中央区角膜发生进行性膨胀的扩张。因此，在手术切削参数的设计中，应通过选择适当的切削直径、非球面切削方案等，使角膜床厚度保留至少 250 微米，对于高度近视或角膜厚度偏薄的患者，尤需加以注意。此外，由于实际切削角膜瓣厚度可能存在一定误差，角膜床厚度应以术中实际测量为准。圆锥角膜往往在术后数月甚至数年后发生，早期表现为明显的屈光回退，继而出现明显的不规则散光，视力和矫正视力均明显下降。在早期，常规角膜地形图不易发现，且难以与屈光回退鉴别。监测角膜后曲率的改变有助于早期诊断。对于进行性发展的患眼，角膜接触镜等保守治疗效果不明显，多需行角膜移植术。

3. 类固醇性高眼压。由于准分子（LASIK）引起的角膜愈合反应很轻，与 PRK 手术不同，术后不需长期滴类固醇眼液，因此发生类固醇性高眼压比较少见。但仍需密切观察，眼压增高应及时停用类固醇。值得一提的是，由于术后角膜曲率的改变，眼压测量的度数往往偏低，应予以重视。

4. 角膜瓣下上皮细胞内生。多数情况下，角膜上皮细胞内生仅限局于角膜瓣边缘，裂隙灯显微镜下可见乳白色颗粒状沉积，有时还可伴有角膜瓣边缘局部浸润，但多为自限性，不会造成任何视力损害，可不用处理。个别病例，尤其是术中有角膜上皮损伤，角膜瓣过薄或破碎则术后容易形成较为严重的角膜瓣下上皮细胞内生，呈乳白色树枝状，侵及视区影响视力，也可产生明显的不规则散光。此时应及早打开角膜瓣，在瓣下（角膜瓣侧和角膜床面）充分刮除内生的上皮细胞。对于原来角膜瓣过薄或破碎者，则可考虑作 FIX 术。

5. 角膜瘢痕。多见于角膜瓣过薄，不规则或脱落。预防的关键在于术中制作良好的角膜瓣，一旦发生角膜瓣过薄或不规则，即应复位角膜瓣中止第二次切削。对于术后行成的角膜瘢痕，可于 1 年后行 FIX 术。

6. 视网膜下出血（Fuchs 氏斑），黄斑破孔。根据国外文献报道和临床观察，术后视网膜下出血（Fuchs 氏斑）的发生率为 0.4% ~ 0.6%，黄斑破孔的发生率为 0.1%，多发生于术后 1 ~ 3 月，高度近视患者尤为多见。有推测认为，术中负压吸引眼压变化和激光对视网膜脉络膜造成的冲击波，是引发术后视网膜下出血（Fuchs 氏斑），黄斑破孔的诱因，但未得到进一步证实。

7. 屈光回退。这是角膜激光手术普遍存在的问题，手术效果总是难以精确达到理想的预期目标。准分子（LASIK）术后屈光回退的幅度较 PRK 小，其回退幅度的大小与预矫治度数呈正相关。与 PRK 术后不同，皮质类固醇对于准分子（LASIK）术后回退无治疗作用。

一些人在术后最佳矫正视力下降了。尽管大多数患者在术后视力明显提高，但确实也存在有进行性视力下降的病例。尤其引人注意的是，有少数术后视力未能达到正常水平者，原先可通过戴框架眼镜的方法来获得最佳矫正视力，术后却难以达到原先可矫正的视力水平。

8. 过矫和欠矫。迄今为止，还没有一种确定的普遍适用的准分子（LASIK）激光治疗软件，大多数术者都是根据自己的经验，参照 PRK 激光治疗软件稍作调整后进行手术，其精确性受到一定限制。对于过矫和欠矫，可在第一次手术 1 ~ 3 个月后重新揭开角膜瓣，再次作激光切削。假如原先的角膜瓣质量差，则可在第一次手术 3 个月后再次制作角膜瓣。

9. 散光增加。除了激光切削偏中心及不规则切削外，散光增加的原因还与角膜瓣下上皮细胞内生，角膜瓣不规则有关。

10. 眩光、光晕及单眼多视症。术后常有一些患者出现眩光现象。这种反应可能是由于角膜切削不均匀或者切削区角膜均质性改变而使部分光线发生散射所致，由此影响术后视力。与 PRK 相比，相同切削直径的准分子（LASIK），术后眩光、光晕及单眼多视症的发生率要明显减少。

11. 角膜瓣移位或丢失。术中角膜瓣贴合不良，或术后早期病人用力揉眼，眼部受外伤，都可造成角膜瓣移位甚至脱落丢失。假如发现角膜瓣有轻度移位，角膜瓣本身无明显水肿，则应即刻重新复位，无须缝合；假如角膜瓣移位脱落，并有明显的水肿，在复位后须用 10-0 尼龙线间断缝合固定，4 ~ 6 周后拆线。万一发生角膜瓣脱落丢失，对于近视矫正患者可让暴露的角膜基质床面自然形成上皮面，如果没有明显的雾状混浊（Haze）形成，也同样可获得满意的视力结果，如果有明显的 Haze 形成，则应等稳定后作 PRK 或准分子激光治疗性角膜切削术（PTK）。而对于远视矫正患者，则应及时移植板层角膜，至少等 1 年以后，角膜地形图检查结果稳定，再考虑补充屈光手术，如 RK，AK 及 ALK 等。

12. 夜晚视力障碍。由于术后角膜未形成生理性弧度或表面不够光滑，常易引起光学像差，且昼夜变化常呈不稳定状态。夜晚瞳孔散打时，角膜变形区更多进入瞳孔领域。使中心视觉与周边视觉像差加大，这是造成夜晚视力障碍的主要因素。已知角膜激光术后出现的光学像差，对夜晚视力的损害大于对白天视力的损害，而且是不可逆的。

13. 角膜瓣皱褶。通常在角膜瓣偏薄或切削面不平整的情况下发生。假如仅是在裂隙灯后照法检查发现有轻微的角膜瓣皱褶，并没有影响视力，则可不作任何处理。假如角膜瓣皱褶较严重，位于光学区产生不规则散光，使最佳矫正视力下降，则应及早打开角膜瓣，将其充分展平后重新复位。

14. 角膜瓣下异物残留。角膜切削刀具上的金属碎屑，手套上的滑石粉末，手术布上的棉丝，吸血海绵碎渣以及睫毛等在术中都有可能被带人角膜瓣下。虽然个别异物的残留不会影响手术的效果，无须任何处理，但有些也可引起角膜组织的炎症反应，局部浸润混浊和角膜瓣皱缩。少数情况下，假如用药物不能控制炎症反应，则需打开角膜瓣，冲洗除异物。预防角膜瓣下异物残留的关键在于避免异物进入角膜瓣下：保持手术区的洁净，不戴抹滑石粉的手套，不用带棉丝的手术布单，回复角膜瓣后，在瓣下作充分冲洗。

可以说，做完近视眼手术的恢复时间是因人而异的，但总结起来主要是由三个因素决定了近视眼手术的恢复。

手术方式不同，恢复时间也就不同。近视眼手术的种类比较多，每一种近视眼手术的恢复时间都存在差异，较为常见的有准分子（LASIK）、飞秒激光、ICL 等。

手术前近视程度不同，恢复时间和效果也不一样。一般术前双眼度数的高低，也决定了术后恢复期的快慢。那么如果是 600 度以上的高度近视患者，近视眼手术的恢复时间一定比中低度近视患者的时间要长。

身体体质不同，恢复也不相同。大多数情况下，身体体质好的人，恢复自然要快一些，效果也会好一些。相反身体体质差的就会相对恢复慢一点，但并不会隔太多。

## 四个“别以为”

### 1. 别以为任何度数激光近视手术都能矫正

激光近视手术是一种角膜手术，其原理是以准分子激光切削角膜基质组织，改变角膜曲率，使光线能够聚焦到视网膜上，从而达到矫正近视的目的。因此，其矫治范围和角膜厚度息息相关，1200 度以上的超高度近视患者，在术后预留安全角膜厚度的情况下往往会残留一定度数。

因此，超过 1200 度的患者一般不宜接受手术，而应考虑 ICL 晶体植入手术。

### 2. 别以为激光近视手术谁都可以做

眼下，许多中学毕业生为了应付体检，考上理想中的院校，纷纷在体检前到医院利用激光突击治疗近视眼。但有关专家认为，激光治疗近视眼能不做的，尽量不要做，一定要做的也不要临时“抱佛脚”。

自激光治疗近视眼出现以来，已越来越被广大近视眼患者接受。但专家认为，目前对于近视者来说，最安全的是戴眼镜，如果近视对其没有重大影响，最好不要做激光手术，因为激光治疗毕竟是手术，而只要是手术就存在一定的风险。

对于中学生临时抱佛脚治疗近视眼这一现象，我们认为是不可取的。假设可以做手术，但是做手术前要进行散瞳验光等一系列检查，这对于学业繁忙的中学生来说，会耽误到学习；如果做了手术，术后也需要恢复期，而且度数越深恢复时间越长，在恢复期中眼睛不能看东西，这就更加影响学习。

特别是我们要强调的一点：18 周岁以下的近视患者不要选择手术治疗。因为 18 岁以下激光治近视可能白做。这一时期屈光状态发展往往还不稳定，近视度数可能进一步加深，一两年后视力极有可能回退，严重影响预期的疗效，功败垂成。

适合接受准分子激光治疗的人为：18 周岁至 50 周岁，近两年度数稳定的近视眼 150 度至 2000 度，或合并散光 100 度至 400 度，及远视 200 度至 800 度均适合治疗。

眼部患感染性炎症、圆锥角膜、青光眼、白内障、眼底病变等，或有糖尿病、胶原性疾病等全身性疾病的人也不适合准分子激光治疗。

### 3. 别以为激光近视手术后视力都能达到 1.5

人的眼球是一个由角膜、晶状体、玻璃体、视网膜等组成的精细的屈光系统，任何一个组织发生病变或缺损都会造成视力的损害。每个人视力有差异，往往是因为眼球这个屈光系统整体存在差异；仅仅调整角膜屈光度，难以完全调整整个眼球的屈光状态。

因此，一般而言，激光近视手术能够帮助患者达到术前矫正视力，而不能奢求都有 1.5 的视力。

### 4. 别以为手术后眼睛就不会再次近视

准分子激光术后用药特别重要，应该遵照医生的指导使用，不可以因为自我感觉良好而随意停药或滥用，应定期到医院随访。曾经有一位大学生，手术非常成功，术后 1 周复查双眼视力均达 1.5，但之后他再也没来检查，2 个月后因视力急剧下降来复诊，检查发现视力为 0.4，眼压达 35mmHg。追问病史，原来他一直用激素眼药水，自认为视力已正常而不到医院检查眼压，到出现了视力下降才引起重视，虽经积极治疗眼压恢复正常，但他的视力只能恢复到 0.8。

准分子激光手术后通常要用激素眼药水 1 ~ 2 个月，目的是为了促进术后的恢复和防止近视回退。而激素眼药水具有升高眼压，导致激素性青光眼的可能，因此准分子激光手术后用药期间一定要定期到医院复查，尤其要随访眼压。另外，对于准分子（LASIK）手术者，由于角膜瓣的存在，术后应避免外力碰撞术眼，以免导致角膜瓣移位严重的后果。

对于高度近视者来说，术后要特别当心。高度近视患者，表现为周边视网膜变薄，萎缩变性，一旦出现视网膜裂孔，就有可能导致视网膜脱离。视网膜脱离是近视眼导致失明较常见的眼病，应引起近视眼患者特别重视。

准分子激光虽然使视力恢复了正常，但它并不能改变近视对眼睛已经造成的改变。因此对于术后视力正常的近视眼者，依然要像对待近视眼一样爱护自己的眼睛，高度近视患者在准分子术后更要特别注意避免打篮球等剧烈运动及强体力劳动。当头部受到震动或做重体力劳动、剧烈运动时，视网膜会受到牵拉而发生裂孔，造成视网膜脱离，视网膜脱离的初期一般表现为眼前有闪电样光带出现，飞蚊黑点大量增加，或视野产生暗影逐渐扩大，一旦出现以上症状，应引起高度重视，须立即到医院诊治，不可拖延。若等到视力明显下降再就诊，则治疗的效果较差。

虽然进行准分子激光手术者基本是 18 岁以上的成年人，一般传统观点认为成年人的视力比较稳定，不容易进一步下降，但实际情况并非如此。中华民族是一个近视高发民族，全国约有近 4.5 亿近视患者，而且还在逐年增加，20 岁以后近视还在增加的人并不在少数，这主要是和现代社会电脑的普及、工作压力的增大有关，超常时间近距离的工作仍然可导致近视进一步加深。因此对于以近距离工作为主的人来说，准分子激光术后仍然要注意保护好眼睛。准分子激光手术后一到两个月内，多数人看近都较吃力，此时应减少近距离用眼时间，不仅可避免眼部疲劳酸痛等不适，而且有利于眼睛的恢复。对于视力已完全恢复正常者，仍然要注意用眼卫生，尤其长时间看电脑和伏案近距离工作者，用眼 1 小时后一定要休息片刻，可以做眼保健操放松眼球，或眺望远处，给眼睛以适当的休息，过度用眼依然会导致近视的出现。

## 刺破手术真相

首先问大家一个问题：你有没有看到或听到过医生去做准分子准分子激光治疗近视的手术（LASIK）？为什么医院的广告上宣称近视 800 度仍可以治好而摘掉眼镜，但医生却自己天天戴着 500 度的眼镜？

准分子激光手术（LASIK）作为近几年比较流行的治疗近视眼的方法，从 1997 年开展第一例准分子激光手术（LASIK）以来，至今为止，全中国约有几百万例病人实施了这一手术。准分子激光手术（LASIK）能在短时间内使患者提高视力，从而吸引了成千上万迫切想要摘除眼镜的人。然而，这些人中，绝大部分都是对这一手术一无所知的人，而在许多医院的眼科中心，为什么仍有那么多医生带着眼镜？为什么放着那么好的手术不做？

先说一个个例：我的一位朋友多年前曾经在全国一家具有眼科特色的、非常有名的三级甲等医院实施了准分子激光手术（LASIK），在手术前，通过了医院的所有检查，且检查结果为一切正常，角膜地形图未发现任何异常，我那位朋友如愿地摘掉了那副 850 度的眼镜。然而就在一个月前，我那位朋友发觉自己的视力竟大幅回退，且有大量不规则散光。后来到另一家医院检查，最后确诊为圆锥角膜。圆锥角膜的最终结果就是角膜移植，而角膜供体又十分紧张，那位朋友现在的感觉是生不如死。而她做手术前，我得知其在三甲医院手术，当时也未表示任何异议。

作为一名视力康复的研究人员，就这一问题发表一下个人的看法。首先，准分子激光手术（LASIK）的原理是在角膜上 130 ~ 160um（1um 为 1/1000 毫米）处做一个瓣，相当于一个在角膜上的凹透镜，通过改变角膜基质的曲率，以达到矫正近视的目的。然而，角膜基质不能无限制地切削，必须保留一定的安全厚度，一般公认为 410um（至今还无确切的证据证明），或者说，角膜基质的厚度必须保留 250 以上，否则就会出现圆锥角膜。而一个正常人的角膜厚度约在 500 到 600um 之间，而每减少 100 度近视，按照 6.5mm 的切削直径（切削范围）要切削 14um 的深度，而按照 6.0 的切削直径，则每 100 度要切削 12 个单位，此外，散光所要切削的厚度和近视是一样的。所以，度数越深越容易发生危险。而由于 410 是个下限，近视加散光共 600、800 度左右的人一般切削好以后就濒临这个下限，很容易出现问题。

那么，准分子激光手术（LASIK）致命的缺点是什么呢？我们知道，正常的角膜足能抵挡得住眼内压对于角膜的压力。而由于准分子激光手术（LASIK）切削的是角膜组织，切削后的角膜组织无法抵挡得住眼内压对于角膜的压力，因而角膜会逐渐变尖，最终形成圆锥角膜，圆锥角膜的后果是使视力永远丧失。而一些医院为了获取暴利，并没有将这一后果告知患者。另外，医院所说的激光手术不会致盲的观点是错误的，圆锥角膜就可以被认为是间接致盲。

此外，一些医院认为保留 410 就是安全底线，那么请问有何依据？低于 410 会产生圆锥角膜，那么谁能保证那些角膜厚度濒临下限的人不会在 10 年左右时间内，角膜逐渐变形而产生圆锥角膜？又有哪位眼科权威人士能保证那些因高度近视（600 度以上）而需要切削较多角膜组织的人不会在 15 年或是 20 年后出现问题呢?

我们知道，一项医学技术从发明到适用于临床，必须经过一个观察期。准分子激光手术（LASIK）这项技术在中国开始实行时间并不长，而中国的广大眼科医生却将其广泛适用于临床，如果在实行了准分子激光手术（LASIK）后产生了圆锥角膜，那么这目前在医学上就会被认为是绝症，最后只能用角膜移植来解决问题!

无独有偶，前不久，台湾重量级眼科医师蔡瑞芳认为雷射近视矫正手术后遗症陆续出现，他决定不再做这种手术。

雷射（激光）近视矫正手术在台湾地区非常普遍，在台湾地区最早引进这项手术的是台北医学大学眼科兼任教授蔡瑞芳，但是他曾宣布，今后不再动这种手术。经过他的长期观察发现，不少当年接受雷射手术的患者，十多年后视力明显下降，这应该和当年动刀后角膜瓣发炎有关。

蔡瑞芳在台湾地区眼科医学界颇具份量，20 年前担任林口长庚医院眼科主任期间，引进当时连美国也还没进入人体临床试验的“准分子雷射层状角膜成型术”，并完成近 500 例的人体临床试验。近年准分子激光手术（LASIK）也成为近视矫正的主流，台湾地区眼科连锁诊所纷起，近视矫正也成了如医学美容般的超夯行业。蔡瑞芳的宣布，引起了台湾眼科医学界讨论，也冲击了近视矫正医学的市场。

蔡瑞芳表示，准分子激光手术（LASIK）是划时代的医学创举，利用雷射刀将近视病患的角膜环切约四分三圈，掀起上层角膜后，接着以雷射刀切去下层角膜，再将上层角膜覆盖回去。由于角膜变薄，焦距变短，从外进来的光线就可精准对焦在视网膜上，达到矫正近视的目的。

虽然准分子激光手术（LASIK）具有雷射刀切割精准、近视矫正准确及角膜没有结疤反应等优点，却也有术后易出现眩光、夜间视力减退及眼睛干涩症候群等并发症，因此眼科医师施术前要慎选合适病人，并主动告知可能的并发症。

但十几二十年过后，一些当年未想到的并发症陆续出现，蔡瑞芳最近就接到十几例受不了并发症而就诊的个案，大多是四五十岁的中年人，且视力在短时间内明显减弱，日常生活及工作都大受影响。

我们应该承认一个事实，那就是，近视手术在操作中把生理眼球变成了病理眼球，是人为地切薄角膜，改变了屈光度。尽管切去的角膜很小很薄，但它毕竟是与生俱来的人身体的一部分，人的身体有新陈代谢，是发展变化的，谁也不敢保证做过手术的眼睛就一定不出现问题，也不可预知在今后的岁月中，会出现什么样的问题。

在给近视患者操作手术的医师中，有人依然在佩戴眼镜。他们自己应该很清楚，在临床实践中，受术患者将会陆续出现一些并发症，而且未来也难保不会再出现其他并发症。

蔡瑞芳突然抛出停做近视手术的震撼弹，他知道此举可能会挡人财路，甚至引来反弹及攻讦，但他坚持身为医者应有的责任，基于医学良心，也为了病患着想，他不想让伤害扩大。我们在此也奉劝人们，近视预防大于治疗，要建立起爱眼护眼的意识，如果是近视患者，还是请权衡利弊，谨慎选择手术治疗的方式。

在英国，据《星期日泰晤士报》报道，尽管眼部激光手术仍然在部分国家大行其道，但在相关研究处于领先地位的国家，却逐渐销声匿迹。英国媒体报道，该国早已针对眼部激光手术进行了为期一年的评估，并由政府医疗监督部门下令禁止国家医疗服务系统进行这种手术。

在下达该禁令之前，英国国家诊疗标准化研究所已经对眼部激光手术进行了为期一年的评估。评估结果显示，有关此类手术安全性的现有证据不足以支持这种手术在国家医疗服务系统的推广。

实际上，因为受到“摘掉眼镜”这一宣传口号的蛊惑，此前，英国每年至少有10万人花费2000至3000英镑的高额费用进行眼部激光手术。为了牟取暴利，一些公司对这种手术的效果和安全性进行了大量失实宣传。

而英国国家诊疗标准化研究所的报告却警告说：“存在对该手术长期安全的担忧，在没有得到国家医疗服务系统特别同意的情况下，现有证据不足以支持进行该种手术。”

报告还说，虽然有证据表明，激光手术能帮助轻度近视者改善视力，但没有确凿证据能够证明许多公司所声称的手术安全性。著名的《眼科学》杂志经过调查曾报道，此类眼部手术的失败率是1／10，而不是大多数广告上所说的1／1000。

## 解决近视的最安全办法——戴眼镜？

众所周知，光是自然界存在的客观实体，眼睛就是凭借着对光线的反应而产生视觉的感光器官。为弥补眼的某些缺陷，许多科学家对眼镜光学进行了长期的研究探索。眼镜光学就是根据几何光学的理论，研究眼与眼镜的关系。研究发现，近视可用凹透镜矫正，远视可用凸透镜矫正。

凹透镜即凹球面透镜，从外观上看，中心部薄，周边部厚，相当于由许多尖端向中心的棱镜片组成。平行光线通过凹透镜后形成散光光线。我们已经知道，近视能适应自远点发出的分散光线。因此，一个适度的凹透镜，其焦点距离正好和该眼的远点距离一致，那么，平行光线被凹透镜分散的程度也正如从该眼远点发出的散光光线一样，经眼的屈折，焦点恰好落在视网膜上，这样近视就得到了满意的矫正。（图 4–3）

如果已被确诊为真性近视，那么戴眼镜应该是最直接、最有效、最安全的矫正视力的办法了。戴眼镜虽然一种传统办法，但其优点是不容置疑的。

1. 戴眼镜可提高远视力，开阔眼界。由于进入眼内的平行光线在视网膜前聚焦成像，近视患者看不清远处的物体。如果戴上合适的近视矫正眼镜，就可使视网膜前的聚焦后移，正好落在视网膜上，看远处物体就会变得清晰，这样，无论对学习、工作和生活，都会很方便，尤其对儿童和青少年，可拓宽他们的眼界，使他们有正常的户外活动和人际交往，对身心发育尤为重要。

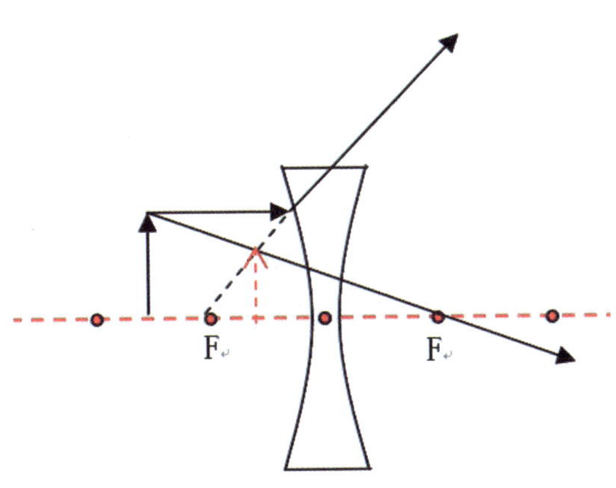

图 4-3　凹透镜光线成像线路图

2. 戴眼镜可恢复正常的阅读距离，消除视疲劳。近视患者虽然能看清近处物体，但学习时眼距书本太近，双眼一直过度集合，容易出现视疲劳，加重近视程度。戴眼镜后可保持正常的阅读距离，恢复调节和集合之间的正常关系，消除视疲劳。

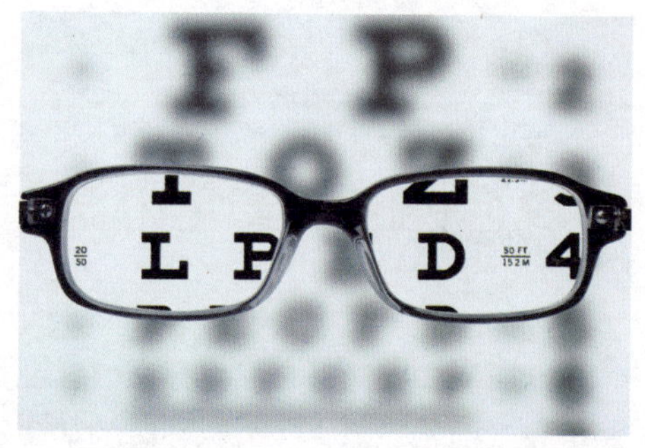
图 4-4 眼镜

3. 戴眼镜后因维持了调节和集合的平衡，可预防或矫正外斜视，对双眼屈光参差者，可通过矫正缩小双眼屈光度数的悬殊，建立与发展双眼单视功能，戴眼镜为眼睛创造了正常的屈光条件，可以预防或治疗弱视。而对某些近视患者，特别是有散光者，戴眼镜还有可能阻止度数加深。（图 4–4）

## "量体裁衣"配眼镜

### 配镜前的检查

配镜是一件很严肃的事情，有一些近视患者对配镜很不慎重，有些患者甚至不经过任何检查随便在商店买一副就戴上了，这是对眼睛不负责的做法，其结果只能加重视疲劳，使视力越来越差。配眼镜需要"量体裁衣"，要配一副合适的眼镜，一般要经过以下几项检查。

**1. 验光：**配镜前都要通过验光来测定眼的屈光度。采用哪种验光法应根据具体情况而定。在众多的验光方法中，散瞳检影法相对准确。青少年应当用阿托品散瞳，青年也应散瞳验光，特别是有明显散光的患者。这是因为青少年的调节能力很强，不散瞳的"快速验光"是不能准确地获得屈光度数的。

青少年出现近视，若证实为真性近视，应首选配镜，并一定要注意验光的准确性。

眼镜是否合适首先取决于验光的准确性，现在所有市面上可见的验光设备及各种电脑验光仪均有较大的误差，并且眼睛真实的屈光度必须在屈光系统没有调节、睫状肌完全松弛的状态下才能测得，所以初次配镜需要由眼科医师散瞳后再进行检影验光。

验光单也叫验光处方，是配眼镜的依据。要看明白一张验光单应先了解验光镜片。验光镜片的性质分成 3 种：凹透镜片、凸透镜片和散光镜片。矫正近视戴凹透镜片，以“-”表示；矫正远视戴凸透镜片，以“+”表示。仅用于近视或远视度数的镜片，叫做单纯的透镜片，以“DS”表示。用来矫正散光的镜片叫作散光片，以“DC”表示，散光也有远视、近视之分，前面也要加“+”或“-”符号。散光片还有轴位区别，因此后面有“×”及方位数，表示在眼球表面哪一个方向有散光，即是散光的轴位。

镜片的度数有大小，代表配镜者该眼屈光力的大小。验光单上，在“-”或“+”后面的数字，就表示镜片的屈光度数。在处方上，通常先写右眼的验光结果，用“右”或“O.D”“R”表示，左眼用“左”或“O.S”“L”表示。

了解了上述这些以后，就可以看懂验光处方了。例如：O.D：-4.50DS→1.0，是指右眼近视 450 度，视力矫正后可达到 1.0。

**2. 复验**：采用小瞳孔验光者，当时即可复验及试戴眼镜，散瞳验光者，需等瞳孔复原后进行。复验就是在客观验光结果的基础上，根据患者主观视力情况及耐受程度适当调整度数，让患者充分试戴，直到能接受为止，特别是散光度数较大或双眼度数相差较大的患者。也就是说，将实际的屈光度数与患者的接受程度结合起来确定眼镜的度数。这样所配出的眼镜才可能获得良好的效果，既能使视力矫正满意，又没有不适感。

**3. 测量瞳距**：双眼瞳孔中心的距离称瞳距。如果瞳距有偏差，可使镜片光学中心与瞳孔中心不一致，而产生三棱镜效应，患者戴后会有视疲劳、头晕、恶心等症状。近视度数越大，越容易产生这种不良效应，对瞳距准确性的要求也就越高。因此，两镜片的光学中心的距离与瞳孔中心距离要一致，以保证双眼视线能平行地通过镜片光学中心，更好地发挥镜片的光学效果。瞳距实际上等于从一眼的内侧角膜缘到另一眼外侧角膜缘的距离，一般测量此距离，用尺子或专用测量仪测。

通过验光及复验，获得合适的配镜度数，再测得瞳距，就可开出眼镜处方了。一副合适的近视镜能弥补眼睛的生理缺陷，使它在功能上尽量接近正常标准，进而提高工作效率，消除视疲劳，并在一定程度上防止近视度数的加深。要达到这种目的，就应该在医生和验光师的帮助下，按照规范程序来配镜。

## 了解眼镜的材质

当然，眼镜本身质量及加工水平也是眼镜是否合适的重要因素。

眼镜片是眼镜的重要组成部分，镜片的种类很多，主要有玻璃镜片和光学树脂片。玻璃镜片有普通片、变色片、染色片、高折射片、加膜片等，价格从几十元到几百元不等。它们各有不同的特点。

普通玻璃片又分为光白片（无色）、克赛片（淡粉）、克斯片（淡蓝）。儿童适宜用白片，因为白片透光率高于有色镜片，可达 91% 以上。有色片起装饰作用，受到年轻人的偏爱。

变色片见到室外光线就会变色，有茶片和灰片，适合夏日户外用。

染色片是无色玻璃里加入了着色剂，使玻璃呈现不同颜色，能够选择性地吸收和过滤不同的单光，用来遮光防尘。如儿童防护目镜。

高折射率镜片就是超薄片，减轻了重量，减少周边像差，提高了舒适度。镜片都是呈半弧形的球面，周边较中心部厚，周边镜片成像的清晰度低于中心部，这就叫作周边像差。镜片越薄，周边像差就越小。超薄片比同等度数的普通片要薄 1/5，超超薄片则要薄 1/3，重量上大大减轻，周边像差也大大减少，所以戴超薄片比戴普通镜片要舒适得多。因此，眼镜度数在 4.00D 以上的，应该选择超薄片，在 6.00D 以上的，要选择超超薄片。

加膜片是在光学玻璃的表面，用真空镀膜的方法，镀上不同功能的膜层，以提高镜片的综合质量。例如，减反射膜可以消除镜片的反射光，使透光率从 91% 提高到 98%，如偏光镜和抗疲劳镜；憎水膜可以防水防雾；防污膜可以防油渍。

另一类光学树脂片是由高分子有机化合物经模压或注塑成型的。其优点是重量轻，约为玻璃镜片的 1/2；抗冲击性强，是玻璃镜片的 10 倍；透光性好；有吸收紫外线的能力；有极佳的着色力，可染成五彩缤纷的颜色。缺点是硬度低，易被划痕磨毛；不耐高热，易变性；同等度数的树脂片比玻璃片要厚一些。为克服其缺点，提高其质量，树脂片的表面也可加各种膜，除加憎水膜、防污膜外，还可加硬膜以提高镜片的硬度，使其接近玻璃硬度；加抗辐射膜，可抗电脑辐射；做太阳镜、运动镜用的树脂片可加多层反射膜，能增加透光率，防紫外线，加缓冲膜可增强抗冲击力。

对于青少年来说，如果经济条件允许，尽量给孩子选择树脂片，重量轻，不压迫鼻骨。但孩子不善于保护眼镜，要选择加硬片，提高耐磨性。

按镜片折射率的高低划分，有高折射率镜片、中折射率镜片、低折射率镜片，价位也是从高到低。中折射率镜片适用于 2.00 ~ 4.00D；低折射率镜片适用于 1.00 ~ 2.00D。

同等度数树脂片要厚于玻璃片，选择树脂片的同时也要考虑镜架的匹配。如度数高的不要用半框架，看起来不美观，而全框架能遮挡厚镜片的部分边缘。

玻璃片重，但价格低。眼镜度数为 3.00D 以下时，可以选择小框架加玻璃片，不太重，价格便宜，如果用不加膜玻璃片，就更经济。眼镜度数高于 3.00D 时，要用超薄加小框架，玻璃超薄片比树脂超薄片要薄得多，外观比后者好，价格也要低得多，但重量要比后者重，选小框架可以减轻重量。

目前，眼镜片已逐渐由玻璃片向树脂片过渡，不镀膜片向镀膜片过渡。镜片的发展趋势是：超薄、超轻、超耐磨、超平整、超透明、超坚固、超防紫外线和电磁波。

眼镜架主要有树脂架和金属架。

树脂架也叫塑料架。醋酸纤维架是国产塑料架的主流，适合青少年，它的颜色丰富，款式繁多，镜架轻，价格普遍低于金属架。按不同制作工艺，又分为板材架和注塑架。板材架韧性、着色度和价格皆高于注塑架。

金属架或合成金属架因材料不同，价格差异很大。适合孩子的金属架主要有镍合金架和钛金属架。

镍合金架是当前金属架的主流。镍合金架耐用，价位和款式选择空间大。不足就是镜架表面的镀膜层容易褪色，镜架重，有些孩子对其有皮肤过敏的现象等。

钛金属架是目前材料较好的镜架，分为纯钛架和钛合金架。纯钛架呈银白色，镜架轻，弹性好，不易过敏，不褪色；缺点是断裂后不易黏结。钛合金架既有纯钛的优点，断裂后还可黏结，而且颜色丰富，价格比纯钛架低。

眼镜架的款式主要有全框架、半框架和无框架。

全框架是比较适合青少年的，但镜架稍重；半框架只有金属架，镜架上部是金属框，下部由尼龙丝固定，镜架轻，戴镜者脸部显得通透，但度数低于 3.00D 者不能使用，镜框下半部无法开槽。

无框架美观轻巧，需要直接在镜片上打孔，镜片不能太厚或太薄。镜片太薄，容易破裂；镜片太厚，不美观。无框架稳定性差，也易变形。此种框架只适用于 2.00D 到 5.00D 的镜片。

儿童最好选择树脂架，树脂架轻，鼻托低，适宜于儿童佩戴，不影响儿童的鼻骨发育，如果金属架偏重，其鼻托也容易引起过敏和压迫鼻骨。

孩子有高度近视和高度远视时，其镜片必然较厚，这种情况宜用小框塑料架。架小、镜片小、重量轻，且塑料架对镜片的固定性也比金属架好。

为孩子选好镜架后，要戴上看看是否与鼻面相贴，镜腿的长短是否合适。孩子好动的话，镜腿末端可以穿入松紧带，以免滑掉。

## 遵循配镜的原则

近视配镜要达到提高视力，消除视疲劳的目的，需要遵循一定的原则。总的原则是，避免度数过大，根据每个人的屈光度数、耐受性、工作性质及生活需要等具体情况，做到合理矫正。

近视配镜应以最小的度数达到最好的矫正视力为宜。这是一条很重要的原则。例如，用 -1.50D，-2.00D 和 -2.50D 这三种度数的镜片均可使视力矫正到 1.0，那么，就应该选择 -1.50D 的镜片，而不应该选择其他两种较高度数的镜片。

高度近视第一次配镜，不能接受全部矫正者，可根据检查结果减去 -1.00D 到 -3.00D，度数很高的还可多减一些，待适应后再增加度数，但每次增加不宜超过 -3.00D。原则上高度近视要给予足够的度数。但这样矫正后，患者往往难以接受，一是因为镜片度数太大，镜片过于沉重，并且在视网膜上形成的影像过于缩小，加上镜片边缘较厚，具有强烈的三棱镜效应，也易发生像差与色散等现象，导致患者有不适感；二是由于高度近视的远点很近，不戴眼镜时很少用到调节功能，而一旦戴上完全矫正的眼镜，眼睛会产生视疲劳症状，这样患者会放弃戴眼镜。因此，对刚开始配镜的高度近视患者可先给予部分矫正，等戴一段时间眼镜，患者适应后再逐渐增加镜片的度数。

对于近视并发斜视的儿童及内斜视者，配镜度数应比验光度数适当减少；外斜视者，应全部矫正。对于青少年，要先排除假性近视，在配镜前，要确诊是真性近视还是假性近视，不要被视力的假象所迷惑，如果把假性近视当成真性近视来配镜的话，结果会促使假性变真性。对于混合型近视，也应排除假性近视成分，以免配镜度数过大。

眼镜的装配要正确。如果镜片磨制的度数不准确，镜片光学中心与瞳孔不一致，镜框形状不合适（前弯曲或后弯曲均可导致视物变形），或镜片倾斜度不合适等，均会影响光学效果和戴静的舒适感。因此，磨制镜片要力求精确，误差应在0.25D以内。有散光者，散光的轴向要准确，否则会发生视物歪斜模糊。挑选镜架时，应考虑到镜片光学中心的位置，应保证与瞳孔中心一致，以免产生三棱镜效果。对近视患者来说，此距离变小，相当于镜片度数增加。镜片应稍向下方倾斜，一般与颧骨呈5° ~ 10° 角比较合适，即镜片中心比瞳孔低1 ~ 2毫米。因为眼睛经常是平视或稍向下方看东西，这种倾斜度有利于工作与学习。此外，眼镜应装置平稳，不能一侧高，一侧低，尤其对散光镜片更为重要。

## 警惕劣质眼镜

我们说配镜是件严肃的事情，配镜要以个人验光数据为依据，既要严选材质，又要适应实际佩戴的需求，这不是轻而易举、随随便便的事情，需要多方面配合。配镜医师一方面具备扎实的专业技术，一方面还富有耐心和责任心，另外，眼镜制作方也必须拿出真材实料做出良心眼镜。但是，随着近视人口的不断增加，对配镜的需求也与日俱增，市场上商机无限，一些无良商家就开始想方设法地降低投入成本、提高配镜速度，以扩大获益空间，牟取暴利。

不仅仅是近视，老花眼也要戴矫正眼镜，人们夏天出门要戴墨镜，沙尘肆虐时要戴护目镜……巨大的需求让眼镜店四处“开花”，配个眼镜便宜的几百块，动辄几千的也屡见不鲜了。差价巨大、验光不准、随意加散光、镜片质量堪忧等问题纷纷涌现，位于北京东三环附近的潘家园，是全国有名的眼镜城，那里暴露出的种种问题，已然成为了眼镜市场的典型代表。

有记者在潘家园地区进行过深入调查，他们看到，短短数百米的街道上分布着四五家大型眼镜城。每一家里面，大大小小的店铺一家挨一家，嘈杂又拥挤。这里批发与零售相结合，打出平价、低价的招牌，来配镜的人络绎不绝。在这里，记者发现了几个乱象。

### 乱象一：没有专业验光师

记者刚一走进规模较大的北京眼镜城，沿路便不断遭遇“拦截”。记者在一家店铺选好眼镜后，被店员小李带到位于另一栋楼里的“验光室”。小李先询问记者是否需要验光，不想验的话可直接报度数配镜。记者问道：“验光不需要专业资质吗？”小李的语气很不耐烦：“我们都经过培训，验光没那么难。”

测视力时，记者留意到，视力表与眼睛的距离远没有达到规定的5米。当记者提出质疑时，小李随口说道“这是专门量过的”。小李边说边熟练地打出了验光单，并让记者试戴双眼550度的验光镜。但记者几天前刚在北京同仁医院测的视力是：左眼450度，右眼500度。不到5分钟时间内，小李就完成了验光到试戴的全过程。

乱象二：真假近视不区分

在眼镜城，有不少家长带着孩子来配镜，其中不乏初次配镜者。我们知道，儿童首次验光，应该在眼压正常的情况下进行散瞳检查，以确定是真性近视还是假性近视。但记者调查到的眼镜店里，都忽略了或者说没有散瞳这一重要环节。这是因为眼镜店不具备处方权，不能给儿童做散瞳，但不跟家长沟通就乱配镜，是对孩子的不负责任。

乱象三：自制墨镜片

到了夏天，许多近视的人会购买墨镜夹片来防太阳光，但记者发现，这些夹片竟是店铺自制的！几个盛着深色液体的茶缸，放在电磁炉上，散发着刺鼻的味道，店员将透明镜片扔进液体“煮”一会儿，一段时间后，墨镜夹片就“出炉”了。

针对上述乱象，眼科医师指出，眼镜城的配镜流程太简单。在正规医院配镜，医生先要了解眼睛的基本状况，是否存在斜视等问题，然后查瞳距、验光、测散光度数、进行红绿测试等，老花眼还要进行附加度数检查。一般来说，仅验光就需要15分钟至半小时，要求由专业验光师进行。至于染色墨镜，专家表示，不当染色方式容易造成眼镜透光率不佳，会导致视疲劳等问题，刺鼻的染色液也可能存在健康隐患。

“劣质眼镜的危害就像吸烟、酗酒，让人不知不觉受害。”中国眼镜协会发布的公益短片中这样描述。2014年时，国家质检总局对北京、天津、上海等十省市的眼镜产品进行抽查，发现近三成产品质量不合格，包括镜顶焦度偏差、柱镜轴位方向偏差、光学中心单侧水平偏差等问题。据测算，我国每年的眼镜需求高达1亿多副，也就是说，每年有近3000万人佩戴不合格眼镜。

据不完全统计，国内80%以上的屈光检查记录仅有验光结果，没有进行视功能检查；验光不准确、眼镜装配质量不合格发生率很高，国家技术监督部门年度抽查发现，有些地区眼镜装配质量不合格率竟高达60%以上。

不合格的眼镜对视力影响极大。由于市面上的眼镜质量参差不齐，验配流程不规范，极易导致很多不良后果，特别是对正在发育的青少年和儿童，很容易造成度数不断加深、恶心、头晕头痛等现象，而眼肌调节能力较强的青少年甚至发展成斜视；成年人则常出现视疲劳、眼干、眼涩、视物模糊、眼睛肿胀等症状。不合格的眼镜，会给佩戴者带来身体、视力健康的伤害。以镜片光学中心偏移为例，这会导致双眼光学中心不一致，诱发眼肌失衡，进而产生视疲劳、斜视、弱视等后果。

质量不合格的眼镜具体是如何伤害我们的眼睛的呢？首先，我们从镜片说起。

1. 劣质镜片的材料往往基质不纯，可引起视物变形或眩晕，镜片容易泛黄，使用寿命较短。

2. 镜片的表面处理一般较差，往往伴有霍光、刮痕、条纹、螺旋形等表面问题，使人感到眩晕、头痛、恶心等不适，造成眼疲劳，青少年的话更容易近视。

3. 劣质镜片的镀膜一般较薄，所以更易老化、刮花，同时镜片的防紫外线的能力差。

其次，从镜架方面看，劣质镜架金属冶炼工艺差、纯度低、含杂质多，不仅容易断焊、掉色，甚至可能含有对头部有害的放射性元素。劣质镜架比重偏大，对鼻梁压迫作用强，不利于青少年儿童鼻梁部发育。

最后，从装配方面讲，眼镜的光学中心水平偏差、光学中心水平互差、光学中心垂直互差、柱镜轴位偏差、棱镜度偏差等，每一项参数都必须符合装配眼镜国家标准。一些劣质眼镜采用的是非光学镜片或质量很差的光学镜片，容易引起屈光度、屈光成像的变化及眼部并发症的产生。值得注意的是劣质眼镜还会引起视觉疲劳，影响视觉清晰程度，尤其是青少年如果配戴了这类眼镜会引起屈光度的快速变化，加快近视增长，同时由于屈光矫正不准确，使得视觉敏感度下降。不仅如此，长期视疲劳还会造成头痛、眼胀、眼压升高，甚至产生高眼压和青光眼。

很多小眼镜店完全通过电脑验光取代综合验光，对于正常眼睛，电脑验光机可以较快测出屈光度数，但也仅仅是参考值；而对于做过眼部手术的人，电脑验光的结果误差较大。因此，专业的人工验光不可或缺。

事实上，我国正规验光师缺口很大，长期以来，验光师主要采取师带徒的形式进行培养。哈尔滨医科大学也仅在 10 年间培养出 4 届不到 100 人的视光专业学生。专家对此呼吁，首先，国家应加大力度培养验光师，鼓励医科院校开设相关专业。

人力资源部门需要尽快设定验光师执业资格。在发达国家，验光师要经过四到八年的培养，才有资格参加执业资格考试。其他有关部门应同时规范配镜市场，就像规定药店必须配备执业药师一样，眼镜店也应当配备执业验光师，否则不予批准。

最后，对于儿童、有眼部手术史者等特殊人群，眼镜店应设立类似心理咨询转诊的制度，解决不了的医学问题必须告知消费者，同时建议其到医院就诊。这里需要特别提醒家长们的是，很多孩子的“近视”可能是视疲劳引起的假性近视，经过科学用眼可以恢复，因此，孩子配镜一定要到正规医院，经眼科医生检查诊断后，再由眼视光医生和验光师给出合理的治疗建议和正确的配镜处方。儿童眼镜的镜架和镜片质量也要有所保证，这就像量体裁衣一样，必须合身才舒服、健康。

我国是眼镜大国，面对每年有3000万劣质眼镜的数据，如果你也近视，会不会怀疑到自己的眼镜上来呢？眼镜的质量直接影响着人们的视力健康，所以，掌握一些简易的鉴别方法，对保护眼睛也是十分必要的。

首先要去专业的验光配镜机构。建议验光与配镜最好在同一地方完成。屈光检查结果并不是配镜处方，验光师给出的处方是结合配镜者的整体情况综合给出的，而且验光师与配镜师、加工师之间的配合非常重要，因此建议在哪里验光就应哪里配镜。

其次在购买眼镜时要注意镜片表面是否光洁，有无划痕、条纹、气泡和颗粒，镜片的色泽、质地、透明度是否均匀，有无霍光，优质的镜片具有基胚白，透光率好，膜色淡。手持镜片放在眼前25厘米处观察远方景物，若景物清晰、无变形，上下左右缓慢移动时景物无变化，说明镜片透明性及光均匀性良好。如有霍光，可见景物跳动或变形。

测定屈光度和光学中心。镜片的屈光度肉眼只能估计无法精确测出，常用专门的仪器测量。但如果手边有度数相同，近视或远视相反的镜片则可以用中和的方法观察。那就是用已知度数的远视镜片和未知度数的近视镜片相叠，再观察远方景物，如果正好中和，则此镜片度数是已知的镜片度数。

光学中心可用简便的十字法测出。首先在白纸上画一个大“十”字，持镜片置于“十”字上，如果笔画弯曲，则说明镜片光密度不均。移动镜片使镜片内与镜片外的“十”字的笔画连成一个完整的“十”字形，在镜片“十”字中心做一记号，此点为光学中心点，两侧镜片都测出光学中心后，观察比较双侧光学中心是否对称，不得出现一高一低现象，用直尺量出两光学中心的距离与瞳距是否一致，两光学中心距离与瞳孔距离之误差不应超过 2 毫米。

对于镜架，要观察链接是否牢固，有无松动，镜腿张开时要对称，放在桌上是否平衡，尤其是镜腿的挂耳部分依个人情况予以修整，以戴用舒服为宜。优质的镜架从外观看没有变形，要做工精细，色泽均匀。

要使用近期（比如一个月内）的处方配镜，不能直接用旧眼镜的度数配镜，因为我们眼睛的屈光度是不断变化的。一般成人需 1~2 年检查一次，而小孩每年至少要检查 1 次。要定期更换眼镜，眼镜是有使用寿命的，一般一副眼镜的使用寿命为两年。

另外，在价格上，不是价格越高眼镜质量越有保障。由于眼镜种类很多，工艺差别很大，价格悬殊，有些采用贵重金属或嵌以宝石，所以价格昂贵，但就矫正视力的而言并无任何提升效用。眼镜的质量主要取决于镜片，而价格主要取决于镜架，所以价格高低并不能反映眼镜质量。

还有人说水晶性凉养目，戴水晶眼镜能明目养神，尤其是部分老年人总希望配一副养目眼镜，使自己的眼睛保持晶莹、明亮，因而不惜重金高价来购买水晶眼镜。这其实是没有科学根据的。事实上，水晶既不能养目也不能阻挡有害光线，根本没有什么神奇效果。

水晶是天然石英矿的纯净结晶，其成分是二氧化硅晶体，是最早用以制作眼镜的原料。因为在当时还不能制造光学玻璃，没有比水晶更好的光学材料，因此，人们认为水晶眼镜最好。后经科学实践证明，光通过水晶时会出现双重折射作用，会产生叠影，水晶能通过紫外线和红外线，在强烈阳光下戴与不戴没有区别，并无保护作用，而且水晶质地坚硬，脆性大，不易研磨，加工困难，产量有较低，致使水晶眼镜价格昂贵。紫外线对人眼是有害的，水晶对紫外线、红外线的吸收率远远低于普通镜片，其保护眼睛作用远不如普通眼镜。戴水晶眼镜的凉爽感觉正是由于其对红外线、紫外线吸收率低，镜片温度也相对较低的原因。

现代科技制做出的各种光学镜片克服了水晶的这些缺点，能大量生产，价格低廉，早已经取代了水晶的地位，现在已完全没有必要再用水晶眼镜了。

## 戴眼镜能否治愈近视？

诚然，配镜治疗屈光不正有着明显的优点，但是，我们必须要认清一个事实，那就是：配镜的作用主要是帮助提高视力，它既不能把近视“治愈”成正视，也不能降低已有的屈光度数，同时，也不能对近视起预防作用，不能让近视度数不再增加。所以，配镜既不提升裸眼视力，也不能改变屈光度。

应该说，眼镜是眼睛的拐杖，它仅仅是提高视力，帮助屈光不正看清东西，解决生活、学习中看不清物体的困难。

但如果确诊为真性近视、远视或者散光以后，不用眼镜把视力矫正到正常水平，人们就会感到视物疲劳、心情烦躁、头晕等，严重地影响生活、学习，使视力进一步恶化，屈光度数会逐步增加。

这看起来是个悖论，但近视就是这样，目前还没有一种万全的方法可以治疗近视。戴眼镜是一种被大众广泛接受的治疗办法，但我们认为，它有着自身难以克服掉的局限性。

只要研究一下近视是怎么形成的就会明白：本来睫状肌有牵引、松弛眼内晶状体的作用，它既可调节远物的焦点，又可调节近物的焦点，使物体成像于视网膜上；而近视人的眼睛由于持续看近处，睫状肌处于异常紧张状态而使晶体增厚，加上戴近视镜看远处时，通过凹透镜片的作用取代功能衰退的睫状肌。

这样，戴眼镜看远物就同不戴眼镜看近物一样，正好成像在视网膜上。但看近物时，焦点就后移，落在视网膜上的成像就会模糊不清。因此，在看近物时，为对好焦点睫状肌就会更加紧张，晶体愈发增厚。眼睛只要习惯这种状态，即使用同样的眼镜片看远处时，焦点就会前移而看不清，结果就必须经常更换度数更大的镜片。如果总带着眼镜，近视就会出现这种恶性循环。

戴眼镜会使近视恶化。几十年来，许多验光师认为人们患有近视时，都应该戴上框架近视眼镜或者是隐形眼镜。英国剑桥 Anglia 工艺大学的验光师丹尼尔·奥利瑞在马来西亚对 94 名儿童进行了研究，以证明用近视镜进行视力矫正工作的价值所在。但结果却显示了以往的做法只会起到相反的作用。

实际上，参与研究的孩子数量相对来讲是很少的，但却是到目前为止人数最多、规模最大的同类项目研究。奥利瑞说：“这项研究本来是要进行三年的，但是我们进行两年就结束了，原因是我们发现我们正在使孩子的视力不断下降，不得不提前终止研究。”

在患近视眼的人中，他们的眼部肌肉不能使晶体变得足够平，以使远处物体直接在视网膜上成像。相反，焦点正好位于视网膜前方，形成一种模糊的图像。近视镜可以解决这一问题，使焦点回到视网膜上成像。但是，当人们戴着眼镜看近处物体时，焦点又落在了视网膜后面。奥利瑞的研究发现，戴近视镜的人们的眼球实际是被拉长了。这不仅不会根本解决视力下降的问题，反而还会增加人们患上其他眼疾的危险，如视网膜脱落、青光眼和视网膜病，所有这些病症都可以导致失明。

不洁净的眼镜，镜片上积累很多灰尘和油渍，一来会影响镜面的折射率，从而导致屈光度数不稳定；二来，眼睛与镜片的距离很近，病原和微生物容易通过空气传播带到眼睛上，常此以往可能引起结膜炎等眼部炎症。

相信佩戴过框架眼镜的近视患者都能有所体会，透过眼镜所看到的物象与实际物象存在一定的差异，造成物象失真。同时眼镜容易移位，镜面与双眼的距离会产生变化，使眼睛经常处于不稳定的调节状态，也可能导致使近视度数加深。

此外，眼睛一旦近视，就会遇到种种困难和不便，使患者感到苦恼。首先在生活上,多数近视者因看不清对方的面孔而总担心碰上熟人时有失礼的地方。洗澡、吃饭或冬天从室外进入温暖的房间及有蒸气的地方时，镜片就被蒸气弄得模糊不清，必须摘下来擦拭干净才行。近视者旅游时常因看不清介绍或欣赏不到远处的美丽风景而倍感遗憾，如果忘记戴眼镜就更是为难了，看不清物体、标志，眼前一片茫然。就寝前还要注意把眼镜放好，否则磨损了或不小心摔坏，都会耽误第二天正常的工作和学习。

有研究发现，戴眼镜的人锻炼身体的频率和强度会小于不戴眼镜的人。这个不难理解，因为戴眼镜运动，由于担心眼镜滑落、摔坏，总是谨小慎微的，不能随心所欲尽情运动，无形中影响了运动量，限制了体育活动的参加，进而影响身体健康，导致体质下降。许多人自从戴上眼镜起，就有了眼疲劳，长时间的眼疲劳，不但可以引起视力模糊、眼痛、眼球酸胀，还将引起头痛、焦躁，身体倦怠等。夏天戴眼镜出汗时,还会感到不舒服,有时沉重的眼镜压得鼻梁痛。

近视对于青少年的危害相较于成年人来讲是要大得多的。因为青少年正处于教育高峰期，眼睛需要长时间接触书本、电脑，戴上眼镜后的他们，会陷入到视力恶化的循环当中，并且不可逆转。近视的青少年会因看不清黑板的字迹而影响上课的注意力，还会因戴眼镜后眼疲劳、头痛，注意力难以集中而降低学习效率。对于高考生，志愿报考的学校和理想从事的职业往往因视力不良而不能如愿以偿，成为终生憾事。

所以，我们的观点就是，近视是未病，要治未病，预防永远大于治疗。近视务必要在视力易恢复的儿童时期就给予足够的关注，以期达到康复水平。

## 暂时性摘镜的方法：隐形眼镜

大家日常看到的和戴用的都是架在鼻梁上或夹在耳朵上的眼镜，很不方便。从形象上来讲，戴上眼镜的人在相貌上可是大打折扣的。近视的人看东西习惯眯起眼睛，目光上比较呆滞，眼神极不自然。尤其是女生，眼睛除了是心灵的窗户，更是美丽大方的象征。但当一个女生戴上眼镜后，留给人们的只是冰冷的眼镜和眼镜背后僵直的双眼了。当女孩子摘下眼镜后，鼻梁上的烙印和四周眼皮红肿的细小眼睛，已经失掉了应有的活泼和可爱，对今后求职面试，甚至恋爱都会产生影响。

还有一些人，一只眼近视度较大，另一只眼度数小；或一只眼做了白内障手术，另一只眼正常。由于两眼屈光参差太大，一只眼看的东西大，另一只眼看的东西太小，视觉中枢无法将它们融合在一起，因此，普通眼镜是无法戴的。近年来，出现了一种戴上了却又看不出来的眼镜，俗称隐形眼镜。它是直接戴在角膜的泪液层表面的镜片，在角膜与镜片之间存在着泪液构成的一液体镜。这样就由镜片、液体镜、角膜和眼的其他屈光间质构成新的屈光系统，在医学上称之为角膜接触镜。

隐形眼镜根据镜片的材料不同，可分为硬接触镜和软接触镜。硬接触镜是由以甲基丙烯酸甲脂为主的有机玻璃制成，质硬，不易变形。适用于矫正高度散光和圆锥角膜。其缺点是透气性差，不能渗透氧、二氧化碳、水分和新陈代谢物质，戴起来不太舒服。软接触镜是以甲基丙烯酸羟乙酸或硅橡胶为材料，质软，透气性好，且能吸收水分，戴着柔软舒服，可用来治疗角膜病，但容易改变形状不适用于散光眼。

按配戴方式有长戴型和日戴型之分。隐形眼镜配戴过夜，连续两天以上者为长戴型，包括周戴型、月戴型甚至免脱型。长戴型镜片连续配戴多日才取下清洗一次，泪液中蛋白质等物质沉积在镜片上，最终发生永久性混浊斑点，影响镜片的清晰度。更为严重的是细菌的藏纳滋生，极易发生感染性角膜炎，鉴于此，目前已不提倡长戴方式。日戴型连续戴用不超过 14 小时，每晚必须取下进行必要的清洁、消毒和妥善保存，到次日再戴。由于日戴方式每晚取下镜片进行清洗，镜片不会出永久性混浊斑点。每日的清洁消毒，感染性角膜炎发生的可能性大大减少。因此，必须坚持日戴方式，长戴方式不可取。

隐形眼镜具有普通眼镜所没有的优点，解决了普通眼镜不能解决的问题。由于隐形眼镜与角膜紧密吸附，且可以随着眼球的转动而转动，无论眼球转向任何方向，光线总是通过镜片中心进入眼内，消除了普通眼镜边缘部产生的三棱镜效应和斜向散光的缺陷。

隐形眼镜是根据病人角膜表面弯曲和屈光度磨成的，它紧贴于角膜上，使镜片、泪液层和角膜组成了一个新的屈光间质，参与构成了一个完整的光学单位，镜片表面的弯曲度可根据屈光要求随意磨制。取代了角膜表面不规则弯曲度，有效地消除了角膜不规则散光，缩小了两眼物像大小的差距。

由于隐形眼镜紧贴角膜，与眼球的中心距离缩短，光线通过后，在视网膜上形成的影像与不戴镜时差不多，看起东西来不会放大或缩小。避免了普通眼镜的缺点，最适合于两眼屈光参差大或单眼无晶体者。隐形眼镜又薄又轻，吸附在角膜表面，比起高度近视眼镜又厚又重的镜片方便得多。另外，给一些特殊需要的人（如演员、运动员）带来极大方便。正是由于隐形眼镜具备这么多普通眼镜所不具备的优点，所以其应用范围也比普通眼镜广泛得多。

有人说，现在隐形眼镜各种各样，既可以帮助矫正视力，还能达到一个美瞳的作用，可以选择戴隐形眼镜啊。没错，隐形眼镜的确克服了镜架眼镜的部分缺点，但同时也带来了另外一系列麻烦。

角膜接触镜的取、戴、消毒护理程序严格而繁琐，也不适宜在风沙、灰尘、烟雾环境中佩戴，户外尘埃或突发情况如果污染到角膜接触镜片，会立即引起眼睛的不适，摩擦后还会损伤眼睛。

尽管隐形眼镜在不断地改进，其化学性能、舒适性和安全性都已达到了较为理想的水准，得到了较为广泛的应用。但随着应用的普及和长时间的临床观察，出现了一些程度轻重不等的并发症。如角膜损伤、结膜炎症、角膜感染等。

长期戴角膜接触镜或角膜接触镜透氧性下降时，角膜上皮可以因缺氧而导致点状上皮缺损。实践发现，佩戴角膜接触镜的人群中，由于使用习惯不同、使用方法不当，大多都有不同程度的角膜炎，如果不引起重视及时治疗调整，可能会造成严重的视力障碍。而且，年龄小、自理能力差的青少年是不宜戴角膜接触镜的，因为他们很难做到严格地遵循安全佩戴程序。角膜接触镜必须要定期更换，护理药液也属于消耗品，这样一来的成本，将远远超出框架眼镜。

总结起来，隐形眼镜也并非人人都适合配戴，配戴隐形眼镜主要有以下三个方面的禁忌：

1. 自身条件。眼睑内翻倒睫，闭合不全，泪囊炎，干眼症，严重沙眼和慢性结膜炎、角膜炎、糖尿病、高血压病、副鼻窦炎等。

2. 环境条件。风沙、粉尘、挥发性化学物质和严重污染的环境。

3. 个人素质。卫生习惯不良，自理能力差，不能坚持认真护理者，如中小学生。

## 角膜塑形镜根治近视是误读

角膜塑形镜通过改变角膜形态，来矫治屈光不正的一种矫正器具。角膜塑形技术是近几十年来逐渐发展起来的一种非手术治疗近视的方法，它通过带特殊设计的高透氧硬性角膜接触镜来改变角膜弯曲度，从而达到降低角膜屈光度的目的。人们还习惯上将这种角膜接触镜按照英文缩写简称为 OK 镜。

这是一种能够在夜戴晨取后帮助配戴者获得理想裸眼视力，乃至延缓其近视程度加深的物理治近视方法。我们知道，眼球 2/3 的屈光力来自角膜，只要稍稍改变角膜的弯曲度，就可以改变整个眼球的屈光状态，利用这种特殊的角膜接触镜作为固定器或加压器把角膜压平，角膜被压到一定程度，近视就被矫正了。接触镜取出当天，角膜将完全或部分保留被压平时的状态，因而不戴任何眼镜也能够看清东西。为了保持角膜的这种形状，每日都要戴这种压平角膜的接触镜，否则角膜将恢复到治疗前的形状。因此，OK 镜治疗近视的效果是可逆的，不能够彻底根治近视。

角膜塑形镜根治近视是一种误读，实际上，目前还没有任何一种方式能够彻底治愈近视。

关于角膜塑形镜的作用机制，北京大学医学部眼视光中心主任谢培英教授说，这种物理矫形办法拥有设定的、程序化的特殊设计。配戴角膜塑形镜能够促使角膜按照设定的合理的形状发生变形，通过形状的改变就可以使原来存在的近视、散光问题得到有效的矫正。

角膜塑形镜问世于 20 世纪 60 年代初，在欧美国家十分流行，并且已经通过了美国 FDA 认证，美国的 FDA 认证号称是世界上最为严格的认证体系。配戴角膜塑形镜是目前能迅速、大幅度降低近视数、提高裸眼视力的非手术矫正近视的方法之一。

2005 年 9 月，在天津召开的第十届全国眼科学术大会对 OK 镜阻止近视发展的作用、显著提高裸眼视力的效果做出充分的肯定，但同时提出应高度重视它的局限性和并发症。

前几年有人夸大了 OK 镜的作用，一窝蜂地把 OK 镜用于近视眼的常规治疗，是不可取得。因为它的使用也有很大的局限性：

1.OK 镜只适用于度数在 4.00D 以下、散光 150 度以内的、年龄在 8 ~ 19 岁的近视者，可能对近视有一定的控制作用。

2.OK 镜只是一种矫正的工具，是采用压迫角膜表面、改变角膜弧度来达到矫正近视的效果，但并不能回复因近视而拉长的眼轴。角膜又是具有弹性的，所以只要停戴，角膜弯曲度会恢复原状，近视度数也会回到原来的度数。因此，它的作用有可逆性，角膜塑形的效果是短暂的，需要长期每日佩戴，才可以达到矫正近视的效果。但这个“长期性”具体是多长时间，还没有定论。

3.OK 镜使用的效果，个体差异比较大，屈光状态波动大，疗程漫长，无法预测近视最终能否被控制。

4. 和戴其他角膜接触镜一样，夜间戴 OK 镜，角膜和氧气的接触减少，加上沉积物和微生物的聚集，构成角膜感染的隐患。如果戴 OK 镜戴得不合适，擦伤了角膜上皮，微生物就会乘虚而入，导致角膜溃疡，其后果是非常严重的，甚至可导致失明。

5. 高度散光（3.00D 以上）、角膜平坦（角膜曲率小于 39.00D）的人不适合佩戴 OK 镜；眼部有急性或亚急性炎症，影响角膜、结膜、虹膜、眼睑的任何眼病的人，以及眼部有外伤或异常、干眼症、角膜知觉减退者都不适合戴角膜塑形镜。

6. 由于角膜塑形镜疗法是一种长期的屈光矫正方法，要经常复查和调整，所以对治疗依从性差的人也不建议采用该疗法。

## 仪器是视力恢复的好选择吗？

有关治疗近视的仪器多种多样，对轻中度近视有一定的疗效，对于假性近视或由于长时间疲劳用眼而导致的眼睛疲劳也是有较好效果的。临床治疗证明，近视治疗仪短时间的治疗是有一定效果的，可以缓解当时的眼疲劳状态，但是远期效果还有待进一步探讨，也不能恢复近视。适当使用治疗仪可以防止近视的加深，缓解眼疲劳。

目前较常用的几种治疗仪有以下几种：

1. 视力矫正仪。视力矫正仪是应用电脑技术，结合视觉机理设计研制而成的一种治疗近视的新仪器。经过它的临床治疗证明，每日两次，每次 15 ~ 20 分钟的治疗，10 日左右，视力可提高 0.2 ~ 0.5。如果是发病时间较短的近视患者，大约 20 日的时间视力可以恢复正常。此外，视力矫正仪对斜视、远视、弱视、散光也有明显疗效，是现今治疗近视的最新产品，其原理是利用光学彩色图像成像法，使眼睛做往返对焦调节运动，从而缓解睫状肌的痉挛状态，改善其调节功能，最终达到治疗近视的目的。

2. 理疗眼镜。理疗眼镜是根据磁场生物效应作用于眼睛周围的穴位，促进机体组织活力，改善眼睛周围的血液循环，增强组织代谢，从而达到矫正视力的目的。经过医院临床验证和眼科专家鉴定，对青少年假性近视有良好的治疗效果，每日戴 1 次，每次 1 ~ 2 小时，10 次为一个疗程，一般 1 ~ 2 个疗程即可恢复正常视力。中度近视要经过 2 ~ 3 个疗程的治疗，也有较明显的视力提高。未患近视者，常戴此理疗眼镜，将会起到预防近视的发生，消除眼肌疲劳的功效，长期使用无副作用。

3. 近视治疗器。近视治疗器是眼科专家根据中医传统疗法和现代电子技术相结合，经多年的临床验证研制而成的一种新型近视治疗仪器。它对假性近视、中度近视疗效显著。一般近视患者 1 ~ 2 次的治疗后，即可见效，视力会逐渐提高。治疗时一般利用中午和晚上睡前，每日 1 ~ 2 次，2 周为治疗期，1 周为巩固期。此治疗仪带有标准视力表，近视患者每次治疗后可自行验证治疗效果。

4. 电子自动按摩仪。电子自动按摩仪是通过对穴位自动均匀的按摩，促进眼部血液循环，缓解眼肌痉挛，增进视力，对不同程度的近视患者均有不同程度的疗效。另外，对正常视力者也可起到预防近视的作用。

5.JL 型近视治疗机。JL 型近视治疗机是应用脉冲电流刺激耳部穴位，从而达到治疗近视的目的。该机对假性近视治疗效果较好，对常见眼病，如急性结膜炎、角膜炎、视神经炎等，也有一定的疗效。

6. 眼电震穴位治疗机。该机震荡频率为每分钟 60 次，电刺激量为

10 ~ 40 微安培，每日治疗 1 次，每次 7 分钟，2 周为一个疗程。对假性近视有疗效，其长期疗效有待于进一步观察。

综上所述，国内近视仪虽有 30 多种，但按其作用原理划分，只有五大类：

1. 非远视化近视仪。属于第 1 代近视仪，如眼球按摩、热疗、药疗仪或眼贴等，对看近或后离焦，后调焦没有直接作用。

2. 静态远视化近视仪。属第 2 代近视仪，如远化镜等，是专门抵消“看近”并阻断“后离焦”的近视控制镜。

3. 动态远视化近视仪。属第 3 代近视仪，如眼调焦灵敏镜。

4. 综合静——动态远视化的综合型近视仪。属第 4 代近视仪，可同时阻断前、后离焦两个关键环节（静态与动态组合），是专门阻断“后调焦”关键环节的近视控制镜。

5. 复合静——动态远视化及视觉细胞活化作用的复合型视力优化系统。这是第 5 代近视仪，由自动远视化、调焦灵敏仪及视细胞活化三大体系复合组成。此系统也可看成是第二到第四代近视仪的复合体，但增加了视觉细胞活化体系，可降低近视化视觉信号敏感性，提高远视化视觉信号敏感性，是目前可以明显提高轻中度近视眼裸眼视力，降低轻度近视度数，防止近视度数加深的治疗仪器。

近视治疗仪的更新换代主要还是追随了近视发病研究的发展。2000 年以前，眼科界普遍认为，学生近视发病是调节过度的结果，即“调节学说”。因此，研制的近视治疗仪主要是直接或间接松弛调节的仪器，如眼部按摩、磁疗、电疗、振动仪，可附加药物贴敷，这些仪器虽可以间接松弛调节，暂时性改善视力及眼疲劳等，但由于不能抵消看近，或阻断近视发病关键环节如看近视野缩小及远视性离焦，故远期效果几乎 100% 不好。

2000 年以后，通过大量动物试验和临床观察，逐渐证实学生后天性近视主要病因是“看近”，如看电视电脑书等。看近主要通过近反射性形觉剥夺和调节滞后性远视性离焦两个关键环节引起、加重近视。在第一环节中，因近反射调节、集合，使中心视野清晰，但周边视野缩小、变朦，成为形觉剥夺状态。看得越近，形觉剥夺越严重，越容易诱发眼轴变长，每长 1mm，约增加 300 度近视。在第二环节中，由于调节滞后本身就是一种远视性离焦，也可诱导眼轴变长，近视发生、发展。

近五年近视病因及发病机理研究已取得很大的进展，致使近视仪器的研制从传统治标型进展到现代治本型的探索。近年来近视发病机理研究成果，体现在比较全面地揭示了学生后天性近视的主要病因、病程及关键环节。比较著名的是“一个主因两个关键环节”理论：即主要原因是看近，如看书、写字、看电脑电视等。而看近是通过以下两个关键环节引起、加重近视：

1. 看近“后离焦”环节：指人眼看近时，中央区清楚，但周边视野模糊，其成像处于后离焦状态，可诱发眼轴变长，每长 1mm 约引起 300 度近视。

2. 看近“后调焦”环节：指人眼长期看近，其眼内肌及晶状体会“凝固”到看近状态，可导致动态看物体时调焦总是滞后（即后调焦），同样可引起眼轴变长，近视发生发展。

由此可见，防治学生近视有效的仪器必须具有抵消“看近”，或阻断“后离焦”及“后调焦”两个关键环节的远视化作用（远视化是指抵消看近或将看近虚拟成看远的过程，是防治近视最直接有效的方式）。

总而言之，近视发病的“1 个主要病因 2 个关键环节”模式是今后防治学生近视的科学依据和主导方向。

## 选择仪器勿盲目

多少年来，治愈近视、摘掉眼镜，成为广大因近视而戴眼镜人们的迫切心愿，盼望着近视的克星和福音的到来，圆一个摘掉眼镜的梦。正是在这种情况下，一些迎合家长和青少年渴望摘掉眼镜的心理，使那称之为有效率高达 95% 以上的治疗仪器、手法和药物便不断应运而生。

磁疗眼镜、视力保健仪、视力保健器、视力矫正仪、理疗镜、眼罩、神镜等近视治疗器具可谓品种繁多，广告频频见于各种宣传媒介，其广告词极为夸大，煞是诱人。但是正如我们谈到仪器治疗时开篇所讲的，这些近视治疗仪器种类多，也针对不同近视程度，但是，从临床验证结果来看，大都对假性近视有疗效，而且只是短期效果明显，长期效果并不理想。因此，近视患者在选用近视治疗仪器时，首先要弄清楚自己是假性近视还是真性近视。对于真性近视者，这种仪器治疗是不会有理想效果的，所以不要过于迷信广告宣传中近视治疗仪的作用，以免浪费了精力和钱财。

除此之外，在近视治疗上，近年来还出现了很多不同的手法，比如有针灸疗法，梅花针法、耳针、电针、低频电流法，超声波法和穴位激光照射法等。这些疗法在对近视的预防和假性近视的治疗方面有一定的效果，但是对真性近视还没有确切肯定的疗效。

## 药物治疗近视

无数从事于眼科工作的医务人员和药学专家对近视眼的治疗也进行了有益的研究，配制了一些治疗近视眼药物，如 1% 地巴唑眼药水、丹参眼药水、红花眼药水、近视眼 1 号、2 号眼药水等。（图 4–5）

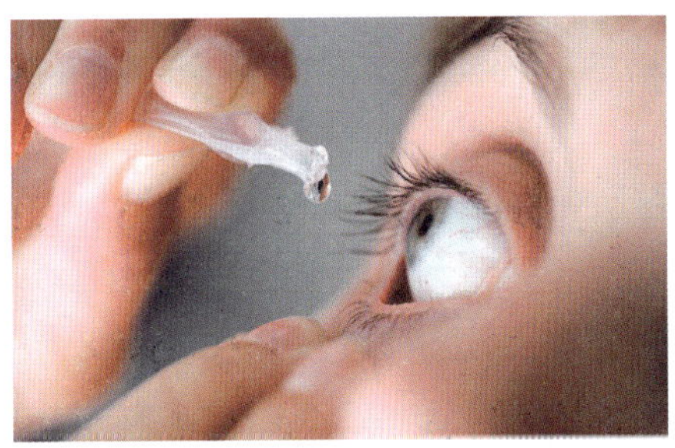

图 4-5　滴眼药水

**阿托品点眼法：**阿托品为抗胆碱药，可以阻断副交感神经节后纤维所支配的效应器上的胆碱受体，因而能对抗乙酰胆碱，使睫状肌痉挛得以松弛。

治疗方法是用阿托品点眼，每周 1 次，3 ~ 4 次为 1 个疗程。轻者 1 个疗程，重者可连续用 2 ~ 3 个疗程。

这种方法对视力减退 3 ~ 6 个月的儿童治疗效果最好，就是说对近视 -1.25D ~ -2.00D 以下者有显著效果，治疗范围较小。

**微量阿托品间歇点眼法：**治疗原理不要求完全调解麻痹，故使用微量点眼就足以产生适当的调节麻痹作用，且可保持 3 ~ 4 日。间歇点眼可以使睫状肌一张一弛，有助于恢复正常的调节功能。以 0.05% 阿托品液点眼，每次 1 滴，每周 1 次，连续 4 次，而后每 2 周 1 次，连续 2 次。1 个疗程共计 6 次，也可以每周末点眼 1 次，持续 2 个学期。

治疗结束后 1 周、1 个月、3 个月和 6 个月进行视力复查，视力平均值有一定提高，但远期疗效不明显，仅对假性近视有效。

**0.01% 山莨菪碱滴眼液点眼法：**该药为合成的胆碱能神经阻滞剂，具有解除血管痉挛、扩张血管、镇痛、散瞳和抑制腺体分泌的作用。使用得当，可以缓解眼调节紧张，且不致散瞳。每日 3 次，需长期点用 4 个月。

该点眼法对假性近视确实有疗效，在点眼期间可能有短时的视近模糊，数小时后可自行恢复；该滴眼液对中小学生有预防近视的功效，对不良视力的学生也有增进视力的作用，对患有近视的孩子还有一定的恢复视力的作用。它刺激性小，不痛、不痒，安全可靠，简单易行。

**0.4% 麦得林点眼法**：麦得林是托吡卡胺类药物的一种，属于拟交感神经药物，具有使调节放松及散瞳作用，20 世纪 60 年代在日本曾经广为采用。麦得林眼液使由后马托品 1 份、麻黄碱 100 份等制成的，药剂浓度为 0.4%，药效作用达 3 ~ 4 个小时。每日睡前点眼 2 次，20 日为 1 个疗程，也可每日 3 次。有报道称该方法治疗中学生视力不良 67 人，共治疗 52 日，有效率为 87.50%。

**去氧肾上腺素点眼法**：去氧肾上腺素又叫苯肾上腺素、新福林，属拟肾上腺素药，发挥交感神经兴奋的效应，多用为加强抗胆碱药物的作用。它的毒力较弱又较安全，且散瞳和调节麻痹的作用也较短暂。有人认为，此药对调节近点距离影响不大，只轻度影响调节，而主要是散瞳作用明显。2.5% 去氧肾上腺素，每晚点眼 1 次，2 周为 1 个疗程。或用 5% 去氧肾上腺素睡前点眼 3 次，药物作用时间仅为 5 ~ 6 小时，次日亦不影响阅读。虽药效较持久，但疗效并不理想。

**后马托品**：为拟胆碱药，与阿托品相似，但作用及不良反应较阿托品弱。

**托吡卡胺**：托吡卡胺为短效睫状肌麻痹剂，可使调节放松，并有散瞳作用。

**毛果芸香碱点药法**：毛果芸香碱是拟胆碱药的一种，作用是刺激睫状肌，从而增加其兴奋性，就是说毛果芸香碱是针对调节紧张后所产生轻的麻痹状态发挥作用。有人认为，毛果芸香碱比阿托品更有积极的作用，其疗效虽比阿托品差，但不良反应也较阿托品少，不会影响学习和日常生活，适合于集体点眼。也有人认为 2 种药水的效果差别不大。

0.5% ~ 1% 毛果芸香碱滴眼液每日睡前点眼 1 次，持续 2 周至 1 个月。该药点眼可使近视的屈光度降低 –0.50D ~ –2.00D。但如果治疗 1 个月后无效，即可不再使用该药治疗了。

**维生素 K3**：维生素 K3 属于类副交感神经阻断剂，可作用于平滑肌细胞 M 胆碱受体产生解痉作用，而瞳孔不散大，眼压不升高。

0.5% 维生素 K3 点眼液点眼，没 5 分钟 1 次，每日 4 次，每晚睡前点。有报道称该药治疗 70 例，其中恢复正常视力者 64 例，占到 89.66%。

**川芎嗪点眼法**：川芎嗪是从中药川芎中提取的生物碱，能抑制小动脉平滑肌收缩，增加血流量，改善微循环，对凝集的细胞有解聚作用，并有解除平滑肌痉挛作用。结膜滴药可改善球结膜微循环，解除睫状肌痉挛，收到增加视力的疗效。

每毫升川芎嗪眼药水含川芎嗪 6.7 毫克，PH4.5 ～ 5.5。每日下午点眼，2 小时内点 4 次，每周连续治疗 6 日，共治疗 4 周。该方法的近期有效率为 71.6%。

**丹参点眼法**：丹参具有活血祛瘀、扩张血管、增加血流量的作用，并能改善眼部血液循环，能部分解除睫状肌痉挛，从而达到提高视力的目的。

选质地鲜红的丹参，制成 2 ∶ 1 的滴眼液。每日用丹参眼药水点眼，15 分钟 1 次，每日 4 次，连用 3 ～ 5 日。观察 116 人使用该药品，近期总有效率在 92.12%。

**腺苷三磷酸（ATP）点眼法**：局部应用可以提高和改善细胞的低氧状态，使睫状肌疲劳得以改善，肌张力得到恢复。取 ATP 粉剂一支（20 毫克），加入蒸馏水 2 毫升，即配成 1%ATP 眼药水，直接点眼。每日下午治疗 1 次，在 1 小时内点眼 4 次，3 日为 1 个疗程。观察治疗 260 只眼，近期有效率为 81.15%。

**复合维生素 B、呋喃硫胺及丙基硫胺素二硫化物（TPD）等**：该药物对组织的亲和力强而毒性低，在体内能迅速转变成活性型硫胺，而不为体内硫胺分解酶所分解，所以它们是一种能维持血内浓度较高的长效制剂。通过改善睫状肌的代谢、增强神经营养，使疲劳组织尽快恢复，最终达到视力增进和屈光度减少。每日口服 50 ～ 100 毫克，有医生应用大剂量呋喃硫胺治疗青少年近视眼 28 例，22 例有效，年龄较小的早期病例效果更为突出。

**维生素 E**：关于维生素 E 的治疗作用报告较多，有医生应用大剂量维生素 E 口服，同时点去氧肾上腺素眼药水治疗近视，5 年后观察，认为肯定能降低儿童近视发展速度，并可减少成人近视发展与变性趋势。

**维生素 A**：也叫 β 胡萝卜素，主要对黏膜系统有修复作用，维生素 A 曾经长期被用来作为防治近视的药物，现在多数人认为无明显作用。

**近视Ⅰ号和近视Ⅱ号眼药水点眼液**：近视Ⅰ号由当归、红花组成；近视Ⅱ号由当归、红花、0.5% 地巴唑组成。

应用活血祛瘀药及血管扩张药，使血行通畅，激活睫状肌功能，从根本上解除痉挛，使减退的视力得到增进和恢复正常。首次每 15 分钟点眼 1 次，连点 4 次，以后每日点眼 3 次，1 个月为 1 个疗程。近视Ⅰ号有效率为 90.1%，近视Ⅱ号有效率为 93.6%，两者无明显差异。

以上，我们介绍了国内外治疗近视的各种药物疗法，其中许多方法是可行的，有一定的效果，在一定程度上解除睫状肌痉挛，对轻度近视眼，特别是青少年近视眼和假性近视眼有一定疗效。当然也有些方法存在疗效不持久或视力不稳定的情况，一部分病人的视力可以提高，但疗效不巩固。

总之药物治疗近视眼的效果目前还不能令人满意，以致于使许多抱着试试看心理的人落了个搭钱又搭时间，最后还得配戴眼镜。其实自 20 世纪 70 年代起，不断有近视眼药物治疗的报道，目前在临床中使用的主要还是不下十余种的滴眼剂，不过眼科专家们认为，从原则上讲，药物治疗近视，缺乏有力的科学依据，不少口服和滴眼药都是宣传上给近视眼患者的误导。药物只能在短期内对防止近视加深和缓解视疲劳上有一定效果。在这些药物中，大部分都是采用抑制或兴奋眼内睫状肌的原理，以求短期内改善视力。但这种方法是其对远视的功能有所改善，而对于预防近视却没有作用。抑制或兴奋睫状肌，相当于麻醉作用。在近视时，眼睛的调节能力下降，只能尽量把眼睛轴线拉长，每拉长 1 毫米，近视度数就会加深 3.00D，极易造成不能恢复的轴性近视。

## 近视治疗的困境与希望

就目前来看，中外医学界在近视治疗方面均提出了诸多治疗方式，这些治疗在一定程度上针对不同程度的近视起到了一些缓解、改善作用，但现阶段主流的近视治疗方法仍存在着不容忽视的局限和弊端。因此，如何从根本上采取一种有效、合理的办法来治疗近视，已经成为现代医学界需要解决的一个重要问题。

这里，我们试图对国内近视治疗的一些问题和难题进行去伪存真的归纳和分析，目的是让更多的人重视近视的预防，和眼科专家共同探讨一条有效的近视康复之路。

## 任何的近视治疗都不是“根治”

当前针对近视的治疗，主要有三种方式：手术治疗、仪器治疗和佩戴眼镜。

有人说，手术治疗近视是一个“一劳永逸”的办法，真的是这样吗？手术治疗得益于医疗事业跨越式的发展，而逐渐成为一种相对成熟的治疗近视的手段。但是由于手术限制较多，术后并发症出现率较高，这种治疗方式的局限性也日益显现出来，使之成为了临床上饱受争议的治疗手段。

近视手术主要是利用准分子激光技术对患者角膜瓣下基质层进行屈光性切削，降低患者瞳孔区角膜曲率，最终达到矫正近视的目的。

从手术限制方面来看，准分子激光手术存在三个基本限制条件：第一，是患者必须年满 18 周岁；第二，是患者最近两年时间内眼睛均光状态未见明显变化；第三，是患者经过全面的检查诊断后，不存在任何活动性炎症，诸如角膜炎、急性结膜炎等，也不存在青光眼、严重干眼症等，同时患者不属于瘢痕体质，无糖尿病、结缔组织病等，患者非矫正视力极差的重度弱视症状。

手术无论多么的简单、安全，也绝非万无一失，况且，近视眼手术还是一个正在趋近成熟的手术，许多方面还需要提高和改进。目前主要的手术并发症有：术中角膜穿孔并发白内障和细菌性眼内炎；角膜溃疡，切口延迟愈合和角膜内皮损害；术后瘢痕、上皮囊肿，造成不规则散光，严重影响视力；残留近视、屈光参差、散光或矫正过度。

仪器训练，实质上就是近视治疗的一种常规方式，如闪烁增视仪，采用多色、多光频繁刺激眼球，即时调节眼球灵敏度。眼部按摩仪则通过给眼球施加一定压力，改变角膜弧度来矫正屈光不正，但此种方法往往会因个人的脸型差异，遇到穴位难以准确确定，按摩力度很难控制把握，且易挤压晶状体，造成对眼睛的二次损伤等诸多问题。

而事实证明，近视矫正仪器对视疲劳（即假性近视）的患者可能有一定的疗效，但对于真正的近视则无效。近视过程是不可逆的，所以还没有通过哪种治疗仪器的训练就可以根治近视的。

佩戴眼镜是青少年近视治疗中经常采用的一种办法，但“只戴矫不治”是这种近视康复手段的最明显局限。长期佩戴眼镜还很容易形成依赖性，度数将逐年递增，要知道，如果高度近视在 600 度以上者，很可能还会遗传给下一代。由此可见，佩戴眼镜有“饮鸩止渴”之嫌。

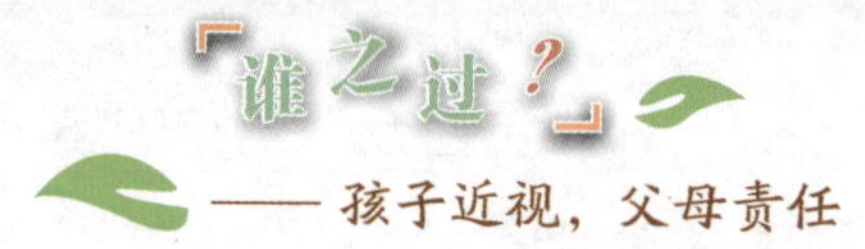


## 正确认识近视，加强防治观念

近视之所以可怕，不仅是因为它将导致患者的视力下降，更由于其发展速度较快。一旦发展至高度近视阶段，便有可能出现多种并发症。

保护视力最好从3岁开始，家长慢慢教孩子认视力表，随时监测视力，与医院保持联系。只有从小做好眼睛的保健，随时发现问题，才能更早、更好地解决问题。因此，近视治疗的关键在于及时。

青少年视力康复的大原则就是，早期发现、早期治疗。人生中的8到18岁阶段是近视加深的最快时期，必须要格外细心观察，特别是双亲眼睛视力都不好的孩子，更要留心视力发展变化，保护视力健康或者防止近视继续加深。

而对于成人来说，视力变差不同于孩子的明显可见，成人往往在“不知不觉”中变差的，而且有个体的差异。

如果孩提时代眼睛就不好，成年后视力仍继续退化，几乎都是因为工作或嗜好不断地使用电脑导致。以前常听人说，只要年过20，近视就不会再加深了，然而如今时代不同，只要继续使用电脑，近视就会无限度加深下去，视力便在不自觉间变差，这样深度近视的概率也就大大提高了。所以，我们要提醒所有人，记得要定期接受视力检查、屈光度数检查和眼底检查。有些人的眼睛或许已经处在疾病状态了，只是不自知罢了。

导致视力退化的原因一言以概之，就是用眼过度。要停止大量用眼，才可以阻孩子的近视度数继续加深；而成人的近视治疗，除了避免过度用眼之外，还要进行专门的视力康复。

美国南卡罗来纳大学哥伦比亚分校的专家发现，需要近视治疗的患者有三种比较明显的特异表现，专家称之为“信号弹”。

如果视力不佳的患者出现全身神经失调现象，那么就需要近视治疗手段的介入了。他们的症状主要表现为情绪焦躁、注意力不集中、反应迟钝、失眠多梦、身体倦怠、眩晕、食欲不振。因为这些症状与某些疾病比较相似，因此较难以发现。

视疲劳是导致近视发生的重要原因之一，同时也是需要近视治疗的重要表现。专家说，因为视疲劳是睫状肌调节失灵的结果，所以患者会感到视物模糊、浮动不稳。

知觉过敏也是患者需要接受近视治疗的征兆之一。实验结果证实，如果人眼感觉神经发生疲劳性知觉过敏就会使患者觉得眼睛灼热、发痒、干涩、肿胀，严重时甚至会引发偏头疼。

美国专家强调，如果患者对以上3种征兆没能加以关注并及时接受近视治疗，以致于最终发展至高度近视阶段，便有可能因为视网膜脱离或黄斑萎缩而失明。

尽管假性近视多见于青少年，但对于青少年来说，并不是每一个患者都能找到让自己达到理想裸眼视力，或者能延缓近视程度加深的近视治疗方法。甚至有患者即使经历了常人难以想象的艰辛，仍然为近视而困惑不已。从青少年的生理特点及年龄特点来看，其近视治疗要想有所建树，需要克服路途上遭遇的四重困境。

首先是长期视近。专家说，青少年时期是人的一生中用眼量最大的时期。每天摆在面前的尽是书山题海，已经近视的眼睛连喘息的机会也没有。由此产生的视疲劳日积月累就会使近视治疗陷入困境。

户外活动时间少也限制了青少年近视治疗。专家分析说，在户外活动的过程中，青少年能够接受足够的阳光照射，从而促进体内多巴胺的形成，这种物质能够有效抑制眼轴拉长。户外活动同时也是一个眺望远处，缓解视疲劳的好机会。

此外，用眼环境不佳也是青少年近视治疗中应该规避的。光线过暗会对视力健康不利，这是人们所熟知的。于是，就有人反过来，把光线调亮、调亮、再调亮。实际上，这样也会加大眼睛的负担。

最后，专家强调，面对近视治疗，人们应该树立正确的认识。在现实生活中，曲解近视治疗的传统观念根深蒂固地存在着。有人觉得孩子看不清东西了就配副眼镜，因为戴眼镜最简单方便，等到成人后再进行准分子激光手术，这样就能重见清晰的世界了。殊不知这样做，有可能延误了青少年近视康复的最佳时机，近视眼可以预防，但难以根治。预防重于治疗，不管你以前对近视的问题多不了解，多么疏忽或不在乎，至少从现在开始要多多关注自己的眼睛，多多重视近视预防了。不要因为对眼睛近视常识的无知而错过了预防和康复的关键期，而造成终身遗憾。

## 近视是可以康复的

虽然之前我们讲过，目前的主要治疗方式都不可能根治近视，但是这并不表示，近视不可以康复，我们需要探索的，是如果科学地让视力得到康复。

请问大家，你们是否会因为自己罹患感冒而担心自己将要一命呜呼了呢？除非是极度悲观的人，否则谁也不会这么自己吓唬自己的。视力也是如此，是可以康复的。

很多人因为近视、散光、远视、老花眼到医院的眼科门诊接受医生的诊疗，医生会帮助病人测量视力、佩戴眼镜、甚至预约手术治疗，但就是不会教病人如何恢复视力，该怎样走向康复。

视力的康复可以分为暂时性康复和根本性康复。利用眼镜、隐形眼镜、矫正手术、角膜塑形片等手段暂时性地提升视力，而并未处理眼镜本身的病态，只能算是对症疗法，这是基于“用眼睛看东西”的思维，所衍生出来的治疗手段。而因为屈光度数的改善，即视力由屈光不正逐渐回复到屈光正常，才是真正的视力康复。

目前，中外科学家已经通过多种途径来探索视力康复的办法，也在临床上取得了不错的成效。在美国，有专门的验光师（optometrist）的国家资格认证，相对于我们眼科医师专门治疗眼睛疾病，验光师则是视力专家，负责视力康复和训练，而且适用于医疗保险的给付项目之中。这样的制度在加拿大、澳大利亚、欧洲各国，还有亚洲的韩国等地都已经形成了制度化，或者是正在研议纳入制度当中。

美国的眼科医生只负责对眼睛疾病进行治疗。在眼科，从结膜炎到青光眼、白内障、视网膜脱落等，所有关于眼睛的疾病都可以接受诊治。但是，当需要进行后期维持或者恢复视力时，就必须寻求视力康复专科医生的帮助。

也正是由于具有如此明确的分工，美国在眼睛的专业治疗和视力康复方面都分别取得了卓越的研究成果。就视力康复这一领域来讲，正是他们最早发现了“大脑也在看东西”的生理现象，从而让越来越多的近视患者建立起“近视是可以康复的”观念。

国内关于视力康复的概念比较模糊，尚无明确的定义，并且与临床眼科的工作混淆。实际上，视力康复工作与临床眼科工作存在一些重叠，但从主要任务上来看，两者是有严格区别的。视力康复工作的主要任务是预防可能损害视功能的眼病发生并促进视功能发育或康复，其主要涉及非器质性的眼病。而临床眼科工作是对各种眼病进行诊断和治疗。视力康复的对象为正常人、影响视功能发育的各种非器质性眼病和康复期的器质性眼病患者，且不涉及住院治疗。

视力康复中心，是针对低常视力人群开设的视力康复机构，它是融入了现代化的眼科检查、治疗、预防和控制的视力康复中心。调查显示：近视市场容量过千亿元，我国每年用于治疗、改善青少年视力方面的费用高达 900 亿元，我国的视力康复市场出现了需求与供给脱节的情况。然而国家政策倾斜、家长关注，国内的视力康复方法，真正能以科学理论为依据，提供专业有效的视力康复方法屈指可数。采用什么样的康复方法，获得什么样的康复效果，怎样让人们建立“近视可以康复”的观念，一个视力康复中心既要科学权威，又要肩负着社会责任。

我们以“维视力”为例，这是一个青少年近视康复的连锁品牌。自 1999 年开始，维视力一直致力于青少年近视的预防、控制、康复等科研工作，在中国视力康复协会、中国视力康复研究院等相关部门的支持下，创建了专门针对青少年视力康复的全国性连锁机构。

维视力康复中心先对来接受近视康复的青少年进行专业的视力检测，根据检测结果，综合进行评估，制定有针对性地个性化视力康复方案，建立眼睛健康档案，并对孩子视力健康进行长期跟踪服务。（图 4–6）

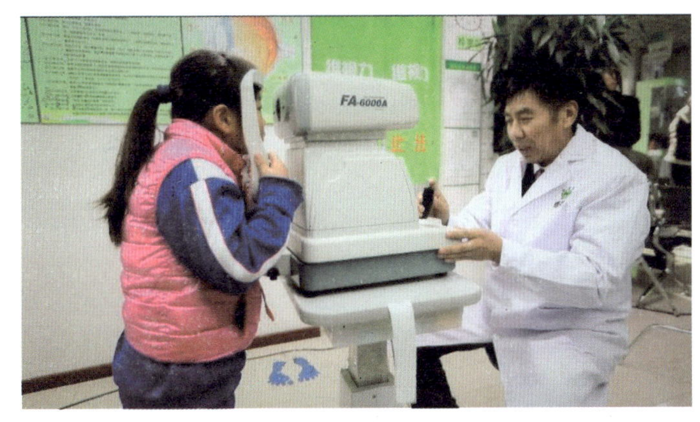

图 4-6 视力检测后，制定康复方案

维视力采用一种新颖、独特的“六位一体”疗法，其物理与生物相结合的疗法获得了中国商务部认证。不吃药、不打针、不手术、不戴眼镜，康复视力提倡绿色、安全、有效。所谓“六位一体”采用的是综合疗法使近视达到康复水平，其由专业保健师操作，安全无毒无副作用：维视力发明专利产品配合维视力经络电疗仪让有效成份全部吸收；维视力发明专利产品利用离子导入仪让有效成分全部渗透；再配合辅助光刷治疗仪、多维智能镜片、视觉刺激、多频多光训练。

此疗法是从眼睛根本问题切入，可以起到对轻度患者能够摘下眼镜、中度者容易提高视力、严重者可以减低度数等作用，治疗效果较好，并且持续时间长久，不易反弹。

# 第五章　拯救之路

## 中西医对于近视在认识上的差异

中医与西医是两套各自独立发展起来的医疗体系。在对近视的认识上，存在很多不同之处。

对于近视的病因，中医认为是劳伤脏腑，肝气不足，兼受风邪，精华之气衰弱，或先天禀受不足，或后天阳气内虚为近视发病的主要原因。而西医认为除先天遗传因素（指有高度近视家族史），后天性近视主要以环境因素为主，如果用眼不当，缺乏眼睛保健常识，近距离工作时间过久，会致使眼调节疲劳，久而久之，使眼球前后轴变长，形成了近视。

在近视的诊断和分类上，中医称“本症只辨咫尺，能近怯远”，但没有详细的分类。西医对近视的诊断比较明确，也有相应的诊断依据和方法，对近视的分类也比较详细，如单纯性近视、复合性近视散光、混合散光、调节性近视、高度近视等，同时也强调近视治疗应该有针对性。

在近视的治疗方面，中医主张将近视治疗的侧重点放在人体内在，强调内治为主，外治为辅，根据八纲辨证，按气血不足、肝肾虚弱、阳气不足或脾胃虚弱等不同类型，分别给予不同的中草药方剂；外治以传统的针灸和按摩为代表，还有穴位埋豆、中草药滴眼液等。而西医则主张以局部治疗为主，基本上不用口服药，包括戴框架眼镜和角膜塑形镜，使光电后移，聚焦在视网膜上形成清晰的图像；其次是应用手术的办法来改变眼球的基本结构，使角膜变扁平，前后轴变短，如放射状角膜切开术、准分子激光角膜屈光手术等，都是普遍采用的治疗近视的手术。

无论是西医还是中医都主张积极预防近视的发生。中医强调用食物疗法，如多吃动物肝脏、核桃仁、黑芝麻等，其次做眼保健操，擅长通过饮食及按摩方法预防近视或配合近视治疗。而西医则强于用眼卫生的研究，包括光线、控制用眼时间、避免过度疲劳等。

正是因为中西医在以上几个方面存在认识上的不同，所以在近视治疗问题上形成了各自的特色。中医以内治为主，外治为辅，按照气血不足、肝肾虚弱、阳气不足或脾胃虚弱等标准内治近视。而在外则以针灸、按摩或药物熏蒸的方式加以配合。西医与中医不同， 西医很少用口服药物的方式进行近视治疗，而从局部治疗出发，让近视患者配戴眼镜，通过这种方式使光线聚焦于视网膜上，从而获得理想的视物效果。

## 中医的辨证论治

辨证论治是中医认识疾病和治疗疾病的基本原则，是中医学对疾病的一种特殊的研究和处理方法，又称辨证施治，包括辨证和论治两个过程。

“证”，是机体在疾病发展过程中的某一阶段的病理概括。由于它包括了病变的部位、原因、性质，以及邪正关系，反映出疾病发展过程中某一阶段的病理变化的本质，因而它比症状更全面、更深刻，更正确地揭示了疾病的本质。

“辨证”就是把四诊（望诊、闻诊、问诊、切诊）所收集的资料、症状和体征，通过分析、综合，辨清疾病的病因、性质、部位，以及邪正之间的关系，概括、判断为某种性质的证。

论治，又称为“施治”，即根据辨证的结果，确定相应的治疗方法。辨证是决定治疗的前提和依据，论治是治疗疾病的手段和方法。通过辨证论治的效果可以检验辨证论治的正确与否。辨证论治的过程，就是认识疾病和解决疾病的过程。辨证和论治，是诊治疾病过程中相互联系不可分割的两个方面，是理论和实践相结合的体现，是理法方药在临床上的具体运用，是指导中医临床的基本原则。

中医临床认识和治疗疾病，既辨病又辨证，但主要不是着眼于“病”的异同，而是将重点放在“证”的区别上，通过辨证而进一步认识疾病。例如，感冒是一种疾病，临床可见恶寒、发热、头身疼痛等症状，但由于引发疾病的原因和机体反应性有所不同，又表现为风寒感冒、风热感冒、暑湿感冒等不同的证型。只有辨清了感冒属于何种证型，才能正确选择不同的治疗原则，分别采用辛温解表、辛凉解表或清暑祛湿解表等治疗方法给予适当的治疗。辨证与那种对于头痛给予止痛药、对于发热给予退烧药、仅针对某一症状采取具体对策的对症治疗完全不同，也根本不同于用同样的方药治疗所有患同一疾病的患者的单纯辨病治疗。

中医认为，同一疾病在不同的发展阶段，可以出现不同的证型；而不同的疾病在其发展过程中又可能出现同样的证型。因此在治疗疾病时就可以分别采取“同病异治”或“异病同治”的原则。“同病异治”即对同一疾病不同阶段出现的不同证型，采用不同的治法。例如，麻疹初期，疹未出透时，应当用发表透疹的治疗方法；麻疹中期通常肺热明显，治疗则须清解肺热；而至麻疹后期，多有余热未尽，伤及肺阴胃阴，此时治疗则应以养阴清热为主。“异病同治”是指不同的疾病在发展过程中出现性质相同的证型，因而可以采用同样的治疗方法。比如，心律失常与闭经是两种完全不同的疾病，但均可出现血瘀的证型，治疗都可用血府逐瘀汤进行活血化瘀。这种针对疾病发展过程中不同质的矛盾用不同的方法去解决的原则，正是辨证论治实质的体现。

# 视力康复的中医疗法

## 近视的中医辨证施治

对于中医而言，近视治疗时不能拘于“增视”二字或迷信于某方某药，而应以祖国医学的基础理论为指导，进行辨证施治。如果说西医是检验医学，那么中医则是辨证分析的医学。中医会根据你的症状和身体的疾病情况来分析病情，它根据人的体质分寒热虚实，透过表里来使用不同药物进行治疗，这就是中医辨证施治。

因此辨证是施治的依据；施治是治疗的目的。辨证施治即不同于对症治疗，也不同于西医的辨病治疗，它把人体的内在联系，疾病的发展变化规律联系起来。辨证施治可以说是病因疗法。

中医经典医籍《黄帝内经》里记载："五脏六腑之精气，皆上注于目而为之精。精之窠为瞳子，筋之精为黑眼，血之精为络，其窠气之精为白眼，肌肉之精为约束，裹撷筋骨血气之精，而与脉并为系，上属于脑，后出于项中。"也就是通过眼睛可以判断一个人五脏精气的虚实盛衰。举个简单的例子，大家对比一下婴儿的眼睛和老人的眼睛，便会明白。婴儿的眼睛黑的透亮清澈，白的明亮纯正，而老人的眼睛则是色泽浑浊，暗淡，这是五脏精气衰的表现。

"望、闻、问、切"是中医诊病的四大法宝，其中望诊是法宝中的法宝，正所谓"望而知之谓之神"，司马迁《史记》中"扁鹊仓公列传"，记载关于神医扁鹊见齐桓公的故事，正是通过望诊发现齐桓公疾病由表入里，日益加深。齐桓公不信扁鹊，最后病入骨髓，落个"遂死"的下场。望诊的内容很多，望目是其中必不可缺少少的一环。仔细观察我们的眼睛，就会发现从外表来看，主要由五部分组成，即瞳孔、黑眼珠、白眼珠、血络（白眼珠上的毛细血管）以及上下眼睑。而这五个部分分由五脏所主管，因此能够反映五脏的精气情况。这也正是前面提到的《黄帝内经》中记载的内容：瞳孔—肾，黑珠—肝，白珠—肺，血络—心，眼睑—脾。

近视中医古籍称为"能近怯远"症，意思就是能看清近处不能看清远处。这正是近视眼的特点所在。本病多由脏腑失调、气血逆乱所致，故临证需在消除致病因素，注意眼睛保健之前提下综理脉证、审病求因、辨明证型、立方遣药，灵活施治方能奏效。对于近视来说，根据患者的症状及脉象将其主要分成四个类型进行辨证施治的。

1.肝虚风热：证见久视目昏赤涩、乏困羞明、头痛眼胀、失眠多梦，且舌质红。患者的近视状况在100度至300度。目得血而能视，然久视伤血，肝主血，故竭视劳目则伤肝，肝伤则风热自生，热气升腾，而致目昏。

本型多始于青少年时期，发展较快。青少年劳目久视，耗伤肝血，血虚不能养目，则成是病。临床表现为近视尚清，远视模糊，两目干涩，时有头昏头痛、口干少津。肝伤则风热自生，上奏于目则胀痛赤涩、乏困羞明；肝之络上巅（顶），风热上炎则肝虚生热，故见头痛头胀，舌苔红；血虚心无所养则失眠。

治则：祛风清热止痛，养血镇肝明目。

方药：地黄丸加减。熟地黄15克、防风6克、川羌活10克，肉桂6克、菊花12克、没药9克、黄连6克、决明子15克、五味子10克、蔓荆子12克、辰砂1克（冲服）。

方解：熟地黄，味甘、微温，补血滋阴；川羌活、防风，祛风解表，止痛解痉；菊花平肝清火，疏风明目；没药散瘀止痛、舒筋通脉、推陈致新、生化新血；黄连性寒味苦，清热泻火；五味子镇水壮阳、补虚除热、生津止渴、上清下补、温而不燥、养心安神、调和五脏、明目收瞳。决明子疏散风热，益精明目，收泪止目痛；蔓荆子散风清热，镇静止痛，明目止泪；辰砂安神镇惊，益气明目，清热解毒，通脉除烦；肉桂温筋通络，活血调气，平肝补阳。

加减：眼痛干涩，服药目昏不减，可滋肾育阴，养肝明目，加枸杞子、女贞子；心血不足，健忘惊悸，失眠多梦者加石菖蒲、远志，以养心安神；口苦，目赤者加黄芩、龙胆草，以清肝泻胆。

2. 心脾亏虚：证见头晕目痛、多梦易醒、健忘、心悸或面色少华、倦怠少食，且舌淡苔白。这类患者多数为中度或高度近视。

思虑劳倦，伤及心脾，心伤则阴血暗耗，血少则不能养心，脾胃为后天之本，气血生化之源，脾伤则无以运化营血，化生之源不足。心脾两脏功能相辅相成，脾的运化依赖于心阳（也依赖于肾阳），而心血则靠脾对水谷精微吸收和输布上奉而成，故脾阳衰则运化功能失常，导致心血化生之源不足，若心阳虚则不能助脾，脾虚则运化功能失职。祖国医学认为："目者心之使也"，"心之合脉也"，"诸脉者皆属于目"，可见心与眼的关系十分密切。还认为：五脏六腑之精气皆禀受于脾，上贯于目，脾虚则五脏六腑之精气不足，不能上输于目，致目失濡养，视物不明，可见眼与脾的关系亦很密切。对于用眼视物与血的关系也指出："肝受血而能视"，"久视伤血"。综上可见，由于视物过度，思虑劳伤，损及心脾，致使血少神不守舍，出现多梦易醒，健忘心悸，血不上荣故目昏，眼胀头晕目痛，面色少华，舌质淡白；脾病运化失常则少食倦怠；若血少不能化精，内藏于肾，则精血虚损而见眼前黑花。

本型主要表现为视近清楚，视远模糊，兼见头痛眼胀，眼皮沉重，闭目休息片刻即感轻松，或见眼前黑花飞舞，阴影移动。患者多喜安静，夜睡多梦易醒，健忘心悸，面色少华，食少倦怠，舌苔淡苔白。

治则：补中益气，养心安神。

方药：远志 10 克、石菖蒲 12 克、人参 3 克（另煎）、茯苓 15 克、枳壳 6 克、菟丝子 15 克、当归 10 克、五味子 12 克、辰砂 1 克引（冲服）。

方解：石菖蒲散肝舒脾、开心利窍、宁神健胃；远志泻热散郁、能通肾气、上达于心、强志益智；茯苓渗湿益脾、养心安神；当归滋阴养血、活血化瘀；

人参（党参可代用）甘平、补中益气、补肺益脾、生津安神；菟丝子益精补脑、性柔润而多液、温而不燥、补而不腻，为补肾养肝、平补阴阳而明目的要药；五味子生津止渴、上清下补；枳壳苦寒入脾、破气消积、和胃健脾；辰砂安神镇静、益气明目、清热解毒、通脉除烦。

**加减：** 视久眼痛加蔓荆子、白芷，以疏散风热，镇静止痛；湿热致眼前黑花茫茫者加海浮石、海金沙、滑石粉以清利湿热；肝肾亏损而致眼前黑影移动，则加黑芝麻、桑椹、枸杞子、何首乌以滋阴养肝。

**3. 肝胆湿热：** 证见视久眼胀头昏、口苦、夜睡易惊醒、舌红苔黄腻。这一类型是近视患者中最为多见的，其近视状况一般在 200 度以下，患病时间在两年以内。

祖国医学认为肝与胆互为表里，而眼为肝之外候，是一身之精明。若劳目久视，用目不当，致使肝胆劳伤，气血不足，感受外邪，湿热蕴结，或过食肥腻厚味，内生湿热，熏蒸肝胆，引起肝胆疏泄功能失常，湿热乘虚致患，均可酿成本病。

本病以视近清楚、视远模糊为特征。本型在临床上 4 种分型中占首位，可达 70.06%，本型患者多年龄小，相对来说是病程短的假性近视，只要重视预防，早期发现，及时治疗，其效果多理想。因此要抓紧本型治疗有利于防止近视的发生与发展。

本型远视力差，而近视力好，大部分患者主诉有用目视物过久后，再看另一目标时需要稍停片刻才能看清的感觉，调节时间延长，有时可达 10 ~ 20 秒，甚至更长，有些患者为了看清远处物体，往往喜欢把眼睛眯起来。本型是用眼不当，肝胆劳伤，风邪湿热相酿而致，故常有眼胀、头昏头胀，轻按攒竹穴区自觉酸痛困疼，眼睑时而痉挛，不能耐久视物，久则困乏、酸胀等。伴见口苦，饮食减少，小便赤黄，夜睡易惊易醒，舌质红，苔黄，脉弦、滑而数。

**治则：** 清肝胆，祛湿热，散风邪，通血脉，调经络，明眼目。

**方药：** 升麻龙胆饮子加减。龙胆草 10 克、钩藤蔓 12 克、黄芩 10 克、谷精草 15 克、地龙 12 克、清蛤粉 6 克、郁金 6 克、麻黄根 6 克、滑石粉 10 克、当归 10 克、蔓荆子 10 克、甘草 3 克、升麻 3 克。

**方解：** 龙胆草、黄芩清热泻火，祛湿定睛；钩藤蔓定惊镇静，清热平肝；地龙清热定惊，舒筋通络；升麻升阳举陷，清热解毒；郁金凉血清心，行气解郁，祛瘀止痛；谷精草疏风清热，退翳明目；滑石粉利水渗湿，清泻湿热；蔓荆子祛风散热，清头明目；当归滋阴养血，活血祛瘀；麻黄根行肌表，固腠理；青蛤粉软坚散结，宣肺气，开郁热；甘草调和诸药。

**加减：**用眼过久，伤血损目，加鸡血藤、丹参、川牛膝，以活血通络，养血明目；眼睛胀痛加夏枯草、香附，以平肝散郁，消胀止痛；眼睑时而痉挛，夜睡易惊加僵蚕、全蝎，以清热息风，解痉止痛，镇静；口苦、目赤、小便黄赤，加木通，利水清热；目病日久，用药视力改善不著，去龙胆草、黄芩，加淫羊藿、菟丝子，以补肾明目；饮食减少加鸡内金、山楂，以消食化积，散瘀行滞。

**4.肝肾气损** 证见视物不清、头晕目眩、耳鸣不聪、眼干涩乏困，且舌光无苔。这一类型的患者，多见于病程长久的高度近视和中度近视者。

本型主要与肝肾关系密切。《黄帝内经》指出：目者，五脏六腑之精也；肾者，主水受五脏六腑之精而藏之；肝和则目能辨五色。肝肾为子母之脏，肝藏血，肾藏精，血与精可以互相滋生，若发生病变时，常常两脏相互影响，肾病可涉及肝，肝病常牵连到肾，故有“肝肾同源”之说。若久视劳倦，熬夜过度，或久病失养导致肾阴不足，水不涵木，精不化血，血不养肝，则肝阴不足，虚火上攻，而成本病。

精亏血少，目失所养，则目昏干涩，不耐烦劳，甚者眼前黑花茫茫，昏蒙如雾中行；阴液受伤则木失涵养，动风则眼珠外斜；血不养心则健忘、失眠、心悸、易怒等症诸见；肝阴不足，虚火上犯则头昏目眩、耳聋、耳鸣。舌红无苔等。

**治则：**滋肾养肝，退障明目。

**方药：**补肾磁石丸加减。菟丝子 15 克、枸杞子 15 克、大芸 6 克、五味子 10 克、石决明 10 克、磁石 10 克、甘草 3 克、辰砂 1 克（冲服）。

**方解：**大芸为滋养强壮剂，性温而柔润入肾经，能补肾助阳、强筋益髓，补精血而不峻，故有“肉苁蓉”之号；枸杞子为滋养强壮剂，兼有兴奋神经的作用，有补肾益精、养肝明目，去虚劳之功；磁石为强壮镇静剂，有补肾益精、除烦去热、补血安神、通耳明目之功；石决明为清热镇静剂，有平肝清热、安神定惊，退障明目之功；菟丝子益精补脑；五味子养心安脏、明目；辰砂安神定惊，益气明目。

**加减：**心悸失眠健忘加远志、炒酸枣仁、首乌藤；头痛眼胀、目白外斜加蔓荆子、钩藤、僵蚕、全蝎、菊花；眼干涩昏暗兼有黑影乱飞加桑椹、黑芝麻、女贞子；头昏目眩、耳鸣、舌苔光滑而红加黄柏、知母。

总之，近视除先天遗传病例之外，其他发病均以脑力劳动者为主，尤以青少年最为多见。以上 4 种类型，可大致视为近视轻重不同病程的分期，肝胆湿热型和肝虚风热型病程短、病情轻，治疗较易。心脾亏虚型和肝肾两虚型多病程长、病情重，施治较难。

其实，在长期的医疗实践中，由中医所讲的气导致的病人的发病率极高，有一半以上内科病人的病患大多由气而产生。可是这些由气而产生的病患西医的仪器却无法查出，西药更没有解气的药物。人体的虚症仪器也无法查出。仪器只能找有形的病变，然而仅靠仪器查病是不完全的，不完善的。西医只靠仪器来诊断病情，很多病人去医院看病，哪个地方有病，大夫就叫做那项检查，需要说明的是，仪器不是万能的，机体很多毛病，仪器并不能完全查出。所以，中医的辨证施治可以更有针对性地解除患者的病症，由里及表地治本治标，以达到近视康复的目的。

在治疗方面，有些医家针对近视采用多种方法联用的综合治疗法，也取得了显著的效果。比如以耳穴压豆与中药治疗近视，穴位按摩取主穴晴明、承泣、正光、四白、瞳子髎、合谷，及配穴攒竹、鱼腰、丝竹空、风池、肝俞、肾俞等。结合耳穴压豆取眼穴、目 1 、目 2 、神门、肝、肾、脾等穴，并结合滋补肝肾，益气养血中药（山药 15g、茯苓 15g、泽泻 10g、山茱萸 20g、菊花 10g、牡丹皮 12g、党参 12g、黄芪 15g、熟地 15g、枸杞子 12g、当归 15g, 远志 10g, 甘草 10g），15 天为 1 疗程，4 个疗程观察效果。在 126 例患者的治疗跟踪观察中，治愈 62 例，显效 49 例，无效 15 例。

用穴位按摩配合中药治疗近视，也是常用的中医综合治疗法。按摩取双侧穴，主穴睛明、正光、承泣、瞳子髎；配穴攒竹、鱼腰、丝竹空、四白。口服滋补肝肾，益气养血中药：山药、茯苓、泽泻、山萸肉、菊花、牡丹皮、党参、黄芪、熟地黄、枸杞、当归、远志。15 天 1 个 疗程。注意用眼卫生并少食辛辣食品多食蔬菜瓜果。观察用此方法治疗的 50 例患者 100 只眼中，总有效率为 97 %。

用中药结合穴位刮痧治疗假性近视。内服中药为人参、穿山甲、全蝎、菊花、青葙子、密蒙花、草决明、枸杞子、川芎、石菖蒲、郁金、泽泻各等份，1 个月为一疗程。结合穴位刮痧，刮拭穴位：睛明、攒竹、丝竹空、太阳、客主人、风池、合谷、光明，每周 1 次。结合用眼锻炼：举目远眺并做眼保健操 1 次，并要求服药治疗结束后仍坚持这种锻炼方法。针对采用此法治疗的 100 个病例，随访 4 ~ 20 个月，总有效率 94.0%，复发率仅占 1.9%。

中医针药并用治疗青少年近视 66 例。患者口服中药：党参、黄芪、白术、升麻、茯神、石菖蒲、远志、枸杞子、菊花、川芎、蔓荆子。针刺取穴为睛明、赞竹、丝竹空、承泣、四白、球后、风池、太阳；心阳不足型加心俞、膈俞、内关；脾虚气弱型加肺俞、足三里、三阴交；肝肾阴虚型加肝俞、肾俞、太溪、光明 1、光明 2、合谷。耳穴：眼、心、肝、肾、目 1、目 2 、皮质下。66 例病例有效率 93 .42 %。

目前，中医治疗青少年近视有两个主流方法：一是以经络为基础的治疗方法，简称针法（包括推拿按摩）；二是中药治疗，简称药法。以经络为基础的治疗方法主要有体针、耳针及耳穴疗法、推拿按摩等。中药以口服补益肝肾，益气养血之剂为主；中药外用也一直在探索发展中。中医药治疗近视较之西医有一定优势，疗效肯定，副作用小及并发症少。特别是在治疗方面可以采用多种方法联用的综合治疗，将中医外部治疗手法和中药内部调理相结合，标本兼治，对于近视的预防和康复，效果更为显著。因此有人预言，中医药的综合治疗将成为今后近视的主导治疗方法。

## 近视的中医外治疗法

近视眼是一种屈光不正的眼病，指眼在无调节状态下，外界物体发出的平行光线经屈光系统屈折后，所形成的焦点落在视网膜之前，而在视网膜上形成一个弥散环，所以看远处目标不清楚。这种屈光状态称为近视。

近视严重影响青少年的学习和日常生活。祖国医学对近视的认识为：近视是以视近清晰，视远模糊为主证的眼病，古称“能近怯远症”，至《目经大成》始称近视。本病常由日常生活中不良用眼习惯导致，如平时过用目力、劳瞻竭视，亦可由禀赋不足，先天遗传所致。祖国医学对近视的治疗积累了丰富的经验，目前由近视的发病机制中，总结出了三个方面的致病原因：第一，久视伤血、过度耗损肝血从而引发近视；第二，阳气不足、阴阳失调而神光不能发越于远外从而引发近视；第三，先天禀赋不足患有近视。

针灸具有悠久的历史，运用针灸治疗近视经临床观察已经确认有效。目前，不仅有人专门从事此项工作的研究，而且还开展了电针、激光针、耳针等疗法，并取得了可喜的成效。

针灸是在经络学说与脏腑学说的基础上不断发展完善的。眼与脏腑、经络的关系甚为密切，《灵枢·大惑论》说："五脏六腑之精华皆上注目"，《中藏经》说："目形类丸，内有大络者五，心肝脾肺肾各主一络，中络者有六，胆胃膀胱三焦大小肠各主一络也，外有旁枝细络，莫知其数。"正是通过这些大小经络，使眼与全身活动统一协调，发挥其正常的生理功能。病理上，各种致病因素也会通过经络的联系，从眼传入脏腑，或从脏腑传入眼，而在眼或脏腑反映出病变来。在治疗上，就可以通过针灸起到疏通经脉，调节机体内部的阴阳失调、气血逆乱、营卫不和等现象，增强机体防病能力的作用，以达到扶正祛邪，防病治病的目的。正如《灵枢·九针十二后》所说："欲以微针，通其经脉，调其气血，营其顺逆出入之令。"针灸可以治疗近视的机制也就在于此。青少年近视多是由于近距离劳目久视引起调节痉挛所造成的。通过针灸可增进眼部的血液循环，营养眼部神经肌肉，调节紧张痉挛，消除视疲劳，恢复正常机能，从而起到防治近视的目的。

运用针灸治疗近视的种类很多，主要有毫针、耳针、梅花针、电针、头皮针等等。

**体针疗法**是用毫针在人体经络穴位上进行针刺，以疏通经络、调和气血、祛除病邪而达到治疗的目的。常用承泣、合谷；睛明、光明；四白、风池；翳明、足三里。以上4组穴位交替使用，每日针刺1组，10日为一个疗程。眼区穴宜轻捻缓进，退针至皮下时速取出，随即用棉球按压1分钟。远端穴可用捻转或提插法，间歇运针。留针20～30分钟，其中风池、翳明两穴针感以扩散到颞侧及前额或眼区为佳。（图5-1）

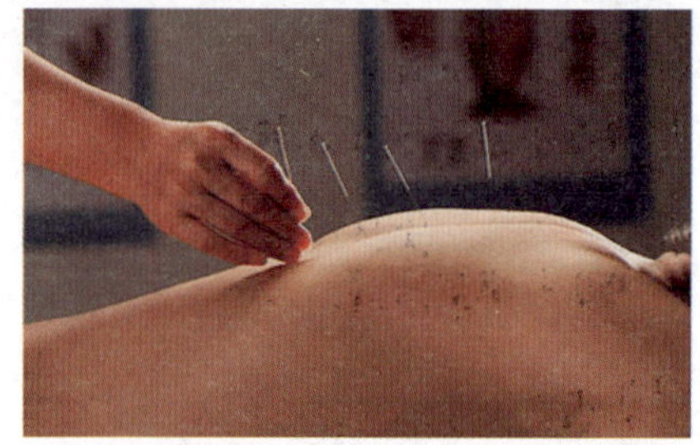

图5-1　毫针

**梅花针疗法**为丛针浅刺法，由5枚不锈钢针固定在针杆一端形成。梅花针疗法采用这种针具，叩敲相应区域或穴位，可以调整脏腑虚实运行气

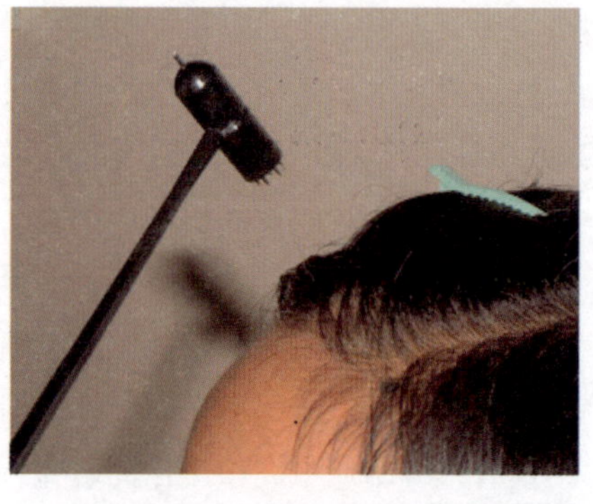

图5-2　梅花针

血，疏通经络以达到防治疾病的目的。这种方法具有刺激面广、刺激量均匀、使用方便等优点。（图 5–2）

方法一：用梅花针叩打眼眶周围，密叩 3 ～ 4 圈，叩击手法以轻叩打为宜；用梅花针在眼部及其周围穴位上叩打数下，如睛明、攒竹、鱼腰、太阳、四白及风池等穴，眼穴以轻叩为宜，风池以中叩为宜；用梅花针在脊柱两侧从上至下叩打各 3 遍，以颈椎两侧及其背部各俞穴为主，以中叩为宜。

方法二：主穴为正光（攒竹与鱼腰穴的中点，眶上缘下方），配穴有风池、大椎、内关。用梅花针叩打上述穴位 30 下左右，中等刺激。隔日 1 次，15 次为 1 个疗程。

叩打强度是梅花针治疗近视的关键。叩打强度主要体现于叩打时的力量，力量大的刺激强，反之则弱；频率快的刺激强，反之则弱；次数多的刺激强，反之则弱；叩击范围大的刺激强，反之则弱；叩打部位敏感的刺激强，反之则弱。同时应注意到刺激强度对男性弱、女性强；对年龄大的强，年龄小的弱；对神经敏感、紧张的强，对迟钝、不紧张的就弱。

电针针疗是在针刺得气的基础上，用电针器输出脉冲电流通过毫针作用于经络穴位，以治疗疾病的方法，具有针灸和电刺激的综合作用。

取穴经穴以正光，配风池、大椎、内关、心俞、肝俞、胆俞、肾俞、中脘、期门，或随症加减其他部位。（图 5–3）

治疗时，将普通毫针或梅花针用晶状体管医疗仪通电，电流为直流 9 伏干电池，电流小于 5 毫安，电流量以患者能耐受为宜，一般 10 ～ 15 次为 1 个疗程，隔日 1 次。

近年来，针刺眼周穴位和远端穴位治疗青少年近视普遍采用。针刺按摩治疗青少年近视，针刺取双侧攒竹、承泣、太阳、风池、翳明，平补平泻，不做提插捻转，以得气为务，留针 30 分钟。

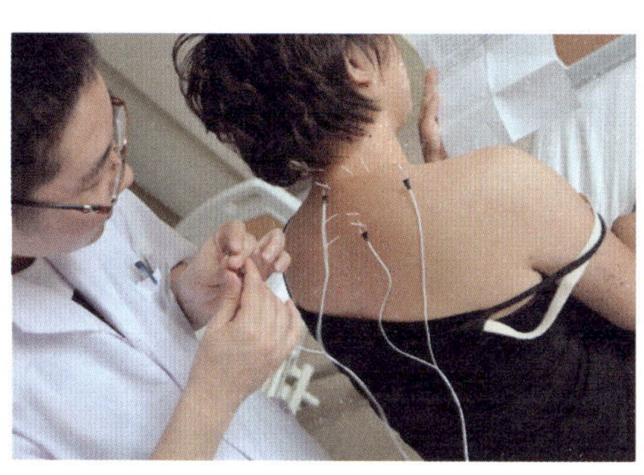

图 5-3　电针

按摩为患者取仰卧位，双目闭拢。①用双示指罗纹面推按攒竹穴；②再用双手拇指分别自内向外按摩抹上眼眶；③再按顺序按揉太阳、承泣、风池、耳穴眼区、内关、合谷、足三里、光明、三阴交；④然后患者取坐位，捏按颈、背，按摩 10 分钟。每日 1 次，针刺、按摩连续进行，12 次为 1 个疗程，一般治疗 1 ~ 3 个疗程，高度近视可视病情增加疗程。嘱其平时注意用眼卫生，用眼后远眺 5 ~ 10 分钟，睡前做眼保健操。

在临床实践调查中，用针刺按摩疗法治疗近视 668 例，康复 336 例，占 50.3 %；好转 289 例，占 43.3 %；未愈 43 例，占 6.4 % 。中医疗法发挥其特点和优势，效果逐渐显现。

耳针是在耳廓上用针刺或其他方法刺激，防治疾病的一种方法，是针灸疗法的一个分支，也是祖国医学的宝贵遗产。耳穴压子是代替的一种疗法，它操作简便，且避免了耳穴针刺时疼痛的缺点，更易被患者接受。耳穴治疗有广、廉、间、验等特点，对日常大部分时间在校上课的青少年尤为适用。针刺及贴压耳廓与眼相关的穴位治疗青少年近视，也是一种常用的中医治疗手法。（图 5–4）

耳穴一般取主穴有心、眼、肝、肾，配穴有目 1、目 2。采用毫针，一般留针 30 分钟，中等刺激，留针期间可间隔捻针。隔日 1 次，10 次为 1 个疗程。两疗程间宜休息 3 日。采用王不留行籽置于胶布上，压上述穴位的全部或搭配选用，每日早晚按摩 1 次，每穴按 1 ~ 3 分钟，治疗 5 ~ 7 日。休息 1 日后再进行上述治疗，2 次为 1 个疗程。每 2 个疗程间休息 3 日。

用耳针防治近视是这些年国内广泛应用的有效疗法之一。耳针疗法种类很多，用于防治近视的有针刺耳穴、耳穴埋针、耳穴贴压、耳穴按摩 4 种，都具有疗效明显、简便易行、无毒副作用等优点，适用于学校、家庭、基层医院防治儿童、学生近视。

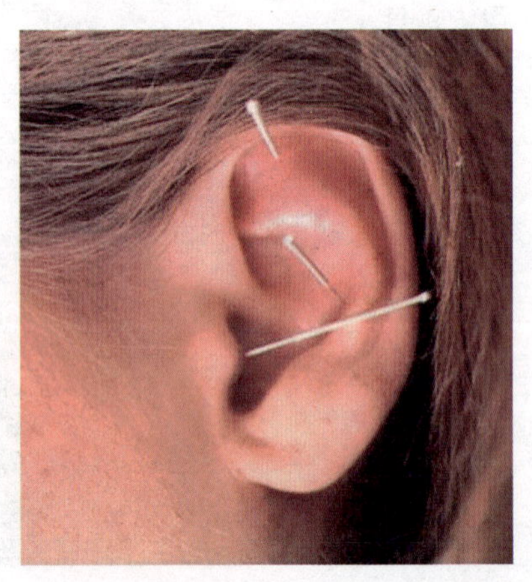

图 5-4　耳针

耳针疗法是通过对耳郭上的反应点，即耳穴进行针刺等刺激以治疗疾病的方法。我国对应用耳穴治疗疾病有悠久的历史和丰富的经验。中医认为，耳部含有人体各组织器官的全部信息，人体组织器官发生疾病均可在特定投射区找到阳性反应点。通过一定的方法刺激该耳穴，就能达到治疗其疾病的目的。应用耳针疗法防治近视就是根据这个原理设计的。遵照中医的传统理论，近视的发生与发展是人体气血失调阴阳失衡的记过，尤其与心、肝、脾、肾的功能失常密切相关。故此，用此法防治近视在耳部选穴时，除选用该器官对应区的眼、目为主穴以外，还要根据患者近视状况和个体差异选取配穴。例如，患近视散光者配目 2，假性近视者配内分泌、皮质下、神门、交感，以调节眼部神经、体液之功能。患中度近视者配心、脾两穴以调理气血为主。患高度近视者配肝、肾两穴，以益精明目为治，还应当根据患者体质虚实而定针法之补泻。在具体应用时，也可以按照经络、脏腑辩证之不同，选择其他的主、配穴组成取穴处方，交替使用。

以耳穴治疗青少年假性近视，方法包括耳尖放血、耳部电针、耳穴贴压等方法。耳电针法取耳部眼穴，通电时间一般为 10 ～ 20 分钟。耳穴贴压取主穴：肝、脾、肾、眼、目 1、目 2 、防近点、明目点。以麝香膏、白芥子贴压心、肝、肾、目 1 、目 2 、神门、明亮点，嘱患者每日按摩耳穴 6 次，每次每穴 15 下以上，，每次使耳廓胀、痛、热感。

用耳穴贴压治疗青少年近视近期疗效观察，将 91 例患者随机分为双耳贴压组、单耳交替贴压组两组。取穴：①组穴为神门、皮质下、眼、心、肝、肾、目 1；②组穴为脑干、交感、胆、脾、枕、目 1 、目 2。单耳交替贴穴组每次两组穴在一耳同时使用，下一次贴另一耳，两耳交替贴压；双耳贴压组每次双耳贴一组穴，下一次双耳贴另一组穴，两组穴位交替贴压。1 个疗程后观察结果。单耳交替贴压组的疗效为 51.25 %，明显优于双耳贴压组的 46.58 %。（图 5–5）

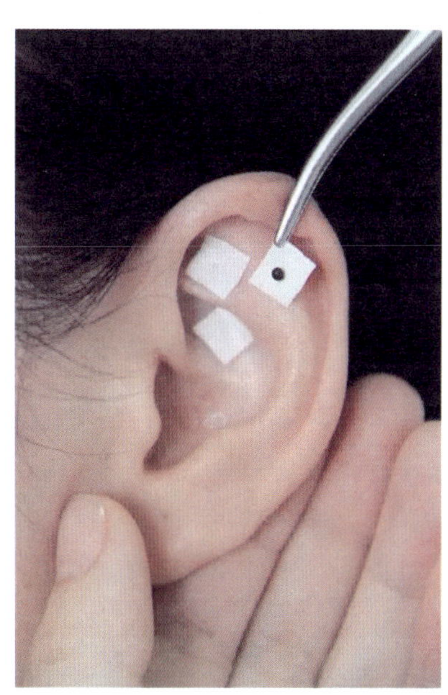
图 5-5　耳穴压贴

推拿疗法也是祖国医学的一个重要组成部分，也是人类最古老的医术之一。推拿是在人体一定部位上，运用各种手法和进行特定的肢体活动来防治疾病的一种方法。通过推拿，可以起到疏通经络、促进气血运行、调整脏腑功能、通利关节、增强人体抗病能力等作用。在头面部、颈项部应用推拿手法后，脑血流量显著增加，故患者常在推拿治疗后感到神清

目明，精神饱满，疲劳消除。关于推拿治疗近视的方法颇多。（图 5-6）

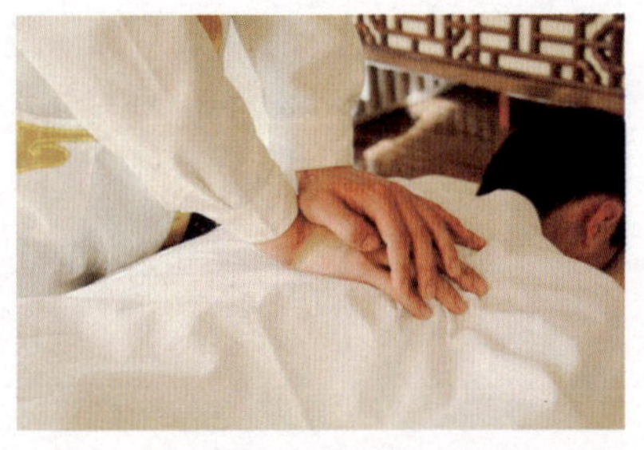

图 5-6 推拿

**第一种：**取穴部位是睛明、攒竹、丝竹空、风池、眼眶周围、合谷，让患者仰卧，医者立于或坐于患者的头侧，以右手示指的指端，按患者右侧眶上切迹处，习惯上称之为“按攒竹穴”。数分钟后，再以左手示指的指端按左侧眶上切迹处持续数分钟。要求医者手法柔和，以患者局部产生酸胀感为度。患者于操作者仍取上述体位，操作者以右手拇指的指端，在患者右侧睛明穴出做指按法，每侧持续数分钟。操作者以一手拇指直面作为接触面，分别在患者双眼眼眶周围做指摩法，每侧持续 2 ～ 3 分钟。操作者以手指的指面，在患者的丝竹穴做指揉法，持续 1 ～ 2 分钟。患者取坐位，操作者立于患者身后，以一手的手指在患者的风池穴做指揉法，先揉一侧，再揉另一侧，每侧持续数十秒患者扔取坐位，操作者立于患者的侧面，以指揉合谷穴；再立于另一侧面，指揉另一侧合谷穴，每侧持续十余秒。

**第二种：**主穴为天应，按摩 300 圈。配穴有攒竹、丝竹空、鱼腰三穴，各按摩 20 圈，瞳子髎按摩 60 圈，四白按摩 120 圈，睛明按摩 60 圈。患者端坐闭目，用两个大拇指的指面同时按揉主穴，用两个食指的指端按揉配穴按揉时手指不屈，运用腕力，指端对准穴位做小圆圈。按揉感到酸胀后可由轻到重，由重到轻反复进行。要求整个操作过程柔和，以酸胀不痛为度。每日 1 ～ 2 次，1 个月为 1 个疗程。

推拿按摩法治疗近视其实就是以指法代替针法，按摩相关穴位，达到治疗的目的。

以中医治脊疗法配合眼周穴位按摩治疗青少年近视。①轻缓揉按颈部双侧夹脊穴及颈侧线，手法完毕后用单头梅花针于上述部位及大椎穴轻叩至皮肤微充血或少量出血；再于颈部双侧用小号竹罐拔罐，大椎穴用中号竹罐拔罐，留罐 10 分钟。②眼周围穴按摩：点按睛明、承泣、鱼腰、瞳子廖等穴位至有酸胀感。上述方法每日 1 次（梅花针隔日叩刺），10 次为 1 个疗程。以 3 个疗程后视力作为判断疗效的依据。治疗期间，患者保持正确的坐姿、睡姿，坚持进行眼力训练，即远眺， 每次 10 ～ 15 分钟，并限制看电视、书报时间，以减轻眼

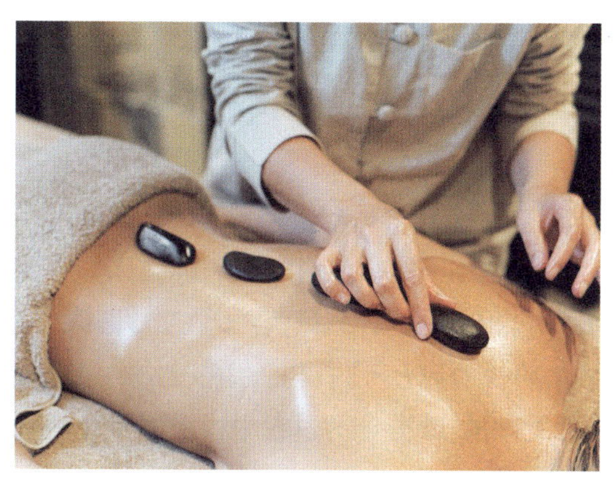

图 5-7　*砭石疗法*

球负担。

### 砭石疗法

砭石疗法有着悠久的历史，该疗法在经筋、肌肉、皮肤等方面的治疗中均能够取得确切的疗效。大部分青少年近视疾病属于虚证，基本病机为肝肾不足、肝气郁结、心脾亏损，症状为近视。砭石的物理特性比较特殊，可起到温阳助气的功效，可使气血循环加快，达到祛湿消痹止痛、养筋荣脉的目的。有研究表明，通过选取 30 例（40 眼）青少年病例进行研究 ，从研究结果中可看出，总有效率高达 98%。这表明砭石疗法在近视治疗中具有一定的应用价值。（图 5–7）

### 针刺与砭石联合治疗

砭石能够安神止悸定惊、祛湿消痹止痛、养筋荣脉、促进血液循环的功效，选取翳明、供血、风池穴位，对患者上述穴位给予针刺，对脑部气血运行具有促进作用。取头维、鱼腰、攒竹、太阳等穴位，对患者上述穴位给予针刺，可使眼部血液循环加快。将针刺、砭石联合治疗，可相互作用，促进视力恢复。砭锤轻刺补泻眼周局部穴位球后、睛明等，可使眼周经络气血传导功能激发，对眼部经气进行调节，促使眼部血液循环加快，改善眼肌疲劳症状，提高患者视力。

### 中药熏洗与针刺联合治疗

中药熏洗眼可达到滋阴润燥、退翳明目的功效。例如，可选取白芍、薄荷、菊花、决明子等中药，经水煎煮后，利用热气熏眼，待药液凉却之后，可将药液洗眼。中医熏洗治疗具备多种良效：湿热热气对眼周血管扩张有促进作用，可加快血液循环，使组织将药物迅速吸收；水汽可使眼球、眼睑湿润，缓解双目干涩症状；药物具备养阴滋燥、退翳明目的功效。中医熏洗眼治疗可促使患者眼部血液魂环得以改善，达到通调静脉、活血化瘀的目的，且操作比较简单安全性高。并且在中医熏洗治疗的基础上，还可采用针刺治疗，一针一熏，一活血一明目，两者可相辅相成。

## 中医外治近视的优缺点

### 针灸治疗

**优点：**针灸疗法防治近视是行之有效的方法之一，已得到了广泛的应用。在针灸诸法中，以梅花针叩刺与耳穴压豆操作简单，使用方便，而临床采用较多早期治疗系在传统穴位上进行扎刺，有报告认为针刺翳明穴，在173只眼中，其总有效率高达91.9%，几乎原有的病眼视力均有不同程度的视力改善。此外，人们还发现，从针刺此穴开始到退针之间的30分钟的过程中，视力即有不同程度的改善，说明针刺对近视眼的疗效迅速而确切。

**缺点：**就现有经验看，针灸治疗青少年近视眼，近期疗效是确切的，但远期效果尚不够满意，多有复发现象。而机理研究则有待进一步深化。近视的预防和假性近视的治疗方面有一定的效果，但是对真性近视没有确切肯定的疗效。

### 耳针疗法

**优点：**用耳针防治近视是近几年来国内广泛应用的有效疗法之一。耳针疗法种类很多，用于防治近视眼的方法有：耳穴针刺、耳穴埋针、耳穴贴压、耳穴按摩4种。具有效果良好、简便易行、易于掌握、无毒副作用等优点，尤适用于学校、家庭、基层医院防治儿童、学生之近视眼，受到社会各界和广大医务工作者的欢迎。所以，了解该疗法的机制，掌握其操作方法及注意事项有重要的现实意义和实用价值。统计表明，所报告的近5000例患者中，疗程由12天至半年，其疗效达到67.2% ~ 100%的总有效率，治愈率为10% ~ 30%之间。

**缺点：**远期疗效不明确。

### 点穴治疗

**优点：**能够缓解肌肉痉挛，促进血液循环，缩短球距，所以对多数青少年近视眼有治疗作用，使其视力有不同程度的提高。

**缺点：**远期疗效不明确。

### 穴位按摩方法

**优点：**通过选经取穴，采用穴位按摩，刺激眼部周围神经感受器和末梢血管，有效改善眼部周围血液循环和内神经调节，改善眼部组织的血液循环和代谢，恢复眼肌的生理调节并加有麝香透皮吸收，从而获得局部和全身综合调整，以恢复眼球的正常生理功能。该方法简便易行，保健效果确切，改善提高视力，保健效果明显。

缺点：必须由专业人员的正确按摩才行。作为家长和学生本人不可能正确掌握穴位按摩知识，即使本人做穴位按摩，也达不到按摩力度，所以很难达到防治目的。一般专业人员的按摩费用也比较高，还需配用药物，需长期到专业门诊进行按摩，因学生的学习功课很紧，根本抽不出时间去做专业按摩治疗。做穴位按摩要经常坚持才行，不做巩固治疗，仍会反弹，导致前功尽弃。

电磁疗法

优点：采用了传统中医学的观点，通过对眼部穴位的刺激来期望对近视产生治疗作用。这类产品确实对眼部的血液循环、睫状肌的放松起到了一定的作用，但却一直没有一个产品能被广泛接受和认可。

缺点：此方法只是短暂的刺激，没从根本上解决产生的近视诱因。

## 中医药治疗弱视

弱视是临床常见的眼科疾病，是指在视觉发育过程中，由于受到某些因素影响，比如屈光参差、斜视等，引起的视觉系统为得到适宜的视性刺激，进而导致视力水平低于正常同龄儿童（视力≤ 0.08）。在弱视的临床治疗中，关键在于早期发现、早期治疗。中医学观点把弱视纳入“视瞻昏渺”的范畴，对其在治疗手法和用药上不断展开探索，并且取得了一定的成效。

在中医典籍中，并没有关于弱视的记载，根据其临床表现，将其纳入“视瞻昏渺”、“小儿青盲”的范畴，从该病的病因病机来看，主要为虚证，包括元气微弱、精神疲劳、血液稀少等。

对于弱视，临床上常规治疗包括扩瞳检影、适度配镜，同时结合患者的弱视程度，采取相应的辅助治疗，比如后像疗法、红光闪烁等。而中医药大多发挥着佐治的作用，采用辨证施治的方法。

中药治疗

研究表明，弱视的治疗以滋补阴肾、调养肝脏为主，可采用“健明汤”对患者进行治疗。取茯苓、菊花、山药、菟丝子、熟地黄、龙骨等药物治疗，治疗有效率约为 96%。也可以将中药与弱视综合治疗仪联合应用治疗，能够取得较为理想的疗效。通过中药“参明汤” 联合验光配镜治疗，治疗有效率约为 97%。

针对胃实患者，可选择午时茶冲剂进行治疗，药物包括白芷、羌活、苍术、防风、柴胡、川芎。就脾虚型患者而言，可选用参苓白术散治疗，药物包括桔梗、扁豆、砂仁、莲子、茯苓、薏苡仁。中医药物在弱视的治疗中能够取得较为理想的治疗效果，提高治疗的有效率。有研究人员将弱视患者分为两组，对照组给予常规治疗，观察组在对照组的基础上采用中医药治疗，主要包含的药物有茯苓、枸杞子、沙苑子、石斛。观察组的治疗有效率为65%，对照组为46%，观察组的治疗有效率高于对照组，这表明有中医药参与的治疗所取得的效果更佳。

### 穴位刺激、针灸治疗

在儿童弱视的治疗中，不仅可通过中药辨证治疗，而且还可以采用针灸、穴位刺激方法对弱视患者进行治疗。选取翳明、外观、风池、合谷、百会等穴位给予针刺治疗，经临床验证，治愈率约为64%。在针灸基础上，还可以采用耳穴贴压治疗，能够取得更加显著、确切的治疗效果。临床也可以根据弱视中医分配类型，对患者给予梅花针治疗，获取不错的疗效。有研究证实，将针灸治疗与眼部训练相结合，其所取得的疗效优于单独眼部训练治疗。

另外，还可选取背俞、足底反射区、耳部以及手部相关穴位，同时配合梳理脾胃、消积导滞中和方法对中药配方进行调配，疗效也非常显著。有研究人员采用中药加减联合穴位电刺激对弱视患儿进行治疗，选取四白、下睛明、攒竹、丝空竹、睛明、瞳子等眼部周围穴位给予穴位电刺激，同时配合使用中药丹参、石菖蒲、木瓜、白芍、枸杞治疗，临床疗效非常确切。

### 耳穴贴压

人耳部位是众脉聚集部位，临床也可通过耳穴贴压的方式对弱视患者进行治疗。对弱视治疗仪联合耳穴贴压的效果进行研究，将患者分为观察组、对照组，观察组给予弱视治疗仪与耳穴贴压进行治疗，对照组采用其他方式治疗，结果显示，观察组治疗有效率高达86%，对照组治疗有效率为63%，这表明弱视治疗仪联合耳穴贴压治疗能够取得更加显著的疗效，可以提高弱视患者的治疗有效率。还有研究人员对弱视患者采用耳穴压豆法治疗，通过对耳穴的压迫和刺激，使其产生热、酸、胀、痛的感觉，治疗有效率约为70%。

### 中医药治疗弱视的发展

就弱视患者而言，儿童患者所占的比例非常大，患儿在接受中医药物治疗时，大多还要配合现代治疗仪器、按摩、针灸等作为辅助治疗，部分患儿不能够长期坚持。这就要求在中医药的治疗过程中，所选用的手法手段，中药服用的剂量、口味、方法均要与儿童成长发育和心理特点相适应。

一方面，为了使弱视的治疗更加规范化，必须做好临床弱视治疗的管理工作，对药物剂型进行改进，筛选出最佳处方，促使制剂质量标准提升。提取浓缩药物，提升药物中的有效成分，确保中药的稳定性和可靠性。另一方面，要充分考虑到儿童弱视患者的用药就医安全问题。改革创新用药方式方法，选取儿童用药的适合剂型，尽量减少用药剂量，根据药物特点，适度加入矫味剂或其他辅料，严格观察药物配伍是否存在禁忌，以适应儿童的身体和心理特点。

中医讲求辩证施治，临床医师要根据弱视患者的具体情况，确定合适的治疗方案，以切实改善病情。在综合治疗法的基础上，采取耳压、穴位刺激、针灸、中药等治疗，以收获显著的疗效。

## 老年性白内障的中医治疗

老年性白内障是由于晶体的代谢障碍所致，根据其临床表现，一般可分为皮质型与核型两大类，而以晶体皮质的混浊多见，约占 70%左右。本病在发展过程中从初起到成熟一般需要数月至数年不等。对其治疗，多数学者认为无特效药物，唯有等待成熟期手术摘除。但部分内服中成药、加味逍遥丸、杞菊地黄丸、磁珠丸等，对早期老年性白内障的延缓发展有一定的效果。

老年性白内障的形成，与患者年老肝肾不足，脾胃气虚，气血虚损等有关。由于气血不足，不能上承于目，目失濡养，渐次形成本病。老年性白内障患者年老五脏虚弱虽是主因，但与情志、营养、运动等也有密切关系，若情志失调，营养障碍，运动较少，气血阻滞也是形成本病的原因。因此在治本病时除要培补五脏之外，还要注意精神修养，饮食和调，经常运动等。

### 辨证施治

祖国医学强调对老年性白内障病人早期给予药物治疗，部份病人可控制病情发展，延长失明时间，或可提高视力。

#### 1. 肝肾阴虚

**主证：**视物昏花模糊，眼前黑影扰乱，头晕目眩，腰酸膝软，耳鸣耳聋，牙齿松动，烦躁失眠，烘热盗汗。舌红绛，苔少，脉弦细。

**治法：**滋补肝肾。

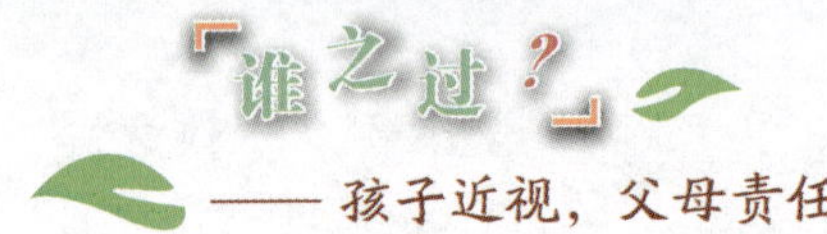


选方：杞菊地黄汤（《医级》）。

药物：杞子10g、菊花10g、熟地黄12g、山药15g、泽泻10g、丹皮9g、茯苓10g、山茱萸10g。

加减：虚热重加地骨皮、知母、黄柏；肝血不足加白芍、白蒺藜、女贞、旱莲；头目晕痛明显加天麻、石决明、钩藤。

本证患者还可配合服用石斛夜光丸。

2. 气血不足

主证：精神倦怠，气短无力，面色苍白，小便多而清长，舌质薄嫩，苔白，脉细弱。

治法：益气补血。

选方：益气聪明汤（《证治准绳》）。

药物：黄芪15g、人参5g、升麻10g、葛根10g、蔓京子10g、白芍12g、黄柏10g、炙甘草5g。

加减：食少纳呆，脘腹胀满加苍术、厚朴、陈皮；血虚明显加当归、丹参、地黄。

3. 脾胃虚衰

主证：视物日渐模糊，饮食乏味，胃呆纳少，精神萎靡，面黄肌瘦，大便溏泄，舌质淡，苔白，脉沉细。

治法：健脾益胃。

选方：补中益气汤（《脾胃论》）加减。

药物：人参5g、黄芪15g、白术10g、炙甘草5g、当归10g、陈皮10g、升麻10g、柴胡8g、防风10g、羌活10g、干姜8g。

加减：大便稀溏，排便次数多加益智、巴戟、金樱子；血亏严重加丹参、益母草、川芎。

4. 肝火上亢

主证：眼痛头晕，视物模糊，口苦咽干，失眠多梦，心烦易怒，舌质红绛，舌苔黄，脉弦滑数。

治法：清肝泻火，祛风明目。

选方：羚羊角饮子（《审视瑶函》）。

药物：羚羊角5g（先煎）、细辛1．5g（后下）、知母10g、
人参5g（另煎冲服）、车前子10g、防风10g、黄芩10g。

加减：热重加龙胆草、丹皮、栀子；性情暴躁加柴胡、郁金、香附；难入睡加龙齿、合欢皮、酸枣仁。

上述四型，均可在辨证的基础上，酌情加入生牡蛎、浙贝母、丹参、三棱、莪术等软坚散结，活血化瘀之品，以增强疗效。

康复调理

初期老年性白内障，可内服中药延缓晶体混浊的速度，提高患者的视力；有报道在服用中药时配用磁朱丸，可提高疗效，但后者的剂量宜小，且应在食后服用。

除此在中药复方中适当地加入退翳明目药，如潼蒺藜、密蒙花、蝉衣等，对本病也有益处。以上治疗均应坚持长期服用，才能取得疗效。

老年性白内障患者，以肝肾亏虚及脾胃虚弱者居多，故饮食上宜根据具体情况，有所宜忌。如属肝肾阴虚者，宜选用补益肝肾膳食，但要注意滋而不腻，补而不燥，凉而不遏的易于消化的食物，如枸杞子、黄精、核桃、羊肉等，不宜多吃辛燥类的食物，如辣椒、大蒜等。如属脾胃虚弱，升运失司者则宜多选用补益脾胃，助于消化的食物，如人参、山药、莲子、薏仁、扁豆、山楂、麦芽等。老年性白内障患者常因忧思恚怒，肝气上冲，肝火上炎，上扰目窍所致，故宜选用清肝明目，易于消化的食物，如决明子、甘菊花、芹菜、磁化水等，不宜食用辛辣助火升阳的食物，如干姜、胡椒、韭菜、酒、狗肉等。

中医讲究食疗，一些中医膳食也对老年性白内障有一定的疗效。

1. 磁石肾羹

捣研，用水淘去赤汁，装入纱布袋。猪肾去脂膜，切成腰花。用水煮磁石半小时，煮取500ml水，去磁石，加入腰花及调料煮熟，分2日服用。

本方有补肾明目，镇惊安神作用；对老年性肾虚耳目不聪，内障初起者，是较好的佐餐菜肴。

2. 沙苑子鸡

沙苑子150g、母鸡1只，调料适量。将沙苑子装入纱布袋内扎紧，与母鸡同放入砂锅中，炖至鸡烂熟，去沙苑子，每天食用一小碗。

本品有补肝益肾，明目固精作用；适用于肝肾阴虚及肝火上亢型的老年性白内障患者。

3. 桑椹酒

桑椹250g、低度白酒500g。将桑椹置于酒中浸泡30天，每日睡前饮用一小盅。

本品有补肾益肝，滋液明目作用。对于肝肾阴虚，内障初起者，是养生明目之佳饮。

4. 枸杞羊肾粥

枸杞叶250g、羊肾1具、羊肉60g、葱白2茎，细盐少许，粳米60 ~ 90g。将新鲜羊肾剖洗干净，去内膜，细切，羊肉洗净切碎。用枸杞叶煎汁去渣，同羊肾、羊肉、葱白、粳米一起煮粥。待粥成后，加入细盐少许，稍煮即可。

本品有益肾壮阳，聪耳明目作用。可作为老年性白内障初期冬季食疗之品。

5. 鸡肝明目汤

水发银耳15g、鸡肝100g、杞子5g、茉莉花24朵，料酒、姜汁、食盐、味精、水豆粉、清汤适量。将鸡肝洗净切片，放碗内，加水豆粉、料酒、姜汁、食盐拌匀待用。将银耳、茉莉花、杞子分别去杂质，洗净待用。汤勺置火上，放入清汤，加入料酒、姜汁、食盐和味精，随下银耳、鸡肝及杞子烧沸，打去浮沫，待鸡肝刚熟，倒入碗内，撒入茉莉花即成。

本品有滋补肝肾作用，对老年性白内障之双目视物模糊者有效。实为白内障患者食疗佳品。

6. 参芪鸡

生晒参20g（或党参30g）、黄芪60g、母鸡1只、佐料适量。将生晒参、黄芪装入纱布袋内，放入鸡腹中，置于砂锅内炖至熟烂，弃药袋。每日酌量佐餐，缓缓食用。

本品有益气健脾作用，适用于老年性白内障之气血不足或脾胃虚衰型之患者。

7. 珍珠母汤

珍珠母60g、苍术24g、人参3g。将诸药加水煎服，口服2次。

本方有益气健脾，明目退翳作用；可作为脾虚型老年性白内障患者初发期的辅助治疗。

8. 夜明砂粥

夜明砂9g、淮山药30g、菟丝子9g、粳米60g、红糖适量。将夜明砂、淮山药、菟丝子用布包好，加水5碗煎成3碗，去渣后入粳米、红糖煮粥。每天1剂，连服 15 ~ 20 剂。

本品有补肾健脾，清热明目作用；可用于老年性白内障患者属脾气虚弱或肝肾阴虚之患者目暗不明的辅助食疗。

### 9. 杞菊茶

杞子 12g、菊花、桑叶各 6g、谷精草 3g。上品共研粗末，装入纱布袋内，沸水冲泡，代茶饮用。

本品有滋养肝肾，清肝明目作用。适用于肝肾阴虚或肝火上亢型的老年性白内障患者，所表现症状：两目昏花干涩，头晕耳鸣，视力下降者的辅助食疗。

## 中医药治疗老花眼的临床研究

老花眼并不是一种罕见疾病，多数老年人均存在不同眼部问题，其中以老花眼最为常见。在步入老年阶段之后，眼部晶状体会随着用眼方式、用眼环境、身体状态等多种因素出现弹性减弱及硬化现象，同时，其睫状肌功能也会逐渐下降，影响眼部本身的自我调节能力。老花眼的出现多在于 40 到 50 岁阶段，患者首先会感到阅读困难，在等距阅读下看不清文字，之后逐渐出现泪液分泌量增多、眼部出现血丝、眼部酸胀等症状，这种由于年龄关系造成的眼部功能生理性下滑称为老花。

### 中医治疗老花眼的优势

### 一、理论优势

### 1、治未病

在中医学中强调对疾病的预防，避免在疾病发生或恶化之后再开始治疗。对于老年老花眼症状而言，中医治疗首先应采用视觉保健方式，在视力未发生退行性变化或在老花眼初期予以预防。当老花眼症状明显后再通过西医或中医方式逆转视力。

### 2、五轮学说

中医学将人体眼部分为 5 个部分，统称为五轮。每个部分都对应了人体脏器器官，当脏器器官出现问题或存在疾病时，眼部也出现对应症状。五轮分瞳孔、黑睛、白睛、目眦、眼睑，具体对应标准如下：瞳孔对应肾脏，称为“水轮”；黑睛对应肝脏，称为“风轮”；白睛对应肺部，称为“气轮”；目眦对应心脏，称为“血轮”；眼睑对应脾脏，称为“肉轮”。在五轮学说中，五脏与眼睛是紧密相连的，在眼睛保健与老花眼的治疗上也可联系五轮学说，从人体脏器着手调节眼部状态。

### 3、局部与整体观念

眼睛出现老花眼的症状，与患者自身机体状态、免疫力、脏器状态等因素相关。在《灵枢・大惑论》一书中曾经写道，人体五脏六腑的精气均能够在眼睛上表现出来。在中医理论中，人体内脏的表现是与眼睛息息相关的，眼睛功能也受到脏器状态的影响。当人体脏器出现疾病或由于年龄因素发生功能衰退时，眼部对应位置也会有所感知，出现不同类型的疾病或症状。换言之，中医理念中对老花眼的治疗不仅要从眼睛本身的局部着手，还需注重脏腑功能的调理。

### 二、技术优势

对于老花眼疾病而言，中医眼保健及中医眼治疗技术可采用按摩、推拿、穴位刺激眼部周围位置，达到对血液循环的刺激。同时，我国中药药方中对于中药材的运用也可达到眼部治疗的效果，通过中药的敷贴、外洗、内服、熏蒸等操作让眼部微循环得到改善，起到疏经通络的功效。部分中药材还可对眼部影响加以补给，缓解眼疲劳程度。手法操作方面，按摩、针灸等操作能够增加患者晶状体弹性，对睫状肌痉挛起到缓解作用，从而逐渐改善视力问题。相对于西医治疗而言，中医药治疗老花眼具有天然、安全的优势，可达到治标治本的效果。

## 中医药治疗老花眼的方式

### 一、中医食疗

通过中医理论，将日常饮食作为调节老花眼的方式在操作上相对简单，经济性高，目前收到广泛青睐。之前提到，老花眼的调理可从养肝补肾着手，多食有益于肝肾的食材，达到逐步调理的效果。

#### 猪肝红花丸

取250g猪肝与10g红花，一同剁碎后参入淀粉，揉搓成丸子后蒸熟即可食用，可作为日常主食食用。对于肝阴虚人群而言，猪肝与红花同服可帮助消散眼部血丝，促进眼部血液循环，从而达到对老花眼的改善作用。

#### 黑豆粥

取100g粳米、50g浮小麦及100g黑豆。用纱布包裹浮小麦，与黑豆一同煎煮。观察黑豆状态，待黑豆开花之后将浮小麦渣滓及黑豆壳捞出丢弃。将粳米加入锅中，煮成粥后放温热食用。黑豆粥适合早晚食用，能够达到滋补肝肾的效果，久之改善老花眼。

何首乌粥

取200g粳米、60g何首乌，将10枚大枣去核。凉水放入何首乌后煎煮30分钟左右，将渣滓捞出后加入大枣及粳米，煎煮成粥后食用。对于肝肾亏损造成的眼花症状有效。

枸杞蒸蛋

取2枚土鸡蛋及20g枸杞，按照常规蒸蛋方式蒸熟。枸杞蒸蛋对于因老花眼造成的泪多、眼花、头晕症状有效。

女贞子粥

取200g粳米、30g枸杞子与30g女贞子，根据个人口味准备适量冰糖。锅中入水，小火放入枸杞子与女贞子，小火30分钟煮沸，将渣滓捞出后放入冰糖及粳米，熬煮成粥后放至温热食用。若患者肝肾阴虚，服用此粥可逐渐调理眼花症状。

胡萝卜粥

去200g粳米与100g胡萝卜，将胡萝卜洗净后切成小块，与粳米一同煮成粥，每日早晚食用。胡萝卜具有预防高血压的效果，长期食用可对老年人群体质加以改善，从而改善血液循环，对老花眼起到抑制恶化效果。

## 二、中药外敷治疗老花眼

中药材外敷操作主要为将药材捣碎后，让药材的药汁渗入皮肤、穴位，达到治疗效果。对老花眼的治疗可采用人参，将人参捣碎，在患者左侧青灵穴上外敷，并使用医用胶布固定药物，保障药汁的吸收。青灵穴在少海穴与极泉穴之间，处于人体臂内侧、肱二头肌内侧沟、肘横纹上3寸位置。外敷治疗通常需持续12小时，再隔12小时之后捣碎新人参外敷。研究者选取了200例早期老视患者，采用对比方式证实了人参外敷对疾病的改善优势。在外服基础上，也可配合按摩方式，每日按摩患者青灵穴，约300次左右。

青灵穴的按摩与药物刺激能起到补充阴精的效果，帮助人体焕发生机。人参具有较高的药用价值，在《神农本草经》中提到，人参能够除邪气、止惊悸、定心安神、明目益智，经常服用可延年益寿，对于虚症的治疗效果显著。

## 三、针灸治疗老花眼

针灸对老花眼治疗的重点在于对穴位的刺激，可选股合谷穴、后溪穴、大敦穴、行间穴、太冲穴，针灸之后留针半小时至40分钟。同时配合其他穴位的刺激，包含大陵穴、神门穴、阴陵泉、三阴交、丰隆穴、足三里、睛明穴、大横穴、天枢穴及大海穴，上述穴位留针20分钟即可。针灸治疗无需每日进行，可治疗5日停针两日再继续针灸。也可为患者实施三棱穴点刺，对大椎穴针刺78次，点刺出血后留针半小时，每周点刺一次。

相对外敷及按摩操作而言，针灸治疗效果更明显，起效快。但由于患者心理因素、自身身体状态因素以及治疗经济性因素，部分患者并不适合针灸治疗，需与患者沟通后再进行操作。

## 四、中药汤药治疗老花眼

取10g枸杞子、12g熟地、3g炙草、3g薄荷、10g白术、10g茯苓、10g白芍、12g当归、10g柴胡。将上述中药材用水煎煮，取汤药令患者分两次，早晚服用。药方可达养血明目、疏肝理气功效，对于老花眼症状改善明显。中药汤药主要为内服方式，药物吸收速度相对较慢，长期用药可起到调节机理及脏器的功效，在疗效上更为稳固。

## 中医药治疗老花眼的发展趋势

引发老年人出现老花眼的因素较多，例如青光眼、白内障等疾病，部分老年人也可能由于年轻时用眼不当造成老年阶段视物模糊。在中医观念中，当人体逐渐衰老，精气、肝肾均会亏损，气血逐渐衰退，眼部无法得到滋养而出现老花眼症状。中医学认为，眼睛之所以能够看到万物，辨别颜色，是由于眼部的运行是建立在五脏运行基础之上的。老花眼疾病的出现可能与患者精血不足、肾水亏损相关。近年来，我国中医药治疗老花眼已经取得了一定成效，尤其是在疾病的预防与初期控制上得到了医患青睐。相关研究发现，七叶洋地黄双苷这一药材对于眼部疲劳、酸痛、胀痛可起到明显改善效果，对眼部的调节作用明显，对于从开始出现老花眼症状到需佩戴老花眼镜之间的时间可起到明显延长作用。以穴位刺激为例，穴位刺激可采用按摩、针灸、外敷等中医操作，其中对睛明穴加以按摩，并配合中药外敷（将小片人参捣碎研磨，用水调和之后直接外敷）可对老花眼加以预防。

随着我们人口老龄化现象不断加剧，老花眼已成为影响老年人生活质量的重要因素。虽然目前临床上可通过佩戴老花眼镜、角膜接触镜、手术等方式治疗，但基于患者年龄因素，部分患者不希望通过手术治疗。中医药的治疗方式种类较多，例如按摩、穴位刺激、外敷等，临床治疗可根据患者耐受能力、经济能力、疾病状态综合选择治疗方案。

老花眼的中医药治疗需要根据患者脏器状态联系临床症状，对症治疗。中医药治疗具有治标治本、调理脏器、改善症状的作用，虽然起效速度不及手术，但中医药治疗操作缓和，对患者刺激较小，更适合老年人群。总之，中医药治疗老花眼可达到满意效果，患者需耐心遵医嘱治疗，同时注意对用眼方式与用眼习惯的控制，久之可改善视力状态，达到治疗效果。

## 突破与传承——中医药优势凸显

中医药学作为传统医学的突出代表，是目前保存最完整、影响力最大、使用人口最多的传统医药体系。它植根于中华文化的深厚土壤，惠及东方、影响世界，是全人类的共同财富。中医药是中华民族的瑰宝，也是医疗卫生事业的重要组成部分。但是作为一门学科，中医在继承和发展的同时也遇到了一些用现代科学、西方科学还不能够完全理解和认识的现象。这是由于东西方文化和思维方式的差异，导致了人们对中西医学的不同认知。

我们东方文化中占主流的认知方法一直是靠经验和直觉，人们一开始就想从整体上来认识和处理包括疾病和生命等复杂事物和问题，而不先将它们分割成一个个单元来认识。而西方主要是沿着“实证＋推理”的方式来发展其认知方法的。在这两种文化背景和认知方法下发展的医学也大不相同。西医遇到病人会考虑是功能性还是器质性病变，通过检查可以精确到具体病变部位，进而深入微观搞清什么是致病源。中医考虑的是病人处于什么证型，是饮食不当还是七情不调、是操劳过度还是季节变换，进而为病人进行整体调理，重新恢复机体平衡。正是中、西医学在观察和思维方式上的不同，导致了人们对中医药学和西方医学的不同认知，搞清这两种认知方法的关系才能帮助人们更好地认识中医。

中国传统医学充满着古代智慧和哲学思辨，为现代医学发展提供了新的哲学理念和应用选择。比如说，中医研究团队通过对中医药典籍的研究、学习，在治疗白血病的过程中就受到这一思想的启发，通过诱导分化的方法让部分恶性细胞“改邪归正”，并应用现代方法对能够诱导恶性细胞分化的化合物进行筛选，找到了三氧化二砷和维甲酸的协同靶向治疗将“坏细胞”转化为接近正常的细胞，这种效果优于单纯的杀死恶性细胞的方法，而其中对三氧化二砷的使用就体现了传统医学“以毒攻毒”的治疗思想，用维甲酸诱导细胞分化成熟则是转化医学的一个典型。这两种药物联合使用让自然病程只有几周的最凶险的急性白血病中 85%—90% 的患者能够基本治愈，且 5 年不复发。而最近的研究显示，通过这种方法治疗的患者生存了 10 年以上且未复发的病例已达到了 500 多例。

2013 年的 SARS，大家应该印象很深。中国历史上曾遭遇无数次疫病侵袭，但从未像欧洲那样一死几百万、上千万人，主要原因是中医药在防治大疫上屡建奇功。2003 年，SARS 袭击了 32 个国家和地区，中国内地染病者 5327 例，占世界的 60% 以上。全球 SARS 病死率为 9.5%，中国内地为 6.5%，台湾为 12.5%，香港和新加坡为 17%。中国内地治疗效果之所以好，一个基本原因是中医药介入了治疗过程（中医参与治疗的患者占 58%），中西医配合治疗发挥了特殊作用。世界卫生组织专家认为：中医药挽救了大量 SARS 患者的生命；在预防和恢复期治疗方面，西医迄今尚无针对性治疗方法，中医有其独到之处；中西医结合治疗 SARS 是安全的，潜在效益很大；要总结中医药治疗 SARS 成功经验，提练出带规律性的方法来，为其他国家提供参考。

此外，大家都知道的抗疟特效药青蒿素及其衍生物是世界卫生组织推荐的最为有效的抗痢疾药，而青蒿素的发现就得益于 1600 年前东晋道教学者葛洪的《肘后备急方》中对青蒿抗热病作用疗效的记载。

中国传统医学是个宝库，这些古代智慧应该得到尊重并应用于现代医学体系。可以说，东西方两种认知的交汇，为现代医学提供了更多的选择和更广的视野。

近年来，国家组织实施了一批中医临床研究基地建设项目，进行了国家中医重点专科建设，提高了中医药临床诊治的能力和人才队伍水平。“十二五”期间，我国中医药大学的建设也得到了加强，中国中医科学院的“岐黄”“仲景”“时珍”三大工程，覆盖了从基础理论核心问题到防病治病能力，再到中药创新研发的全链条，中医药产业规模也不断壮大。

# 近视是可以康复的

## 谁说“近视不可逆”

平衡是自然界和人类社会稳定的基础，失衡容易出问题，严重失衡必生祸端。

平衡对于我们身体中的器官、组织、部位也起着至关重要的作用。一双健康的眼睛，天生既能看清远物又能看清近物。反过来，眼睛经常努力去看清远物又看清近物，眼睛因受（用）力平衡也会变得安全健康。若再刻意去锻炼，练出超强视力也是规律性的必然。

非洲大草原的马赛人有猎狮的传统，要经常在草原上、草丛中去寻觅狮群，故视力锻炼得登峰造极——可达 4.0、6.0 甚至 8.0。蒙古大草原的牧民由于在广袤的草原上放牧，经常要看住远处的牛羊等，视力也锻炼得出类拔萃——可达 4.0、5.0、甚至 6.0。

眼睛若长期只看近物而不看或很少看远物，眼睛受“看近调节作用力”多而受“视远调节作用力”少，造成严重失衡，就必然导致近视。

现实生活中无数的人由于长期看书、写字、用电脑、玩手机等而很少去用力视远（用力调节看清 5 米外的目标），导致近视或加重近视者比比皆是。

在现代社会中，要想保持眼睛健康，就要多用力调节看远物（最好是文字性目标）来抵消无法摆脱的长期近视作业中“过度看近”对眼睛造成的伤害。就像长时间低头弯腰就要通过向上伸懒腰、直腰、向后仰弯来保持腰杆的受（用）力平衡，以确保腰杆的安全、健康一样。视远调节作用力（平衡看近和视远）正是保证视力健康以及逆转近视、提高视力的原动力！这本来就是生活中最基本的常识、常理，也是世间的规律、天理。要逆转近视，只需要逆向思维——反其道而行之，问题就迎刃而解，这在理论上好理解，实践中也好验证！

可眼科界的专家、学者、主任、普通医生、验光师等仅仅因为一个子虚乌有的荒谬理论——“正视眼可以看清无限远的物体，眼睛看清远处物体无需任何调节，不会产生视疲劳，眼睛只有看近处物体才需调节，才会产生视疲劳”，而因此禁止人们“强制性（调节）视远”。因为人们每天吃饭夹菜、看书写字读报、用手机看电脑等都在“强制性（调节）看近”，所以单边畸形的看近用力会导致或加重近视是必然的结果。近视后又告诉人们：只有戴眼镜才是最安全最可靠的。其结果必然是：眼镜越戴越深！而后点眼药水、戴 OK 镜甚至做激光矫正手术等依然解决不了问题。于是就唉声叹气道：近视眼的治疗是医学界的一大难题，至今尚无一种真正理想并确有实效的治疗方法。

用这种披着“专业”、“权威”外衣的理论来误导人们造成的恶果就是“近视不可治”的真相。

人眼可以看清无限远就等于说是视角无限趋近于 0。实际上通常所谓的正视眼的视力 1.0 的视角为 1 分（1'），普通人中优秀视力 2.0 的视角为 0.5 分（0.5'），即使视力可以达到登峰造极的 10.0 视角也还有 0.1 分（0.1'），这说明人眼睛的视角不仅不能达到 0，而且相距岂止十万八千里。只要人眼看远处平行的铁轨会交叉成一点就存在一定的视角，就永远不可能看清无限远。

人眼（包括正视眼）的远视力极其有限，即便配合使用目前最高倍数的天文望远镜，其视力范围也只是浩瀚宇宙中的一个“小不点”，这是人尽皆知的常识。在自然界中，由于受到诸多客观条件的限制，真正能射到无限远、看到无限远的现象是根本不存在的，它只存在于理想状态下的几何光学之中。

近视 300 度的眼睛，其所能看清物体的最远距离绝对不止 0.33 米，因为它们能看得见太阳、月亮等，这是不容置疑的客观事实。

“正视眼可以看清无限远，视远无须调节只有看近才需调节”是子虚乌有的。尽管违背事实违背规律，却是眼科医学界的根本观点，也是绝大多数眼科医生无法改变的信条，它还是医学界一系列防治近视对策的理论基础。

视远需要调节，眼组织本身也具备一定程度的视远调节的功能，视远调节作用力正是逆转近视、提高视力的原动力。所以说“近视不可逆不可治”不是世界性的难题，而是一个世界性的谎言。

## 相信我们的自然康复力

一年 365 天，一天 24 小时——在这期间的每时每刻，我们的身体都在拼命地让自己保持着最佳状态。

它会将氧气输送到我们体内，也会为我们从食物中吸取营养；当有毒素入侵时，他会将其进行分解、排泄；当患上感冒时，它会跟感冒病毒进行抗争；当受伤时，它还会让我们伤口结疤、愈合。

科学上来讲，一个非常健康的人，其体内每天都会产生多达 5000 个的癌细胞。但之所以并非人人都会患上癌症，就是因为我们的身体在极力地消灭着这些癌细胞。

康复力，是我们人体与生俱来的能力，它不仅可以让我们的身体进行自我防卫，以免受到各种病菌的侵犯，同时，它还可以自发地维持和加强我们的自身健康。只要生命在延续，我们的身体就一定具备这种神奇的康复力。只不过，当饮食起居不规律时，它的效力就会受到影响。

目前很多近视治疗法都是基于人体的这种康复力。

这种治疗通过拍打、按摩眼部穴位，配合调整呼吸和进行冥想，给予双眼极大的放松和训练，可以最大限度地提高身体的各项基本功能，同时还可以帮助身体更好地实现自我治愈。它们不会有任何副作用，同时也不会给身体增添任何的负担。

在此之前，绝大部分的眼科医生都会认为：视神经一旦受损就无法恢复，因此只能珍惜使用尚且完好的那部分视神经。过去的很多学说主张：受损的脑神经纤维不能再得以恢复，可如今的观点是，大脑神经纤维可以再生！那么，对于视神经障碍来说，会不会存在同样的可能性呢？

事实上，通过这种自然疗法来提升视力，还是取得了一定效果的。很多人抱着试试看的心理去体验，视力都在短期内得到暂时的提升。因为通过拍打、指压或按摩，可以同时刺激身体肌肉、骨头和皮肤，促进全身的血液循环。眼部周围聚集着大量可以促进自律神经活动的穴位，不需要刻意去想穴位的具体位置，由于这类动作的作用范围较大，自然而然地就会刺激到这些有效的穴位。

按照之前中医的理论，这些穴位正好位于通往人体内脏的经络上，对这些穴位的刺激，可以很好地改善内脏功能，疏通眼周的血液循环，充分供氧，配合有规律的深呼吸运动，还能够促使人体的副交感神经变得活跃，缓解眼肌的紧张状态，这些自然就会对视力恢复有所帮助。

当前，有关视神经再生的研究正在向前推进，虽然结论尚未明确，但自然治愈疗法的理论和实践也正在不断完善。其实人体的康复力是个非常神奇的东西，它有时候甚至会超越当今科学技术的认知。只要让身体拥有一个良好的状态，康复力就会为我们发挥超乎想象的神奇力量。希望所有近视眼的患者可以相信自己，相信近视是可以康复的，不要过早地放弃治疗。

## 脑内视力的训练

眼睛只是大脑的传感器，真正视物的能力是大脑。

我们把大脑视物的能力称为脑内视力，凭借的是专注力，想象力和记忆力。至于眼睛视物的能力，则称为外部视力，随着视力的逐渐康复，专注力、想象力和记忆力都会提升，刺激大脑功能活跃，反过来说，锻炼专注力、想象力和记忆力可以活化脑力，促进视力康复。

举个例子，天晴我们看得清晰一些，而天阴看东西就相对差一些，感觉不清楚。这就是光对视觉的影响。通常我们通过戴近视眼镜、激光手术矫正或改变屈光度来提升视力，这就是眼睛出了问题的补救办法。而光和眼最终会将物象传递到脑形成影像，没有脑，光和眼睛再好，也是白搭。脑视力调节功能的发达与否，直接导致影像的清晰或变形。所以说，脑在视觉的作用中是重中之重。

理论上讲，视物模糊看起来表现在眼睛上，其实最重要的视觉器官在大脑。眼睛物体反射出来的光，穿过眼角膜、晶状体等，刺激视网膜的神经细胞，神经细胞把光信号转为电信号，通过神经通路传到大脑视觉中心之后，经过大脑的融合、识别、记忆、分析、判断，形成了与所见外界物体完全一样的图像，视觉就在大脑里产生了，再由大脑将信号传回来，眼睛就“看见”了。

如果大脑指令不能传到眼睛，或者传送延迟，就会发生视力下降。或者虽然能够正确传入大脑，但大脑视中心有问题，不能融合、识别传入的图像，无法把正确的信号传给眼睛，眼睛照样看不见。因此，当视力有改变时，也表示脑功能产生了变化。所以眼睛所见，与大脑功能密不可分。

眼科泰斗，我国最著名的专家褚仁远解释：视力＝光＋眼＋脑。光是视觉的源泉，眼是视觉信息的受纳器，眼在大脑的控制指挥下实现视觉信号的收纳和传递，大脑是视觉系统的核心，是一切视觉活动主导者，也是视觉的终端。

在欧美一些发达国家，你会发现一个奇怪的现象，他们工作节奏快、喜欢读书看报，接触电脑、电视等电子产品时间很长，可他们的青少年患近视的比例却非常低，走在大街上很少看到戴眼镜的孩子。经了解，这与他们重视视力训练有着非常重要的关系，他们会定期到相关视力保健机构作视力保健训练，对近视起到了有效的预防和控制。

脑力训练的其中之一就是专注力的训练。所谓专注力，是心无旁骛的状态。这本是人人在婴儿期都拥有的能力，但是随着长大成人以后，各种杂念干扰，总是令人分神。如果能够让自己保持专注力，则无论是读书或是工作的效率都可以大大提升。

专注力最需要的视力，不外乎持续的聚焦能力和持续的双眼协调能力。持续的聚焦能力是保持双眼影像重合为一的能力；持续的协调能力，则是双眼要保持平衡视物的能力。

A　A　A　A　A

上面有五个由大到小排列的 A 字，请用十秒钟，从大 A 字看到小 A 字，看每个字的时候都要一一确实对焦，反复看几遍。然后从十秒钟逐渐减到七秒、五秒、三秒、一秒，以此训练眼睛的持续聚焦能力。

然后请看上面最大的 A 字，先用右眼看三秒，再用左眼看三秒，最后两眼一起看三秒。训练重点在于两眼一起看的时候，必须在瞬间将影像重合为一，不能字迹模糊或字体胖大。之后，反过来先用左眼看三秒，再用右眼看三秒，最后两眼一起看三秒。同样方法，看最小的 A 字。

干扰专注力的最大障碍，就是脑子里不请自来的纷乱杂念。没有人不生杂念，要控制不胡思乱想谈何容易，所以必须训练自己养成某种制约反射，有效摒除杂念。设定一个自己喜欢的暗号，像是“喂”或是“集中”，每当必须要专注却又忍不住分心的时候，就对自己说出这个暗号，同时斩断一切杂念。这招虽然看似骗小孩的把戏，但是只要一而再地反复对自己进行训练，真的可以奏效。

脑内视力的重要一项就是记忆力。记忆力是记住事物的能力，它需要三种能力共同作用完成，分别是：输入信息的能力、保存信息的能力和输出信息的能力。记忆力最需要配合的眼力是瞬间视力，其次是立刻将瞬间视力固着化的复习能力。

培养记忆力，有必要对事物先做整理，建立起秩序。平时可以对一些相似图形进行观察、记忆，最后再重复描绘出所看到的，也可以有意识地记忆路上的标示、文字、短语，事后提示自己回忆出来，用以培养自己的瞬间视力的效率。

想象力训练可以给脑内视力带来飞跃式的提升。通过想象，放松了身心，使人的创造力、交际能力和视觉灵敏度都得到了很大提高。真正的放松，不是指躺下睡觉，而是指右脑的启动，是一种充满活力的松弛和接纳状态。大脑不受规矩的约束，处于放松的状态，就会思如泉涌，眼睛在放松以后，也会变得明亮起来。

闭上双眼，以掌心捂眼，停止学习和思考，任幻想遨游。当两眼处于黑暗时，身心才能完全放松，外界光源的刺激被隔绝之后，视网膜细胞才能完全休息，而温暖的手掌，能将能量传到眼睛与心灵。当眼睛疲倦时，捂眼是最好的休息方式，也给发挥想象力提供了环境。可以编个故事，用脑海中隐形的画笔画出你想到的景物。

气味也能够迅速打开想象力的大门。一边捂住眼睛，一边把收集的青草、花朵、面包、香皂放在鼻子下面，问问自己想到了什么？你会根据气味，发散自己的想象，比如闻到花香，会想到阳光温暖的山坡上，空气新鲜，轻风拂过，蝴蝶漫舞……当脑海中出现这些幻想的画面时，你的眼睛就如同看到了东西一样，充满了生机，视觉系统的生命能量也随之顺畅流动。

目前，这种脑内训练以不同形式运用到视力保健康复领域，有专家还发现，这种训练对于运动员的视力有不可思议的影响，其临床效果正在一步步得到验证。

塞特是加州大学河滨分校的神经学家。为了测试他的“脑力视觉”游戏，他对大学的棒球队进行这种脑内视力的训练，队伍中一半的人训练了三十分钟，为了进行比较，剩下一半的人并未参与训练。

试验结果显示，参与训练的人的视觉敏锐度改善了31%。其中七名参与者能看到20英尺外的地方，而正常人一般最多能到7.5英尺——这种情况非常少见。受训者表示可以更清晰地看到球，周边视觉更好，同时能够辨别更低对比对象。

继续这种训练后，比赛中这些棒球运动员的失误率下降了 4.4%，整个队伍的击球率、长打率、上垒率以及行走均超过预期。改善是实质性的，且大大优于运动员在同年经历的其他联赛。这一切都在暗示着，这受益于对大脑视力的训练。对于棒球运动员来说，动态的视觉灵敏度要高就是要区别移动物体细节上的能力要强，这是非常重要的。研究员也表示，棒球这项运动本身就能让人的视觉变好。

根据美国验光学会的说法，每个人超过连续两个小时守在电脑前，都会得电脑视觉综合症，而“头脑训练”游戏能改善视力，它并没有任何在眼睛部分下什么工夫，但是它通过大脑皮层可改进视力——将眼睛模糊的部分改为清晰，它不仅能优化运动员的视觉技能，同时也能帮助视力不好的人更高效地从事日常工作。

## 专业的视力康复机构

我们说不论是脑内视力的训练还是对眼部进行拍打、按摩的动作，这些不需要戴镜、不要器械、不需要手术也不用吃药的办法都是自然疗法的范畴。自然疗法有一定效果，并且没有副作用，适用于眼部正在发育中的青少年，但是自然疗法的着重点在于视力保健，并不能完全取代传统对于近视的治疗方法。有相当一部分屈光不正的青少年，仍然需要通过自然疗法之外的手段才能提高视力。

但在近视的原因还没有真正确定之前，其实很难说清哪一种方法是绝对有效的，事实上，采取一种综合的方案，对于青少年预防和恢复近视眼才是真正有效的。综合视力疗法不仅对近视有效，而且对远视、散光等屈光不正以及斜视、弱视、低视力等眼病，也有着很好的效果。可以这样认为，根据孩子眼睛状况的不同，来选择不同的治疗方案，对保护和提升孩子视力是最明智的。

目前，我国青少年的近视发生率居世界第二位，因高度近视而致盲的人数已达 50 万人，而且近视发病人数正在以每年 5% 的速度递增。面对我国近视现状，视力康复的需求日益明显，各地视力康复机构相继建立，特别是以中医药为指导的近视康复，更是取得了可喜的成效。

我们以维视力为例，其青少年近视康复扎根于祖国医学理论，以中医药创新成果的中草药眼膏为技术核心，结合西医康复的优秀经验和做法，采用综合康复疗法，以将近 180 万的成功案例，赢得了大批寻求视力康复者的信任，在其领域树立了良好的口碑。

## 中医药发展之路的思考

虽然中医药视力康复领域里显现了独到之处，但从临床治疗来看，目前中医药对近视的临床治疗研究仍存在许多待解决的问题。如，诊断标准和疗效标准不统一，使结论经不起重复，可验证性相对较差；缺乏远期疗效的追踪；缺乏对于针灸及口服中药等治疗方法的内在机理的深入研究；中医病因病机研究较少，多用西医解释其机理；中药的革新发展受到内外因素的制约等。

从宏观上讲，中医药学是我国优秀传统文化的重要组成部分，为中华民族几千年繁衍生息发挥了重大作用。但近 100 多年来，随着西医进入中国并占据统治地位，中医药发展处境艰难。当前，西方现代医学开始由单纯生物医学模式向生物—社会—心理医学转变，人们逐渐认识到传统中医药学的基本理念和方法与未来医学发展方向非常一致，世界开始重新审视并日益重视中医药。因此，作为中医药发源地的中国，重新确立中医药重大战略地位，建立符合中国国情的中西并重的新型医疗卫生保健体系，势在必行，尤显迫切。

然而，在中医药如何发展和改革的问题上，目前仍有争议。

### 面临的困境

西医的科学性和普效性已被公认，中医药的伟大历史作用和重要现实意义不容否认，两者各具比较优势。为此，国家提出“中西医并重”和中西医“长期并存，共同发展”的方针，并将“发展传统医药”写入了《宪法》。但长期以来，中央方针和宪法精神并未得到很好贯彻，医疗领域普遍重西医轻中医，中医地位不断下降，发展面临困境。

一是中医人员与机构发展缓慢，中医力量薄弱。据统计，全国中医医生1949年27.6万人，到2002年还是27万余人，53年没有增长；同期西医医生分别为8.7万和157万人，增长17倍；中西医医生比例由3.2 ∶ 1变为1 ∶ 5.8。现全国共有医务工作人员520万人，中医药工作人员约50万人，不足1/10。

二是中医教育有待加强。语言上，古汉语训练缺乏，许多学生基本看不懂中医古籍；课程安排上，中医理论训练严重不足，甚至《黄帝内经》等经典也不做研读；技能培养上，中医望闻问切等训练不够。毕业后，学生普遍不会用中医思维看病，其中一些人转行西医，或名行中医实以西医为主。不少中医硕士、博士也不太会用中医理论与技能临床看病。

三是宝贵的民间中医力量面临困境。我国不少师徒传承的民间中医，水平高、收费低、效果好，深受群众欢迎，但大都得不到正式承认。现行执业中医师考试制度要求考西医知识，民间医生大都因西医知识不足过不了考试关。现行行医执照制也限制正常民间行医，民间医生多因无法领到执照不能公开行医，若行医即属非法。这些限制，迫使许多真正的民间医生只得地下行医、非法行医。但老百姓对民间中医的需求巨大，良莠不齐，民间中医市场十分混乱。

四是中医医院西医化倾向。目前全国有2800多家等级中医院，几乎都是中西医“结合”医院。一方面，20世纪60年代后期以来培养的多数中医已不大会望闻问切和辨证论治了，必须借助仪器化验才能诊疾断病。另一方面，医院为了生存，大量购买西药与医疗设备。西药进出价差大，检测化验收费高，在医院盈利、医院评等级上均有优势。中医药虽然简便廉价，但若仅靠此经营，恐怕医院难以为继，医生只有受穷。

五是存在西医标准评判中医倾向。如2013年抗击SARS，广州采用中医药治疗SARS，效果显著，但开始一段时间得不到承认。中医认为SARS是一种瘟病，有法对治，经过多方呼吁后才让介入治疗。西医认为SARS是全新疾病，无治疗先例，无可靠药物，但西医一开始就可全面进入治疗过程。西医明知抗生素等西药既杀不死SARS病毒且副作用极大，仍大剂量试验。准入门槛对于中医药来说不仅是道关卡，还是道难关。

六是片面理解中药现代化，中药科研走向废医存药。如被称为中药现代化研究的“王牌”成果的“青蒿素”，通过有效成分提纯后，已不具备中药的四气五味等性能，不能参与中药处方的配伍，已不再是中药，应归于西药范畴。按照现行中药现代化的片面做法，根本不可能开发出像六味地黄丸那样的名方成药来。六味地黄丸并非专为治疗某一种疾病而设，可治之病达 400 多种，但须在中医理论指导下，针对肾阴虚证型辨证施治才有效。中药现代化走简单模仿西药研制道路，导致中药研究日益脱离自身理论基础和特有临床体系特点，使中药科研走向异化。其结果，中药不仅赶不上西药，而且将重蹈日本“废医存药”覆辙。日本已废除中医，中药由西医视病使用，疗效普遍很差，还出现了吃死患者的“小柴胡汤事件”。

中医药陷入困境，既有观念问题，也有制度问题，还有中医自身问题。

首先，是对中医的认识有偏差有偏见。西医进入中国后，不少人产生片面认识，错误贬低、怀疑甚至否定中医。清末维新运动时，有人开始否定中医。国民党政府曾两次正式取消中医，因民众反对而未执行。建国后的历次政治运动，中医药经常受到“落后”、“不科学”等批判。20 世纪 50 年代卫生部一副部长公开提出，中医是封建医，应随封建社会的消灭而消灭。毛泽东提出“中国医药学是一个伟大的宝库”论断，党中央明确保护中医药的方针之后，国内再无人公开否定中医了。尽管如此，50 多年来，中医始终处于被质疑、被验证、被改造的境地。一些怀疑中医的权威人士，总是借“中西医结合”、“中医药科学化”之名，试图用西医改造中医。这种思想和做法至今还深深地影响着医疗卫生系统甚至普通大众。

对东方文化颇有研究的德国慕尼黑大学东亚系波克特教授早在 20 世纪 80 年代就指出：“中医药在中国至今没有受到文化上的虔诚对待，没有确定其科学传统地位而进行认识论的研究和合理的科学探讨，没有从对人类的福利出发给予人道主义的关注，所受到的是教条式的轻视和文化摧残。这样做的不是外人，而是中国的医务人员。他们不承认在中国本土上的宝藏，为了追求时髦，用西方的术语胡乱消灭和模糊中医的信息。”

其次，医疗卫生的一些法规制度导致在管理上阻碍中医的发展。“发展传统医学”虽然被写进宪法，但一些具体法律法规和医疗管理制度实际上一直在歧视、歪曲和限制中医药。中医药教育、科研、价格、评审等制度，在许多方面都存在类似的情形。比如说在中药的研发成果申报上，我们往往要花去 4 年至 5 年时间在走流程走审批手续，要经过层层上报，不断找相关部门相关人员签字盖章，环节上异常繁琐。受制度拖累，我们的中药发展严重滞后，创新力也被大量抑制。

再次，是中医药界的自身问题。一方面，是中医药界在许多方面丢失传统，中医传统文化继承严重不足；另一方面，传统中医药的某些固有特点不大适应市场要求，需要改进创新。

中医的秘方秘术深藏民间，神秘性和私密性强，目前的知识产权保护办法难以对之保护，造成普及困难；还有中医经典语言难读、理论深奥，现代人因缺乏传统文化教育而难以掌握；中医师徒传承重个人重亲情，与现代公众普教方式有差别。若不将二者结合，不重视临床实践与言传身教，是难以培养更多中医人才的。

中医个性化辨证施治虽然代表着未来医学方向，但其中药的配合使用方式却迟迟没有很大的革新，这与现代人讲求“简便、快速、高效”的生活尺条相悖，不能很好地满足广大患病者。因此，我们说中药的创新更为迫切，因为这是与患者切身使用和感受密切相关的，只有依托我们传统中药的革新和推广，中医才能走得更远更长久。

## 永恒的主题——传承和创新

传承与创新，是中医药发展的永恒主题。中医药学需要跟上时代、顺应规律，在传承精华的基础上实现创新和发展。

中医的几万种方剂大都是按照“君臣佐使”的原则配置的复方，这种复方的协同作用可以在增强效果的同时减少毒副作用。如何用系统生物医学的语言来解释“君臣佐使”，进而揭示他们在一个复方中各自的作用机制是关键所在。近年来，一方面，中医药学的继承创新逐渐呈现出精准医学的特征，另一方面，由于基因组学等新兴学科的带动，西方医学也出现了重视整体论和系统论的发展态势。

中医的整体观、辨证施治、治未病等核心思想如果能够通过与现代西方医学的结合得以进一步诠释和光大，将有望对医学模式的转变以及医疗政策、医药工业甚至整个经济领域的改革和创新带来深远的影响。

### 继承

系统继承中医药的宝贵知识和经验是中医药发展创新的源泉和基础。做好中医药继承工作的主要任务是：对中医药理论进行系统整理和现代诠释，研究挖掘中医药科学文献和古典医籍，构建中医药知识库；收集整理名老中医的学术思想、临床经验和用药方法并进行系统研究，建立高效的传承方法和个体化诊疗体系；对传统制药技术和老药工经验进行深入研究，使之成为规范化的工艺技术；对民族、民间医药传统知识和技术逐步开展系统的继承、整理和挖掘研究；努力培养新一代名医。

创新

推动传统医学和现代医学协同发展，促进医学科学体系创新是中医药现代化的长远目标。推进中医药创新的主要任务是：充分运用中国所具有的中医、西医和中西医结合三支力量共同发展的历史积累和独特经验，以及现代系统科学与复杂科学等理论和方法，对中医药学蕴含的生命科学问题开展广泛深入的研究和探索，在丰富和发展中医药理论和方法学体系的同时，争取在与中医药科学内涵相关的若干问题上取得突破；加强中药作用的物质基础和作用机理的研究，运用现代科学方法和技术诠释中医药理论，并指导创新药物的开发；探索建立系统和综合的医学方法学体系，对个体生命的健康、亚健康和疾病发生、发展、演变、转归过程进行认知和干预，促进中西医药学的优势互补及相互融合，为创建具有中国特色的新医药学奠定基础。

现代化

提高中医药医疗服务能力和产业技术水平是中医药自身发展的需求。推进中医药现代化发展的主要任务是：建设现代中医诊疗体系，开展中医药防治重大、疑难疾病以及预防、保健、康复作用的研究；建立中医药疗效、安全性评价方法与标准；研发中医诊疗技术与专用仪器设备，提高中医诊疗水平。选择疗效确切的传统中药进行深入细致的系统研究和开发（二次开发）；开展以中药为基源的药品、食品、保健品、化妆品和农用、兽用等高附加值的新产品研发；提高中药产品的质量标准和技术水平。发展绿色中药材种植（养殖）业，促进中药材规范化生，确保中药产业可持续发展；研制适用于中药生产的工程技术及其装备，提高中药制造业水平；加强对中药商业及其流通方式的现代化研究。

国际化

加强国际交流与合作，加快中医药国际化进程。中医药国际化的目标是要使中医药理论和实践得到国际社会的公认，使中医药服务和产品逐步进入国际医药和保健主流市场，中医独特的医疗保健康复模式及其价值逐渐被国际社会理解和接受。中医药国际化发展的主要任务是：建立符合中医药特点的标准规范并争取成为传统医药的国际标准；加强符合国际市场需求的医疗、保健产品研究开发；争取中医药的合法地位，使中医药能够进入西方国家医院、药房和医疗保险系统；建立国际化的中医药研究与技术平台、信息平台和人才队伍；积极推进中医药医疗、教学、科研、生产合作与学术、技术交流；通过联合办医、办学、合办研究机构等，使中医药知识与文化得到有效的传播。

# 第六章 重在预防

## 中医治未病与近视

我国现有近视患者已高达4.5亿，占世界近视人数的33%，远远高于世界平均22%的比例。世界卫生组织（WHO）估计全世界有盲人4000万～4500万，而低视力是盲人的3倍，约1．4亿人，其中75%即1亿多患者可以通过手术及有效康复手段得以恢复或提高视力，尚有25%的低视力患者需要长期的低视力保健。全世界每年视力损害的花费已高达250亿美元。

而在我国每年会出现新盲人大约45万，低视力135万，即约每分钟就会出现一个盲人，三个低视力患者。如果不采取有力措施，到2020年我国视力残疾人数将为目前的4倍，估计会达到5000余万。综上所述，视力损害已成为我国乃至全球的严重公共卫生问题。

据官方媒体报道，我国8～12岁的小学生中，约有47个儿童就有一个近视眼，近视发病率约为23%，中学生约为55%，大学生约为76%，全国近视眼发病人数位居世界首位，发病率仅次于日本，占世界第二位。

近年来，我国儿童少年卫生学、学校卫生学和眼科医学、视光学与视觉科学都获得长足进展，学生常见病防治工作取得显著成绩。然而，近视率持续升高或居高不下，依然是危害我国学生健康的最突出问题。近视眼的发生、发展是一个量变到质变的累积过程。如果当调节性近视发展成为了轴性近视，就“木已成舟”，如果再听之任之，形成高度近视，就更加难以逆转了。

我们说近视眼是可以预防的，而且重在预防，一分预防胜过十分治疗。在近视眼的预防工作中，抓住近视可逆的时间窗，对个体进行积极的行为、环境干预，是尤为重要的。

新的循证眼科学（Evi-dence Based Ophthalmology，EBO）研究显示，目前西医不仅没有治愈近视的方法，甚至还没有一种可行的措施能够有效抑制近视发展。不少专家甚至对于近视眼防治的可能性与可行性都持怀疑态度。

让我们把目光转到祖国传统医学——中医。中医在长期的临床实践中形成的天人相应观、统一整体观、永恒运动观和动态平衡观等学术思想闪耀着辩证唯物主义思想的光辉，特别是中医最具特色的“治未病”思想，对于今天的青少年近视眼防治工作仍然具有极其重要的指导意义。

## 中医治未病思想是我国传统医学文化的精髓

《周易·既济卦》中就有“君子以思患而预防之”。《周易·坤卦》初六：“履霜，坚冰至”，强调见微知著，防微杜渐。《尚书·商书·说命》指出：“惟事事乃其有备，有备无患”。中医治未病的思想源于《黄帝内经》。《素问·四气调神大论》中的名句：“圣人不治已病治未病”，成为中国预防医学的座右铭。这种“未雨绸缪”，防重于治的思想，不仅体现在人体未病之前就应采取各种措施积极预防（未病先防），同时还体现在一旦患病之后仍应运用各种方法防止疾病发展、转变或复发（既病防变）。

春秋战国时期的名医扁鹊是我国有正史记载的第一位医学家，被誉为祖国医学的奠基人。“病深不早求医”为扁鹊看病行医的六不治原则之一。无论是《史记·扁鹊仓公列传》中的“扁鹊见齐桓公”，还是《吕氏春秋》中的“扁鹊论医”的故事，无不说明了未病先防，既病防变的重要，后者更是强调了预防医学的宝贵。东汉“医圣”张仲景与唐代“药王”孙思邈都特别重视疾病的预防和早期治疗。孙思邈在其《千金要方》中指出医生应当善于“消未起之患，治未病之疾，医之于无病之前，不追于既逝之后”。孙思邈名言“上医医国，中医医人，下医医病”与“上医治未病之病，中医治欲病之病，下医治已病之病”将治未病与医国提到头等重要的位置。

## 青少年近视的发生发展规律与可预测性

《黄帝内经》清楚地阐明了生命的发展规律。《素问·上古天真论》和《灵枢·天年篇》对人体生、长、壮、老、已的生命规律有精妙的观察和科学的概括。中医很早就认识到各种动物包括人眼的视觉功能都是为适应环境，特别是太阳光逐渐演化而成的。中医近视症状“目不能远视”的最早记载见于隋代巢元方的《诸病源候论》。明代王肯堂《证治准绳》称之为“能近怯远证”。傅仁宇《审视瑶函》称“近觑”。清代黄庭镜《目经大成》始称近视。

现代医学研究表明，与大多数动物一样，人出生时眼球较短，仅有16 ~ 18mm，大多有 +2.00 ~ +4.00D 的远视。在人生的第 1 ~ 2 年里，人眼迅速正视化，屈光度达到 +1.00 ~ -1.00D，是视觉发育的关键期。3 岁时，人眼球轴长已接近 23mm。3 岁后，直到 13 ~ 18 岁发育成熟，人的眼球仅仅增长 1mm。通常将 12 岁之前称作视觉发育的敏感期。在这期间，可以通过调整眼轴长度来调整眼的屈光度。新的研究还表明：人的眼球具有一定的伸缩性和昼夜节律，其屈光度一生都在不断变化。1993 年，长期研究发现：在儿童 1 岁以内便可通过一系列的眼科检查对其将来是否患近视进行预测。1995 年，研究表明学龄儿童较婴儿期的屈光状况能更好地预测儿童近视。那些正视与仅有 0.50D 远视的儿童与青少年较远视大于 0.50D 的同龄人更可能发生近视眼。

那些有逆规性散光的儿童近视眼的危险性更高。对于散瞳验光低于 +0.75D 的 3 年级学生进行近视眼预测，其敏感性为 86.7%，特异性为73.3%。增加角膜曲率与眼轴长度检查等指标可以提高预测的准确性。

专家研究表明，近视学生屈光阈值具有明显的规律性。6 ~ 14 岁学生远视屈光度随年龄增长而下降，8 ~ 10 岁下降最快。6 岁、7 岁两个年龄组均为 +2.00D，8 ~ 13 岁每个年龄组以 0.25D 的级差递减，14 岁组为 0.37D。屈光阈值的提出为预测学生近视眼提供了判断界值。由于近视眼的近乎不可逆性，根据眼球发育规律进行科学预测，对于潜隐性近视患者及早预防对于近视眼的防治成败有极其重要的影响。

## 青少年近视眼的病因、病理机制与主要影响因素

公元 610 年成书的《诸病源候论》认为近视是由“劳伤脏腑，肝气不足”所致。近视的出现与公元 606 年科举制的实施密切相关。唐代孙思邈在其《千金要方·七窍病》中将夜读细书、月下看书、抄写多年、雕镂细作、博弈不休、

饮酒不已等视为重要的眼病病因。唐代著名诗人白居易《眼暗》一诗中有“早年勤倦看书苦，晚岁悲伤出泪多”，道出了早年苦读书是晚年眼病的重要原因。1644年成书的《审视瑶函》认为久视伤睛成近觑。我国近代著名绝对“近世进士尽是近视”更是揭示了过多读书与近视眼的密切关系。近代西方则将青少年学生近视称作学校性近视。

自20世纪70年代末开始的近视眼实验与流行病学研究20多年来取得了举世瞩目的重大成就。研究表明：虽然有重要的遗传因素，对于占学生近视眼绝大多数的单纯性近视眼患者来讲，环境因素起主要作用。即便是少数病理性近视眼，环境因素亦起重要作用。在视觉发育的敏感期，特别容易受环境因素的影响。近视眼的主要病理机制是长时间近距离作业造成的眼睛调节力低下或迟滞，导致成像落到视网膜后面，造成眼球相对远视，或长时间近距离读写时对于黄斑区以外的大片视网膜所造成的特殊形式的形觉剥夺，导致眼球前后径过度增长。

儿童少年卫生学及学校卫生学的研究结论显示：学校教育对于学生视觉发育有重要影响。目前我国学生近视率居高不下的主要原因是学生课业负担过重，近距离用眼时间过长，室外活动时间太少。随着电视的普及，计算机与网络技术的迅猛发展，特别是电子游戏机的泛滥，中小学生长时间看电视、上网、玩游戏机等都是导致近视发生、发展的重要因素。全面贯彻国家教育方针，认真实施素质教育，彻底改革落后的教育体制、教育内容和教学方式，切实加强体育、卫生、艺术、国防以及劳动和实践教育，营造良好的视觉环境，使学生自幼养成自觉锻炼身体、科学用眼的良好习惯是其视觉健康发育的必要条件。

## 青少年近视眼的科学防治

### 未病先防

未病先防是中医的首要治疗原则，治未病是中医的最高境界。《黄帝内经》开篇之《素问·上古天真论》即将“饮食有节，起居有常，不妄作劳”与“嗜欲不能劳其目，淫邪不能惑其心”以及“游行天地之间，视听八达之外”作为养生明目手段。据唐代房玄龄等的《晋书》记载，至少早在春秋时期，我国就有古方以“损读书，减思虑；专内视，简外观；旦晚起，夜早眠。”等手段来预防眼病，提高远近视力。

预防为主是新中国一贯的卫生方针。正是在这一正确方针指引下，通过开展爱国卫生运动，新中国在沙眼等传染病的防治方面取得过举世瞩目的伟大成就。通过推广眼保健操，实行群防群治，结合教育改革，缩短学制，加强体育卫生、艺术与劳动实践教育，全面贯彻教育方针，在近视眼防治方面亦成绩斐然。

市场经济体制下，预防为主的卫生方针遇到了严峻挑战。近年来，开展近视眼治疗手术的医院迅速增多，却鲜有近视眼预防专业门诊。各地疾病预防与控制中心有条件开设近视眼防治门诊的更少。中小学卫生保健所与学校卫生室眼科专业力量有待加强。我国广大农村地区不少中小学还没有校医。即便在条件较好的校医院，眼科专业医师亦很少。近视眼防治多年来缺乏大规模高水平的临床研究，指导理论多年来停滞不前。我国学生近视眼防治体制亟需改革。文教卫生需要加强协作，临床医学与预防医学亟需整合。

大量的实验研究显示，为发育期的动物包括灵长类动物戴凹透镜可以诱导近视，以凹透镜矫正抑制实验性近视修复。这样的实验结果强烈质疑了凹透镜用于矫正青少年儿童近视的安全性能。按照祖国医学理论，等到近视以后再配镜矫正，验配再准确，也只能是治已病的“下医”行为了。

近视眼镜是看远处的，戴镜视近时相对远视，这在发育期的青少年儿童可能诱导眼球增长，使近视度数进一步加深。研究证实戴凸透镜则可抑制近视眼的发生与发展，其作用大大强于凹透镜，为教育部全国学生近视眼防治专家指导组 1998 年就倡导的低度凸透镜防治近视方案提供了有力的实验支持。由于近视眼戴低度凸透镜视远处模糊，并有可能使外隐斜增加，以低度凸透镜预防近视，其最佳时机是在近视发生之前，仍然有轻度远视时配戴，这也为祖国医学治未病理论提供了现代实验依据。

学生屈光度的降低往往早于视力的下降。视力正常的学生当中，从屈光学上讲，屈光度为零度的正视眼为数很少，更多的是远视眼，可占 80% 以上，近视眼也可占到近 20%。亦即有屈光学上已经是近视眼，但仍能维持正常视力的“假性近视”存在。根据目前的学生“视力监测公告制度”和“近视眼防治工作制度”，等到视力下降后再进行矫治，常常痛失防治近视的最佳时机。即便是那些假性近视患者，通常亦很难接受低度凸透镜矫正。

未病先防是必须坚持的“防近”原则。根据眼科学与学校卫生学的资料，我国学生 8 ~ 9 岁以后，近视率即迅速上升。加强学龄儿童的屈光学监测，对于有近视趋势的潜隐性近视患者，尽早采取有效的预防措施，对于提高我国学生的近视眼防治工作水平有极其重要的意义。

### 既病防变

既病防变是中医的另一重要治疗原则。根据中医的永恒运动观与动态平衡观，作为对于长时间近距离工作的适应性反应，只要坚持努力，近视眼是完全能够防治的。新的研究亦表明：人的眼球及其屈光力具有伸缩性和昼夜节律，一生都在不断变化。

近视眼既病早治的重要性已为大量的现代研究所证实。随着人的眼球发育，眼轴逐渐增长，角膜逐渐变扁平，晶状体逐渐变薄，远视逐渐减少。10岁以后，随着角膜变扁平与晶状体变薄已近极限，近视度数很难再减少。一旦进入近视状态，近视发展速度通常大大超过远视减退速度。

现代社会，近距离作业大量增加，近视稳定年龄延迟，许多人的近视进展持续至25岁以后。随着近视度数加深，视网膜脱落等各种并发症大量增加。病理性近视是世界上的主要致盲原因之一。循证医学研究表明，对于由复杂的社会环境因素引起的学生近视眼的防治，单纯的生物医学模式已难以解决问题。目前有很多人认为近视眼尚无有效的治疗法。因此控制近视意义重大，任务艰巨。

我们之前也介绍过，中医辨证施治、中药创新防护对于近视眼的康复提供了新的思路，中西医结合的综合措施是近视防治的有效途径，并且已经在临床上收获了大量康复案例，取得了显著的成效。近年来，我国用眼卫生教育及视力康复、保健服务在各地学校、防疫站、医院纷纷建立起来，通过这种中医药的综合防治，大部分学生在视觉环境改善，不良用眼习惯等得以矫正后，视力得到显著提高，不少人视力恢复正常，并得到巩固。

发现越早，开始介入治疗越早，效果越好。以事实证明近视眼综合防治是可行的。综合措施防治青少年学生近视，也是新的生物—心理—社会医学模式的必然要求，是近视防治的可行途径。

## 家庭与社会必须承担的责任

### 首先要警惕视疲劳

视疲劳是造成近视的直接驱动力和内在原因，所以家长和学校最先要做的，就是帮助孩子消除视觉疲劳，远离近视。

### 视疲劳形成的原因

#### 1. 电脑显示屏及注视界面内容带来的眼部不适或症状

（1）对一个屏幕刷新频率低于 75Hz 的显示器或使用时间较旧、老化的电脑显示器，其屏幕上的文字或图像便会出现抖动（即频闪现象），眼睛为了看清屏幕内容，也就会迅速调整，以适应其变化，这样不停地调节，就会带来视觉干扰和心理不适，从而造成眼睛疲劳，工作和学习效果也会随之降低，甚至出现差错。

（2）同一网页内容往往很多，字体过小过细，且较为拥挤，这样就增加了注视负担，使眼睫状肌调节增加，同时产生集合紧张。

（3）亮度对比度不足。如果亮度对比度在 70% 以下时，眼睛分辨较为细小的视标就会倍感吃力，从而增加了阅读的难度，易于引起视紧张和视疲劳。

（4）快速移动的有趣视标吸引眼球长时间不停的追随注视，如打电子游戏时，这样，由于目标的不停移动，眼球也不停地追随注视，久了，即会造成肌源性视疲劳。各种视标的大小不同，引起眼球快速不断地调节调整，时间久了，会引起调节性视疲劳。

（5）刺激的画面、精彩而惊险的内容，致使注视者注意力高度集中和精神的高度紧张，从而造成精神性（紧张性）视疲劳。

#### 2. 眼部因素

（1）无论是上网搜寻资料，还是玩游戏，往往会非常集中精力，眨眼次数减少，导致泪膜易于蒸发变薄破裂，使眼球表面、特别是角膜表面湿润受到影响，于是产生眼部干涩的感觉。另一方面，由于持续注视，使用调节也会持续，易于造成调节痉挛，产生视觉疲劳。

（2）屈光不正未矫正，造成视物不清，需要更多的调节才能看清，时间稍长就会造成疲劳；对于高度数者，则完全无法注视，如果坚持下去，很快就会造成严重的视疲劳症状，从而无法进一步视物。

（3）隐斜视。此种情况下，眼球能够克服眼球偏斜的趋向，为了保持正常眼位和维持双眼合像，就需要眼外肌更多的努力和紧张，这是造成视疲劳的常见原因。

（4）屈光参差未矫正，造成双眼不等像，不仅双眼无法融合，同时，也会因心理因素或视觉干扰而致视疲劳。

（5）如果有近视而未能够配戴矫正眼镜，集中注视时就会使用调节，时间久了就会产生视觉疲劳；如果戴镜注视，由于镜片的关系，字体往往会变小，视野也会变窄，再加上镜片周边部折光或反光的原因，从而产生心理干扰和视觉干扰。

### 3. 环境照明因素

（1）一般情况下，周围照明比注视界面稍低些才是符合视觉生理要求的。如果周围照明度太低，也不合适，差别太大，明暗相互转换就会产生不适应的感觉（为了怕影响同室的其他人而关掉房间照明的做法，是非常不可取的）。如果周围照明高于注视界面，由于视标对比度下降，使注视效率减低，同时也会产生精神上的不愉快，这是最坏的照明方式。

（2）老化的日光灯管产生的频闪（如果屏幕频闪同时发生，则更糟）。

### 4. 全身因素

（1）疲乏：有人以为工作学习太累时，玩一下电脑可以放松，其实，这不仅不能缓解疲惫，反而会使全身的疲劳状况加重，是十分不可取的。

（2）睡眠不足或睡眠质量差造成的困倦。

（3）身体虚弱：有些家长在孩子生病时，会放松对孩子的要求。儿童的好奇心和较差的控制力，会使患儿难以主动节制性的从电脑或电视前走开，如果家长不加以劝导，难免会引起眼的疲劳症状发生。

### 5. 时间的积累

日益增多的学校电脑课、在电脑上作业、无纸化办公等，都无形增加了电脑前工作学习的时间。有些人工作时就是整天对着电脑，时间久了，眼花缭乱。

## 视疲劳的临床特点

1. 暂时的视物模糊：当视线从屏幕上移开而注视眼前其他物体时，有一种模糊而虚渺的感觉，闭眼休息后好转。严重的视疲劳，症状可能无法暂时缓解。

2. 眼球酸困，无精打采。

3. 眼球发胀，有时有酸痛的感觉。

4. 眼红：眼表面血管扩张充血所致。

5. 眼干涩。

6. 流泪：见风流泪更加明显。

7. 怕光：在光线稍强环境下难以睁眼，易流泪。

8. 头痛：严重时会发生。

9. 注意力不集中，学习和工作效率大大降低。

10. 易出现偏差，特别是开车时，易发生意外。

### 视疲劳的转归

视疲劳发生——正确处理——视疲劳解除——眼睛处于良好状态；

视疲劳发生——未处理或处理不正确或不及时——视疲劳仍然存在——假性近视——正确处理——视疲劳和假性近视解除——眼睛处于良好状态；

视疲劳发生——未处理或处理不正确或不及时——视疲劳仍然存在——假性近视——未处理——早期近视——正确处理——近视得到有效控制（但有加深的可能性）；

视疲劳发生——未处理或处理不正确或不及时——视疲劳仍然存在——假性近视——未处理——早期近视——未处理——近视加深。

### 视疲劳的防治

看东西时，如果光线过弱或过强，如果光线不稳定、所看的物体总在游动中，我们就不得不高度集中视力，总想睁大眼睛将书本上的字或物体看清楚。这种状态下，我们的眼睛就容易产生视疲劳。严重的时候，就会出现视力模糊、流泪、头痛等症状。

现在，电脑是导致青少年包括成年人出现视疲劳的主要原因。许多人觉得视疲劳不是病，因而往往疏忽它。眼累了，也只是用手揉揉，又接着学习、工作。其实，这是用眼误区。目前，视疲劳经常困扰着一些青少年的健康，严重的已经影响他们的生理功能，并产生了心理障碍。有的孩子由于视疲劳引起视力迅速下降，他们的生理活动范围变小，对外界事物兴趣悄悄地减少，神态也比以前呆滞，智力也受到限制。这多半是由于屈光不正引起的，家长若不及时发现这种状况，不单是孩子的视力，他们的智力发育也会受到视疲劳的危害了。

减轻视疲劳是预防近视和防止近视加深的关键所在。一旦眼睛有了视疲劳，这是眼睛发给我们的一个休息信号，就得及时调整。有许多视疲劳是可以及时调节的而不需要上医院，如：我们明显感到视物模糊，或在较长时间用眼后感觉视物模糊，眼球或眼眶有发胀和胀痛感；长时间用眼后看字有重叠现象或视物重影；眼皮跳，总想皱眉等。眼睛有了这些感觉，通常只要休息片刻，就可以缓解视疲劳，防止视力下降。

1. 及时发现，尽早治疗。

2. 思想上重视，行动上要执行。

3. 控制用眼时间和量是关键。（一次用眼控制在 40 ~ 45 分钟之内）。

4. 药物治疗可选择叶黄素蓝莓提取物（内含花青素）口服、保湿滋润类眼水等。散瞳类的眼药水有缓解睫状肌痉挛的作用，可以在很大程度上缓解眼睛调节性疲劳。但由于药物有严格的适应症和禁忌症，请在医生的指导下使用。

5. 闭眼休息，眼睛保健操，适当眼部热敷等，以调节疏缓眼部紧张。

6. 增强体质，加强营养，健身健眼。

7. 不要完全依赖器械。

目前，有些厂家和商家在不断推出矫正视力的器械，宣称可以治疗近视或让近视度数减轻。事实上无论是器械，还是新技术，都是有一定的适应性，又有一定的局限性。有些仪器通过舒缓调节而使得眼球获得放松，可以解除疲劳状况，但这仅是暂时的。它不能够使已有的近视恢复正常。严格讲，任何仪器都不能使已有的近视度（真性近视）减低。这些仪器只能暂时缓解视疲劳，可以间接地减缓近视的加深程度。市场上极力推销的那些所谓能够矫正近视的仪器都只能起到这个作用。

## 孩子近视，父母有不可推卸的责任

孩子近视，父母要对之负责。否则，孩子视力恶化，父母难辞其咎。

孩子在 6~18 岁之间，眼球的可塑性很大，这时候进行系统治疗效果明显。如果时间拖得越久，他的眼球越会发育成形，再进行治疗就事倍功半了。所以，孩子近视，要及早发现、及早介入治疗，越是等待越是犹豫，就越可能错过孩子视力恢复的关键期。更何况，如果家长不抓紧带孩子去做康复，孩子的视力越来越差，戴上眼镜就会让眼睛去适应眼镜，最后度数只可能每年都要增长。

### 不能听天由命，一镜了之

既然医生都说孩子近视了只能配眼镜，家长们就会花大价钱到医院去给孩子配第一副眼镜。说不清这到底是一种关心还是一种漠然，如果这是关心，那么这种行为却成了孩子视力的帮凶；说这是一种漠然，当孩子戴上眼镜后，家长们多会松了口气，渐渐地觉得近视也没什么大不了的，不会把近视当成大事来看待了，家长的轻视会让眼镜成为孩子终生的负累。

如果说一开始家长还每天能提醒孩子注意保持良好的用眼习惯，那么戴上眼镜后，家长就会把脑子里的这根弦也放松下来，这无疑让孩子的视力“破罐破摔”。前面说过，戴近视镜看远是清楚了，可看近度数又高了，这就强逼着眼睛进行深度调节，睫状肌会加倍的疲劳，从而造成近视度数的不断加深。

随便到哪个眼科医院一问就会知道，现在的中国学生近视度数每年平均增长50到150度。我们说近视一旦发展到600度以上，就可能出现各种眼部病变，彻底毁掉孩子的“视界”。

### 不可病急乱投医

还有一类家长对孩子近视非常重视，也非常着急。特别是一些近视女孩的家长，害怕戴眼镜会影响孩子的容貌气质，长期戴眼镜造成孩子眼球凸出等。所以，这类家长会到处找寻偏方妙法为孩子治疗近视。只要是广告里说有效，或者周围哪个朋友介绍说好，一律都要花钱去试试。

可是结果并不遂人意，不仅没有什么效果，孩子近视的度数还越来越深了。我们说近视眼的防治，迄今还是国内外医学上的一道难题。儿童的视力本来就会有波动，调节非常丰富，会产生一些假象。凭借一次视力检查，没搞清楚诊断，就轻易听信宣传里“立竿见影”、“一治永愈”的话，选用所谓“包治”的药物和仪器是非常盲目的。

所以需要提醒家长的是：不可病急乱投医，有些方法浪费点钱事小，就怕对孩子的眼睛有副作用。比如说吃某种药就能恢复或者带孩子去做角膜塑形，一旦没有做好，对孩子的视力不但没有帮助，反而还有很大副作用，经常会有使孩子眼睛险些失明的例子。

家长在选择近视康复的方法和机构时，一定要慎重，一定要经过考察和比对，要有科学的方法，有领域内权威的认定，以及万千康复案例的见证。咱们中医强调的是辨证施治，前提是要搞清楚诊断，判定近视眼的性质和分类，对不同的个体，设计不同的康复方案。

### 不要推到未来，一刀搞定

还有一种家长干脆选择先不管，或者说放弃康复和治疗，直接把孩子视力的问题推到未来去解决。这样的家长认为，现在科技这么发达，激光手术也越来越成熟，孩子近视就近视去吧，等到长大时花钱做个手术开一刀，不就什么都解决了吗？实在不行，还可以戴隐形眼镜，也不影响美观，生活照样正常进行。

这类家长还是没有对准分子激光手术有一个全面客观的了解。我们在本书里对手术治疗近视做过系统阐述，首先，不是所有人都适合做近视激光手术，高度近视、眼角膜过薄、角膜炎症等患者就不能做。其次，一定要考虑激光手术的风险问题，且先不说术后多会留有后遗症，如果手术出现疏失，孩子的眼睛就不是视力回退或效果不明显的问题了，还可能有致盲的危险。另外，激光手术后还要做定期复查、使用消炎和护眼药水，一旦护理不当或没有护理，将会引发其他的眼部问题。

对于手术治疗近视，我们特别强调的一点就是：手术只能解决光学的问题，对近视眼的病理改变丝毫没有好处，并且会将生理眼球改变为一个病理眼球。高度近视眼更会增加手术的风险和难度。所以，选择手术治疗时，一定要慎之又慎。

至于戴隐形眼镜，我们也介绍过，这是目前业内人士十分反对的事情。它就像给眼睛戴上了一个口罩，使得眼睛呼吸困难，缺乏氧气和营养，引发炎症，对眼部健康是非常不利的。

所以奉劝家长们，一定不要把孩子近视推到未来，试图通过手术手段解决，近视眼是预防大于治疗，未病先治，不可等待观望。

### 抓住黄金期，帮孩子养成良好用眼习惯

很多家长不知道近视眼的“200度黄金法则”和“400度白银法则”。其实在孩子刚刚近视的几年内，多半为假性近视，屈光度一般不超过200度，这个时期是治疗的黄金时期，非常容易矫正。屈光度400度以内，也相对容易治疗，属于白银治疗时期。

很多近视眼的孩子都有这样的切身体会，当视力减退到1.0～0.8时并没有什么感觉，但之后视力却会急转直下，有的孩子甚至戴着眼镜视力还在0.5以下。专家们根据大量临床调查提出，0.8是视力危险的警戒线，如能有效地对1.0～0.8的假性近视眼学生进行康复治疗，使他们的视力被控制或恢复，就能有效地降低近视眼的发病率。

但可惜的是，家长往往以“学习忙”“没时间”等各种理由延误，失去了治疗的最佳时机。一旦演变成真性近视后，孩子和家长都后悔莫及。真性近视是药物、仪器、按摩、特殊眼镜等都无法回转的，稍有眼科常识的人都会意识到这一点，不要再做一个执拗愚昧的家长，更不要拿孩子做无谓的实验或牺牲。

帮孩子进行近视眼的预防和康复是有难度的，难就难在两个方面：一是调节性近视眼的早期发现，这是我们刚刚说的黄金期的问题；二就是对待孩子近视问题持之以恒的关注度。据调查，90%的孩子近视是用眼习惯不好，这和

父母的不关注不重视有直接关系。当然，提起这点，父母也有苦衷：“孩子在家做作业，我能盯着让他不驼背。可在课堂上我又有什么办法？”“孩子一不注意就打电脑玩游戏，我总不能每分钟都跟着他吧？”

可是，作为家长，就必须勇敢承担起监督的责任，时刻保持对孩子视力的高关注度。

随着平板电脑的风靡，不少家长将其作为玩具或礼物送给孩子。殊不知，长时间使用平板电脑玩游戏易引起青少年近视。如果说在校中小学生近视与课业负担较重有关，那么对于学龄前儿童来说，长时间用手机、平板电脑打游戏则是导致近视的“祸首”。手机、平板电脑相比电脑屏幕更小，同一页面显示的内容很多，字体过小过细，且较为拥挤，这就增加了注视负担。一般来说如果儿童每天持续使用平板电脑 1 到 2 小时以上，3 个月左右的时间视力就可以从 1.0 下降到 0.5 左右，视疲劳状态持续半年左右就会发展为真性近视。一旦发展成真性近视则无法逆转。因为小孩并不知道什么是近视，等孩子告诉家长看不清黑板，或家长发现孩子看电视眯着眼睛时，都已经太晚了。因此建议家长，近视的预防很重要，每天让孩子使用电脑、平板电脑或玩手机游戏的时间不应该超过 30 分钟。

一些家长经常监督孩子弹钢琴，这里要提醒家长的是弹钢琴如果不注意控制时间，近视加深不可避免。每次弹琴 30 分钟，休息 15 分钟后再弹较为合适。

日常生活中，家长应多观察孩子的视觉反应，如孩子出现斜视、眯眼、视物歪头等异常表现，要及早到医院检查治疗，最好在 5 岁左右做一次视力检查，建立起视觉档案以后每年检查一次。另外，由于爱玩爱闹是小朋友的天性，用眼安全也要注意，保护眼睛，防治眼球外伤，不要让孩子玩爆竹、打火机、发令枪等可能伤害眼睛的危险品。

主动去减轻孩子的用眼负担。家长应从自身做起，主动改变自己手机党、电脑族的生活习惯，多带领孩子去户外活动，每天至少保证 1~2 小时的户外活动；保证每晚睡足 9 ～ 10 小时。让眼睛有张有弛，有意识地锻炼晶状体，目的是回缩眼轴、提高视力。

摘掉眼镜之旅绝不是什么铺满鲜花的坦途，家长们只要选择了为孩子的近视负责，就应该理性地、勇敢地面对康复过程中的所有困难。要知道，孩子的近视能够恢复，近视度数能否控制住每年不再发展，最依靠的不是医生、也不是年幼的孩子，而是家长！家长们必须承担起来、行动起来，帮孩子远离迷茫的“视界”，愿所有家长都能自豪地宣布：我帮孩子恢复了视力，我给了孩子一个光明的未来！

## 社会必须承担的责任

我国人口众多，近视发病率高，特别对青少年的视力保护工作和预防工作是非常重要的。社会必须下大力气把近视预防提到日程，有计划、有规模地开展下去，普及防治近视知识，做好相关系统工作。

从社会、学校、家庭到学生，从政府部门、社会各界到各群众团体都要动员起来，让人人都能认识到保护青少年视力、保护青少年健康的重要性，其实从某种意义上说，这样做就是保护人才，保护生产力，是提高中华民族整体素质的大事。

各级教育行政部门、体育部门、卫生部门要密切配合，把防治学生近视眼作为一项重要工作认真抓起来，多从人力、财力、物力等方面，有计划、有步骤地帮助基层单位解决实际问题。关心下一代工作委员会要利用自身的优势，搞好近视眼的防治工作。鼓励社会力量积极参与学生视力保护和近视眼防治工作。

各级卫生防疫站疾控中心要建立健全学校卫生机构，充实专业人员，切实做好对学校卫生工作的监督和指导。

学校的主要领导要掌握学生的视力变化和防治工作情况，并应严格控制教学时间和作业量，控制考试次数，把重点放在提高课堂教学质量上。

要把具有实用价值和推广价值的近视康复手段通过宣传途径进行传播，让大家知晓并了解相关情况和知识，共享宝贵成果，有效防治近视眼。

学校的医务部门，要经常掌握学生近视眼的变化情况，具体做好防治业务方面的领导工作和组织工作。还要向全体师生讲授有关用眼卫生知识和近视眼防治的方法。

教师对保护学生视力责任更大，包括教学方法的改进和妥善安排学生的作息时间。尽量减轻学生的学习负担，注意劳逸结合。要努力抓课程、课时、教学法等一系列改革，保证学生的体育与文娱活动时间。

在我国，近视眼有一个特殊的分类，叫做学校性近视。它发生在校园，成长在校园，可以说是发育中青少年的学习病，现代文明病。少年儿童身体生长发育的关键时期又是近视易感期，而此时又是学习最忙碌的时期，长时间超负荷地用眼，疲劳的学习环境下，如果没有采取科学的防护措施，那么孩子的眼球不能在正常状态下发育，而强迫眼球，按病理改变的状态发育，于是便形成了近视眼。

防治学校性近视，专家付出了很多努力，家长也花费了很多精力和钱财，学生本人也付出了许多“期望”，但最终的效果并不尽人意。一次康复治疗结束后，视力提升，都以为恢复了，但过一段时间又近视了，如此反反复复，学生和家长都认为治疗无效，而放弃了。近视眼恢复了再发病，这就是学校性近视眼的特殊性所在。因为康复后，学生并没有离开日夜苦读的校园学习环境，同时也没有读过近视易感期和发育成长期，所以对于这种特殊的近视眼，一方面学生要加强自律意志，一方面学校要充分给予重视，改进改革教学方式方法，另一方面，就是要坚持做视力康复的训练和治疗，以度过这一特殊时期。

根据青少年的特点，社会上要运用多种形式进行爱眼护眼的宣传教育，如刊登防近视专栏、板报、画廊、广播，以儿歌、班队会、幻灯片、文艺晚会、图书、杂志、专题讲座等形式，以及召开家长会、走访学生家族、发告家长书等，把学生和家长都发动起来，取得有规模的教育宣传效果。

广大眼科医务人员更应主动积极地关心青少年保护视力的工作，并应对防治近视眼工作给予技术指导和进行科研课题的研究活动，不断创新开发新产品新方法用于青少年近视眼的防治，帮助建立视觉档案。

社会有关部门也要从各方面给予支持和配合，图书出版部门、图书馆、阅览室、少年之家、科技活动站等单位，在自己的工作范围内，多为青少年着想，尽力改善条件，以保护学生视力，将基础预防和专业预防落实到实处。

报刊、电影、电台、电视台等宣传部门要采取多种形式、广泛宣传预防学生近视眼的重要意义和科学方法，以引起社会各方面的重视。

总之，社会要利用一切可能利用的机会广泛深入地向学生、教师和家长以及社会各界宣传保护视力的重要性，讲明近视的危害、发生原因及相关预防近视的知识，培养青少年了解和保护视力，教会他们预防近视的方法，督促他们认真执行，才能全面有效地达到控制近视发病、预防近视发展的目的。

# 良好用眼习惯的养成

想要拥有好视力，不仅要多做眼部运动，更重要的是保持一个良好的用眼习惯。这是预防近视眼发生发展的最基本途径，养成健康的用眼习惯，才能全方位地呵护双眼，让心灵的窗户越来越干净明亮。

## 读写姿势要正确

正确的读写姿势，是保护视力、预防近视的重中之重。（图 6–1）

端正坐姿是第一个要解决的问题，也是最重要的一个问题。要先坐好，头正、肩平、身要直、胸稍挺起，两肩自然下垂，大腿平放在椅面上，小腿并拢，双脚平放在地面上。

阅读时坐姿端正，保持“一尺一拳一寸”的原则，即“头正身直足平，眼离纸面一尺，手离笔尖一寸，胸离桌缘一拳”。头正身直足平，就是头要放正，不能歪着斜着头，身正，身子也要放在不能侧着或卧着，足放平，脚平放在地上，不要翘腿垫脚的；眼离纸面一尺，就是眼睛要离纸面有一尺的距离，不能靠的太近，也不能离的太远，有很多人近视，就是长期习惯离纸面很近造成的；手离笔尖一寸，就是手离笔尖的距离为一寸，这也是抓笔的技巧，抓笔一般大约在整只笔的前三分之一处；胸离桌缘一拳，就是胸不能依靠着桌子，也不能离桌子过远，以一拳的距离为宜。

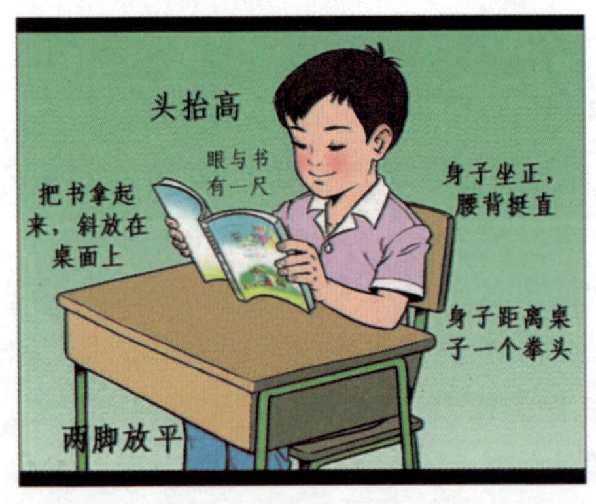

图 6-1　正确坐姿

看书时，应双手捧着书本，书本上端稍抬高与桌面成 45 度角，头稍向前倾，这样容易看清书上的字，还能避免颈部肌肉紧张和疲劳。注意不要把书竖直或平放在桌面上，这样对眼睛不利。避免趴着、躺着看书。根据 D=1/F 公式知道距离近则调节大，调节加大眼易疲劳，且由于地心引力作用，在低头的在状态下，每时每刻眼外肌和睫状肌都在收缩拉长眼球，眼球每延长 1 毫米，近视就增加 300 度。

## 错误的看书方式

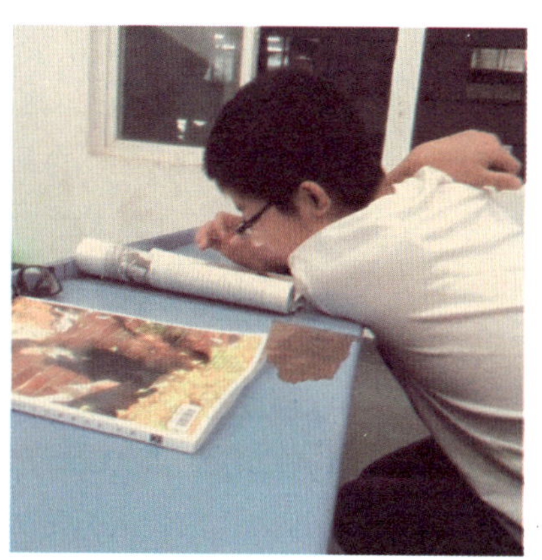

图 6-2　不正确的读书姿势

很多人都喜欢躺在床上看书看手机，因为这个姿势比较舒服。这种习惯对视力的影响是非常不好的，因为躺着看书时，眼睛与书本的距离偏近，而且往往两眼与书本的距离不一样，这样很容易引起眼睛的近视和散光。（图 6–2）

走路的时候看书对视力伤害也很大。人体在走路时前后移动，拿书的手和头部也同时移动，眼睛和书本的距离不固定，就必须像放电影时不断地调整焦距，使图像清晰一样。频繁地进行调节，就容易使眼部肌肉疲劳。长期走路看书会损害眼睛功能，从而发展为近视。

在行驶的车上看书也是一种很坏的习惯。因为车辆行驶时会出现摇晃的情况，使眼睛和书本的距离不断变化，迫使眼睛频繁调节。由于车辆左右摇晃，即使眼睛频繁调整焦距，也很难看清楚书本的内容，眼肌由于过度频繁收缩与舒张，很容易产生眼肌紧张和疲劳。

要以空间换时间，把时间化长为短，因为每日看书看近超过 4 小时者，近视发生率将增加 3.2 倍。一般连续写字、看书一小时左右要休息片刻。注意劳逸结合，积极参加户外体育活动和锻炼，多看绿色植物，以达到消除精神和眼睛双紧张，这对预防近视有一定作用。

## 适宜的光线

教室的光线要明亮，桌面、黑板不要反光过强，左右两侧有应有窗户，不要太高、太小，以坐在教室任何位置都能看到窗户为宜，并定期调换座位。一般在教室里白天多采用自然散射光线，这时桌子应放在室内采光适宜的地方，自然采光不足的教室，应补充人工照明。教室里的人工照明，一般采用日光灯，一个50平方米的教室应当安置5～6只60瓦的日光灯，灯应悬在离地2.5米高处。灯管要保持清洁，以免影响照度。如果再用不同照度，要保持不同的距离，一般说来8瓦日光灯应距桌面50厘米，15瓦应距75厘米，20瓦应距100厘米。

在家的书桌应放在外面无遮挡物的窗户前，台灯应放在左前方，光线要柔和，如为白炽灯，最好为25～40瓦，位置以不直接照射眼睛为宜。白炽灯25瓦应距离桌面50厘米，60瓦应距离100厘米，总而言之，桌面最低照度要达到50～100勒克斯。

目前，高科技LED照明灯和台灯已经问世，LED低压直流发光技术，无频闪、无辐射、无光污染，被公认为是21世纪的绿色照明。它可以营造出自然、舒适的学习照明空间，全面呵护学生的眼睛。

## 护眼灯：“护眼”，“伤眼”？

专供学习用的护眼灯，走势一直不错，购买者大多是学生家长。由于冠上了“护眼”的名头，价格比普通台灯贵出好几倍。于是一些不法投机者从中看到了利润空间。有家长反映，本想借护眼灯保护孩子的视力，可用过后也没发现护眼灯有什么特别效用，不仅不能护眼，还造成孩子眼睛近视。（图6-3）

一些所谓的“护眼灯”外包装和说明书上都写着“可与自然光媲美”、“采用高频电子镇流器”、“无频闪”、“不炫目”等文字，还有声称能治疗青少年假性近视的。合格的灯具外包装上都贴有通过国家电工电器产品安全认证的

**测试表**

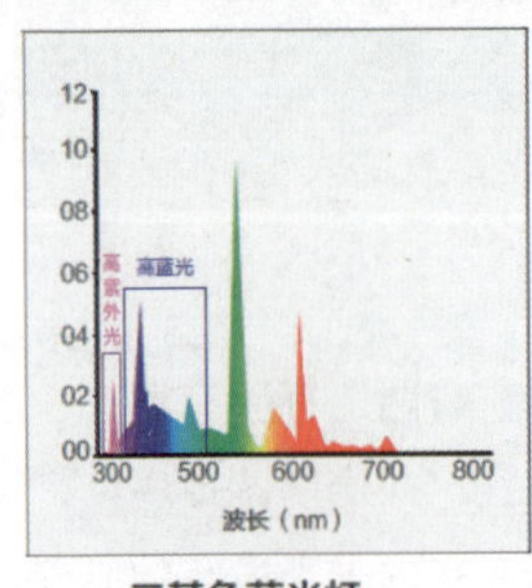


三基色荧光灯

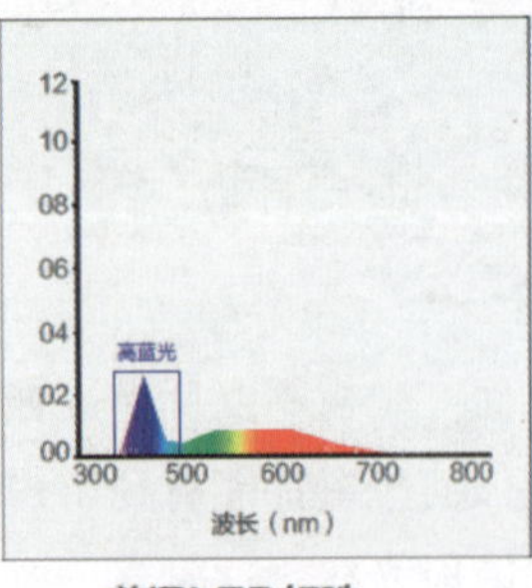


普通LED灯珠

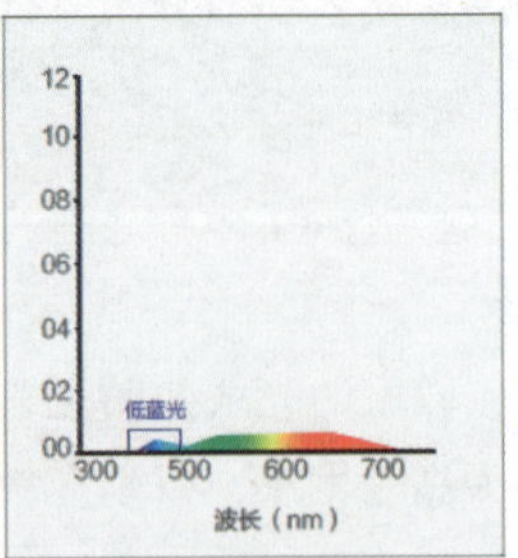


净目灯LED灯珠

图6-3 光谱对照图

“3C”标志，而在一些灯具市场，没有“3C”标志的护眼灯也在出售。

由于缺乏统一的监督标准，劣质护眼灯大行其道。有的护眼灯在所用材料、品质、做工上存在不少问题。不但起不到护眼的作用，甚至达不到普通照明工具标准。有的厂家为降低成本，以价格仅为荧光粉几十分之一的卤粉为原料，偷梁换柱，以次充好。“卤粉灯”使用寿命短，使用不久就会出现灯管发暗现象，对视力造成很大危害。这就是为什么护眼不成反近视的原因。

为了给予孩子健康、安全的读写光线，提醒家长要去正规的商家选购护眼灯，还要特别留意是否标有国家安全认证的“3C”标志。

## 与电脑电视和平共处

高科技给我们带来生活便利的同时，也给健康带来无可言说的痛，如何在电视、电脑的辐射前，把伤害指数降到最小，这是值得我们关注的大事。

有资料显示：连续看电视 4 个小时可使视力暂时下降 30%。大部分人都喜欢看电视，好看的电视节目会让我们身心放松、忘掉烦恼，但是长时间一动不动地盯着看是会损害我们的视力的。电视机屏幕辐射出大量的射线使视网膜疲劳，容易引起视力减退。因此，看电视时要特别注意保护视力。

看电视我们有三个原则：

### 1. 保持适当的距离

电视机放置的高度要适当，不能太高或太低，电视机的屏幕中心最好和眼睛处在同一水平线上或稍低一些。

一般来说，电视机和人的距离应该是屏幕对角线的 4 ~ 6 倍。也可以用简单方法测量：将一只手向前伸直，手掌横放，闭上一只眼睛，如果手掌正好把电视屏遮住，这个距离较为合适。另外，看电视时最好坐在屏幕的正前方，不要躺着看电视。

### 2. 控制对比度和房间亮度

电视机的对比度太高，光线亮度不均匀，容易引起眼睛疲劳。然而对比度太低的话，图像色彩不分明，也不容易看清楚，时间长了也会影响到视力。所以，电视机的对比度要适中。看电视时，屋子里的光线不要太暗，也不要太亮，可以在屋子里开一盏光线比较柔和的小灯或红色的灯，这样眼睛就不容易疲劳了。

**3. 注意适当休息**

看电视半小时到一小时以后应休息 5 ~ 10 分钟。看完电视后，还应该做些放松的全身活动，或做眼保健操以缓解身体和眼睛的紧张。

**4. 使用电脑的小窍门**

电脑带给我们很多的乐趣和方便，但是如果不适当使用，也会给身体，尤其是视力带来严重危害。据统计，在正常情况下，人们平均每分钟眨眼 15 次左右；而操作电脑时，每分钟眨眼 5 次；玩电脑游戏时，每分钟眨眼 3 次。眨眼频度的减少，会导致眼睛泪腺分泌泪液功能下降，从而出现眼睛干涩、发痒、灼痛等症状，长此以往会造成视力的下降。所以在使用电脑时应当注意以下几点：

**正确的姿势** 要保持一个最适当的姿势，眼与屏幕距离以 50 ~ 60 厘米为宜，屏幕中心高度应比眼的平行视线低一点；使用电脑时腰部要挺直。操作键盘时，肘部弯曲成 90 度，头稍向前倾，尽量保持自然放松的姿势。（图 6–4）

**适合的亮度** 电脑显示器光线不可太强，也不可太弱，最好电脑左侧后方有一盏照明灯，有条件的家庭尽量选用大屏幕或液晶显示器。另外，室内光线要适宜，不可过亮或过暗，避免光线直接照射在荧光屏幕上面产生干扰光线。

**合理的时间** 避免长时间连续操作电脑，使用电脑半小时到一小时后休息 10 ~ 15 分钟，双眼眺望远处。

**防护装置** 电脑的荧光屏上要使用滤色镜，以减轻视疲劳。最好使用玻璃或高质量的塑料滤光器，以削弱电磁辐射的强度。

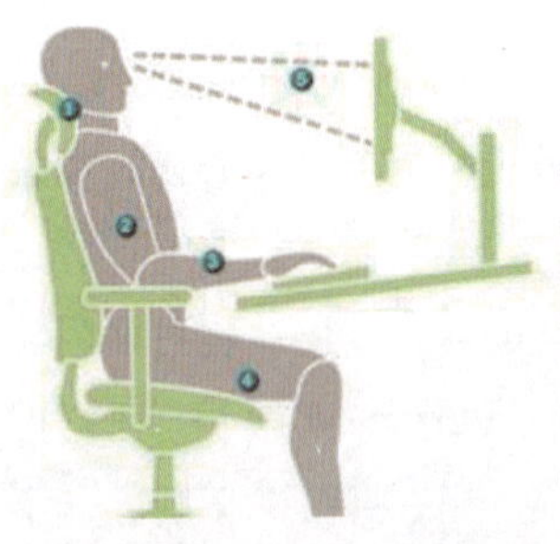


图 6-4 使用电脑正确坐姿

## 利于视力的生活习惯

专家指出，只有 10% 的近视是遗传因素造成的，而 90% 的是环境因素，环境因素包括视觉环境和用眼习惯。因此，我们的生活习惯和视力的关系是相当密切的。

多看绿色　平时看书、写字姿势要正确，看书时眼睛与书的距离要相隔 1 尺；不要躺着看书，不要边走边看，坐车时也不要看书，看书时一般每小时要起来活动一下，并用双手掌捂住双眼轻轻按摩，然后往远处眺望，望得越远越好，最好是看绿色植物，因为绿色植物能吸收强光中的紫外线，减少或消除紫外线对人眼睛的有害作用，给眼睛一种舒适的感受。

外界的物体具有各种颜色，可以使物体显得鲜明和优美，使人产生不同的情感和爱好。

过分鲜艳的颜色会使人产生倦怠的感觉，过分深暗的颜色则会使人的情绪感到沉重；红色和黄色可以给人一种耀眼的感觉，青色和绿色给人带来凉爽和平静的感觉。各种颜色对光线的吸收和反射是各不相同的，红色对光线反射是 67%，黄色反射是 65%，绿色反射是 47%，青色只反射 36%。由于红色和黄色对光线反射比较强，因此容易产生耀光而刺眼。青色和绿色对光线的吸收和反射都比较适中，所以对人体的神经系统、大脑皮层和眼睛里的视网膜组织比较适应。比如，青草和绿色，不仅能吸收强光中对眼睛有害的紫外线，同时还能减少因强光对眼睛所产生的耀光。

当然，绿色对眼睛有好处，是说远眺大自然的景物可缓解眼睛的疲劳状态，如果看 33 厘米以内的东西，即使是绿色的，对眼睛也没有益处。当人在紧张的学习或工作之后，在窗口眺望一下远处的树木，紧张的神经就会顿觉轻松，眼睛的疲劳也会随之消失。

改变游戏方式　现代城市的儿童游戏方式多以室内自娱自乐为主，如个人玩具、游戏机、电脑、电视等，已经很少见儿童自发的室外集体游戏，如捉迷藏、攻城堡等，这样，孩子在已经少得可怜的课余时间里也几乎足不出户，每天很少有机会能脱离近视的环境。为此，家长及老师应该鼓励孩子改变游戏方式，多做室外活动。（图 6-5）

不要吸烟　因为烟会破坏体内大量的维生素 A、维生素 B12，损坏视神经，影响视力，有眼疾 的人要戒烟，眼疾也会明显好转。

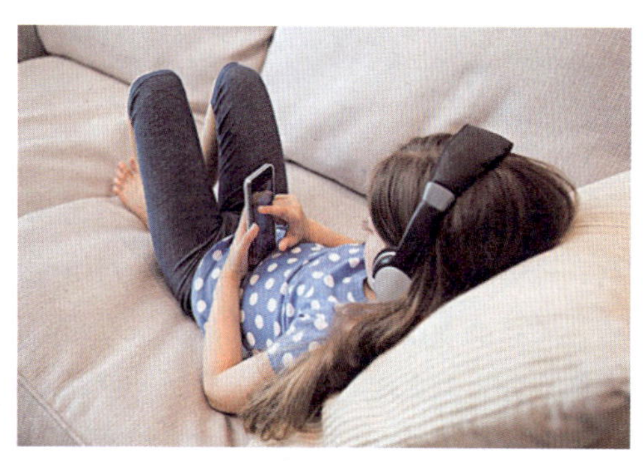

图 6-5　玩手机游戏的孩子

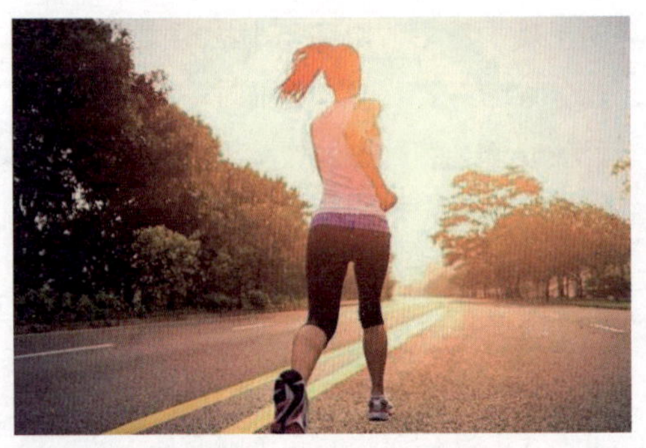
图 6-6　运动锻炼

**加强体育锻炼**　我们自身要建立起未病先防、预防近视的观念，积极参加体育锻炼，进行全身系统、持续、定时、定量的体育锻炼可以增强体质，促进眼部血液循环和睫状肌的调节能力，利于近视眼的预防。但是要提醒的是，400 度以上的中、高度近视的人，因随着屈光度的增加适当减少活动强度，以减少眼部并发症。（图 6–6）

**投球运动法**　常常追视活动着的东西，例如观看高尔夫球和保龄球比赛。让眼睛运动锻炼。也可以左右手抛小球（物），眼睛随着物体移动。我个人认为这也是锻炼自己匆养成凝视坏习惯使双眼得以灵活运动的一种锻炼法。

**长途跑步法**　锻炼脚力也能强化眼睛。俗话说，疲弱起自脚与眼，确实，最疲倦的症状容易出现在眼和脚这两个部位。

只要脚觉得累，眼也会累，反之，只要脚力强，那么眼睛也会很健康。与眼睛关系密切的穴道是束骨穴，所以刺激这个穴位可以强化脚力。而如经使视力有所变化，莫过于长跑以练脚力。从阴阳平衡才会健康的法则说，凡是平时老坐办公室的人，最好要多做长途跑步，才会有益于健康。人要想维持身心的平衡，就应该重视静与动结合的保健原理。如可以，最好是一面长途跑步一面做眼球运动。最好再一面进行眨眼或视点移动法锻炼，持之以恒，必有见效。

## 充足的睡眠

目前，一些眼科专家认为，眼部植物神经，即交感和副交感神经的功能失调，是引起近视眼的病理基础。眼科医生的调查和统计资料证实，造成眼部植物神经功能紊乱的首要因素，是缺乏睡眠时间。因为眼睛实质上是大脑组织的延伸部分，故大脑得不到充分休息就必会影响眼睛的健康。

人体醒着的时间越长，对眼睛造成的负担就越重。而且，只要眼睛睁着，大脑必然就会工作。而当视力长期处于模糊状态时，大脑就会产生疲劳，随之自律神经功能就会出现紊乱。

原本，认得生活习惯为“日出而作，日落而息”。但是，如今，人工照明器具的发明完全颠覆了现代人的作息时间。

通常，在夜间时段，人体的副交感神经会变得活跃。但是，当人体在入夜之后仍进行活动时，本应处于安静状态的交感神经则会开始工作，从而导致自律神经功能出现紊乱。自律神经功能的紊乱会严重影响到眼睛的健康状态。

为了眼睛的健康，首先我们必须保证适当的睡眠时间，同时还要做到“早上床，早入睡”。因为眼睛在睡眠状态下，肌肉放松最充分，最易消除疲劳，也是保证身体健康所必不可少的。

按时睡眠可以很好地促进人体成长荷尔蒙的分泌。即使身体已经成型，但是在身体进行修复和提高自身机能的过程当中，成长荷尔蒙同样是不可或缺的一种物质。这对儿童青少年的生长发育也很重要。所以，家长和教师都应当重视学生睡眠，保证学生有充足的休息时间。

通常来讲，成长荷尔蒙只有在人体进入深睡眠时才开始分泌。但是，一旦超过半夜 3 点，无论睡眠多深，它都不会再进行分泌。

对于人体来说，最理想的生活状态就是晚上 10 ~ 11 点就寝，早上 5 ~ 6 点起床。如果您由于工作或者家务的原因无法做到按时起居的话，建议您尽量讲睡觉时间控制在 12 点之前。睡眠不但对消除身体疲劳，恢复体力有好处，对消除眼疲劳也有好处。因此，要保证学生的睡眠一般来说，小学生要睡足 10 小时，中学生要睡足 9 小时，大学生要睡足 8 小时。

最后我们重新复习要注意用眼的坏习惯，并督己改之——

1. 眼睛与书本的距离，姿势与光线，不良的习惯都会对眼造成伤害。

2. 凝视远方时忘记移动视点会有害处。

3. 不养成滴眼药水的坏习惯。

4. 目不转睛的习惯是视力恶化的最大原因。

5. 红色对视力有害。

6. 通宵玩麻将会使眼恶化。

7. 患病时阅读最易伤眼

8. 愤怒时也会使眼恶化哦。

9. 斥责惊吓儿童会在无形中伤害到他们的眼睛和身心健康。

10. 胃肠疾病、便秘、牙痛也会使眼睛视力恶化。

11. 廉价品质差的太阳眼镜会使眼睛疲劳，散光。

12. 镜面反射会腐蚀眼睛。

# 活动你的眼睛

## 转眼法

转眼球可提高视力，转眼的要领在于头始终朝前端不动，只动眼，不动头。选一安静场所，或坐或站，全身放松，清除杂念，二目睁开，头颈不动，独转眼球。先将眼睛凝视正下方，缓慢转至左方，再转至凝视正上方，至右方，最后回到 凝视正下方，这样，先顺时针转 9 圈。再让眼睛由凝视下方，转至右方，至上方，至左方，再回到下方，这样，再逆时针方向转 6 圈。总共做 4 次。每次转动，眼球 都应尽可能地达到极限。这种转眼法可以锻炼眼肌，改善营养，使眼灵活自如，炯炯有神。

## 看报时眼部保健法

在看报纸的同时，让视力得到恢复，真是一举两得的事情，这样可能吗？答案是可以。当阅读时，有意识地锻炼眼部，只要短短几分钟，视力便能让你大吃一惊呢！

进行看报练习之前，要强调的是，所有的阅读活动都应该在明亮的光线下进行，但要避免强光。同时，要经常性地停下来休息，用手掌按摩眼睛、远眺以下，或者出去晒晒日光浴。这些对于减少或者防止视觉疲劳以及阅读带来的头疼十分有帮助。

### 1. 不要转动眼球，看报纸的标题（扩大周边视野）

如果你戴眼镜，请先将眼镜取下来，将报纸拿到距离眼睛 30 ~ 50 厘米的地方。将视线投在报纸大致正中的位置。无论是眼球还是面部，都不要转动。就这样模糊地看着整个半睡眠，并阅读标题。能看清正文的人，请快速地阅读。

现代人因压力等因素，视野已变得极为狭窄。眼睛视野狭窄的人，其大脑发挥作用的范围会非常有限，实际的思维方式也变得“视野狭窄”。

这种练习法，能有效地开拓视野。一旦周边视野扩大了，收集情报的能力就会提高，判断力即正面视力也会升高。如果坚持做使视野变得开阔的练习，其大脑发挥作用的范围就会变的开阔，想象力也会变得丰富起来。

2. 看报时，轻松地转动眼球（视点移动）

摘掉眼镜，看着报纸的正中进入视野的标题，能看清多少都没关系。让视点忽地移动一下，在一瞬间看清标题，再让视点回到报纸的正中，头还是不能转动。

这是移动视点的练习。它是让眼球快速转动的训练，也能让眼球周转的肌肉得到很好的运动。

3. 看报时，稍微离远一点看（焦点调节力）

取下眼镜，将报纸拿到可以看清文字的距离，然后拿到文字略微显得模糊的地方看报。看报时，请在心里想着焦点是会对准的。很快地，焦点就会不可思议地渐渐对准。如果焦点再次显得模糊，就稍微休息一会儿。头部最好不要转动，仅以移动视点来看报。

这种练习法具有提高焦点调节机能的效果。只要坚持每天做，不知不觉中，报纸与眼睛的距离就会很快地远离。通过采用这种练习法，大脑会渐渐学习调节焦点的能力，这种能力使视力可以得到恢复。

## 眼呼吸凝神法

选空气清新处，或坐或立，全身放松，二目平视前方，徐徐将气吸足，眼睛随之睁大，稍停片刻，然后将气徐徐呼出，眼睛也随之慢慢微闭，连续做9次。

## 熨眼法

此法最好坐着做，全身放松，闭上双眼，然后快速相互摩擦两掌，使之生热，趁热用双手捂住双眼，热散后两手猛然拿开，两眼也同时用劲一睁，如此3～5次，能促进眼睛血液循环，增进新陈代谢。

## 洗眼法

### 常给眼睛洗洗澡

当太阳落下，疲惫的一天结束，就开始了我们的放松之旅。在音乐的氛围里沉醉，在谁与身体的亲密接触中卸去白日的劳累，在呵护自己肌肤的同时，别忘了你的明眸，让眼睛也沐浴把，享受放松的幸福！

**指压穴位**　将毛巾搭在浴池边上。将后脑勺枕在上面，并保持放松的状态。在后脑勺上，密布着许多与视神经关系密切的穴位，应当给予它们感觉舒适的刺激，但绝不要刺激过头。时间控制在三分钟左右，不能因感觉舒适，而长时间地进行刺激。

**眼睛沐浴**　先将脸盆消毒后，倒入温水，调节好水温后，把脸放入水里，在水中睁开眼睛，使眼球上下左右各移动9次，然后再顺时针、逆时针旋转9次。刚开始，水进入眼里，眼睛难受无比，但随着眼球的转动，眼睛会慢慢觉得非常舒服。在做这一动作时，若感到呼吸困难，不妨从脸盆中抬起脸来，深呼吸一下。给眼睛沐浴能洗去眼中的有害物质和灰尘，改善散光、远视、近视的屈光不正程度。

## 远方凝视

找一处10米以外的草地或绿树：绿色由于波长较短，成像在视网膜之前，促使眼部调节放松、眼睫状肌松弛，减轻眼疲劳。不要眯眼，也不要总眨眼，排除杂念、集中精力、全神贯注的凝视25秒，辨认草叶或树叶的轮廓。接着把左手掌略高于眼睛前方30厘米处，逐一从头到尾看清掌纹，大约5秒。看完掌纹后再凝视远方的草地或树叶25秒，然后再看掌纹。10分钟时间反复20次，一天做三回，视力下降厉害的要增加训练次数。

## 乘车眼部保健法

在公交车上还能锻炼眼睛，提高视力吗？可不要小看在车上的短短几十分钟，持之以恒地坚持锻炼，能够让你在不久后得到惊人回报哦！

**追寻景物**　我们可以从公交车里看到什么呢？站牌、建筑物的大幅广告……任何物体都没有关系，请先确定要看的目标物。

目标物确定之后，请用目光追寻着它，并且尽可能看清站牌上的广告图和文字。只需这样做，就能达到提高视力的效果。

汽车的车牌号以及印在货车、卡车车体上的文字给我们提供了一个方便的“视力表”，你可以把你的旅程变成一个锻炼视力的过程。如果你是远视眼，请集中注意力观察正在驶近或者驶离你的车辆；如果你是近视眼，那么就请用眼睛追逐一辆车辆直到看不到为止。

注意头部不要转动，只凭眼球的运动来追寻，要保持放松的状态。而且如果可能的话，请在车辆行进方向的右侧与左侧练习。眼球的使用方法是从左向右，再从右向左，均衡地做就可以了。

**极目远眺**　在现代社会中，眺望远方的机会几乎已经消失。而从行驶的公路上汽车里看风景，便是这种仅存的好机会。方法有两种：一种是心不在焉地远眺方法；另一种是盯着某个目标看的方法。

缺少看远处的机会，就会使眼睛缺乏利用其本来所具有的“看远处”的机能，从而使这种机能就会逐渐衰退。

当可以看远处时，应尽可能地极目远眺。尤其是在车里看远处时，如果加入“看远处的能力正在迅速提高”这样的暗示，效果会更加显著。

此外，办公室位于高层建筑中的人，可在日暮时遥望西方的天空，这是眺望远处的好机会，同时还可以放松身心。

通过这两种练习法，能使眼球周围的肌肉得到伸展，提高视力。

## 瞬间眨眼法——在无形中消除毛样肌肉的紧张

从事设计或写作等行业的人，常把视线集中在一个地方，长期致使眼睛或睛脸肌肉就会很疲劳，得不到调节，因此，毛样肌会变得不自然，由于长时间的紧张疲倦，眨眼的次数会减少，结果导致角膜干涸，以致引起视力减退。

若要防止这一点，眨眼是眼部一种放松和调节的运动。

1. 先让自己处在轻松的状态下，放松眼部肌肉，很有节拍地使劲眨眼七八次，然后闭上睛眼；

2. 接着依样每隔一分钟做 1 次，反复做 10 次。

一定要反复这样做。凡是担任文秘、文字工作的人和在校学生，不妨每个小时都进行 1 次练习。眨眼之后闭上眼的动作，旨在使眼免受光线长时间的刺激，并让眼获得充分休息。人在使劲闭上眼时，会使眼球获得得愉快的刺激，并有助于眼睛恢复疲劳。眨眼是很单纯的运动，有耐心地持续做下去，可以成为恢复视力的有效方法。

## 远近视点的移动运动法——变化水晶体的厚度

让眼睛内的“透镜”——水晶体的厚度发生变化，即配合焦点的远近，使眼睛调节水晶体，无疑会使毛样肌的功能得到激活和改善。

凡是视力正常的人，毛样肌能轻易地把水晶体的厚度，从适合着眼前 10 厘米处调到无限大。无奈如果长期盯着近物，因近视的倾向渐渐加强，这种变化会变小并变迟钝，毛样肌的力量会衰弱。

所以，近视眼患者为了要强化这股力量，一定要活动毛样肌，至少要扩大适应焦点的幅度。而关键在于要活动毛样肌。

首先要到光亮之处放眼看，竭尽自己的视力所及，轻松地观看远处的文字。例如观看远处电影院的招牌或顶楼上的广告等。

其次，要寻找附近看来较舒服的字体，墙壁或图表上的字都无妨。若是较大的字，则得起码与眼距离保持 1 米左右，若是小字体，则得有 30 厘米左右的距离，否则，眼肌就会得不到放松。

不过，并非只是互相观看就有效，焦点确定以前，要能注视，前后移动视点乃是关键所在。最初，要训练自己在 10 秒钟内迅速固定焦点，然后逐渐缩短确定焦点的时间。紧接着还要缩短移动的时间。待习惯之后，再设法扩大远近的距离。以后，就要训练自己观看房间里或路途中的某些物体了。

这是一种很简单的，而且在任何时间里都能练习有助于促进毛样肌发育正常的训练法，所以，最好把这种练习培育成一种习惯。

## 日光浴法

视觉器官的构造，是适合于利用光的波动来看东西的，所以，我们惟有光线才是视力的基本条件及根源。虽然，我们都明白自己的眼睛只有依靠光亮才能看清东西，但许多人仍是养成了避光的倾向。因为太阳镜，我们的眼镜也逐渐与太阳隔离起来，有人甚至不分日夜地戴着它。这样下去，人会愈来愈怕光，而视力也会愈来愈弱。

但也不能说，眼睛直接注视太阳就是好事，开始要自然轻松地使眼接受柔和的日光浴。如在清晨太阳初升的的日光，中午阳光强烈时，不需要用眼睛直视太阳，只要在阳光下观看远处的绿色、天空、活动活动肢体就行了，依此要领感觉阳光。天气晴朗时，不妨在阳台上接受日光浴。

因为阳光有极佳的杀菌和激活肌体活力的作用，而且对于其他眼病也能发挥极大的功效。无奈整日忙碌的人士，不易找到这样的机会。所以，利用工作中休息时间到屋顶施行日光浴，时间短促也不要紧，只要练习就好。

① 轻轻闭上眼睛，面向太阳，进行大约一分钟的日光浴；

② 稍微张开眼睛，让阳光进入眼睛里，可一面摇头一面做，记住这是最大的秘方哦；

③ 一两秒钟后，再回第①项做起；

④ 利用天气晴朗时，依顺序认真做，必能改善体质和眼睛。最好在轻松的心情下，反复做 30 分钟。

## 手掌按摩法——配合眼睛与心理活动的秘决

两手用力擦揉;轻闭双眼,把手掌放在眼前,手与面部之间保持1厘米之距;在紧闭的眼睑后，会浮现某些花纹，消失后，就会一片黑色；保持眼与心的愉快，回忆快乐的情景，不要让眼形成凝视状态，一般用活动的风景效果较好。

消除手腕、足踝的紧张感。患有近视的人，手腕和足踝大都呈紧张、硬化的状态，因此，必须全身放松、摇摆或弯曲手腕，或者做回转运动，就能消除这些症状。

**按摩手指：**按摩食指和中指，并充分加压和揉搓，对于治疗假性近视有很大功效，如果和手腕、足踝的运动一起做，更能加速恢复正常的视力。

眼睛的反射带位于第二根脚趾和第三根脚趾的根部。这个部位用手指不易按摩，因此可用刺激棒仔细地按摩。

## 夜空凝视法——注视夜晚的繁星

凝视夜空并非只是让你注视繁星而已。要先注视一颗星 2 ~ 3 秒，然后再注视另一个方向的星星。反复如此，连续练习。冬夜的寒冷，对于眼睛有良好的刺激，同时，夜空的清彻、明朗、宁静也对眼睛有极佳的作用。早晨起床，空气澄清，凝视远处的山峰，也不失为良好的眼睛训练法。

## 闪视法——无意中很快地瞥一眼，然后回忆景象

闪视法就是片刻间把视线移向别处，以观看某种东西。总之就是匆匆地扫了一下之意。凡是视力衰弱者都会有一种目不转睛的凝视坏习惯，所以，常借助闪视法来训练视力颇具功效。轻视快捷地扫视一样东西，然后闭眼回忆所看的东西，注意不要过于紧张免强，反而不利于看清东西和视力。

## 视点移动法——培养观察力与洞察力

即是把注意力，从一点转换到另一点的方法。用分析的眼光观察一样东西，凡属视力正常的人，通常都用这种方法观察东西。眼睛的本来结构就是如此，眼若不与心一起看东西，似乎无法培养正常的视力，视力是与心联系在一起的。

**练习：**观常电视时，不要恍惚地凝视整个画面，而是从右上到左下，由上到下，从中央到左上，一面迅速变化视点一面观看，移动目光时，并非一直用同样的视路，有时可用相反的线路，记得要一面轻松地眨眼一面观看。

## 数字法——重点放在节奏性活动

就是利用日历、时钟、杂志或招牌上的数，来进行视点移动锻炼，借此恢复视力的方法。为什么用数字？因为数字是最简单的文字了，也是因为纵使再深度的近视，也能辨别数字及其形状，在此，可借此进行自我测

验和判断。比如日历，挂在离眼睛高度的位置，距离是自己能看得清楚：面对日历，记住一个数字，然后闭眼移向左面，再移向面对日历，瞬间打开眼睛，寻找心中的那个数字。再闭上眼睛，移向右面，方法依上，这样来回左右的锻炼自己。

### 黑暗训练法——解除紧张训练眼力

在黑暗的被窝里或室内，静等10分钟左右，直至适应周围情景，慢慢看得见周围，让习惯灯光下的我们，让眼睛返回野性，以使疲倦的毛样肌获以休息；如果习惯了黑暗环境，就开始愉快地讨论，让彼此心灵相通，自然畅谈，心情也会好起来。

## 越吃越明亮

当前，患上高度近视的人越来越多了，而视觉疲劳的现象更是普遍。司机长时间驾驶汽车，学生为了应考经常开夜车苦读，小朋友连续数小时看电视、打游戏而不罢休等等。眼睛疲劳除了引起眼部不适之外，还带来了头痛肩酸、全身疲乏。

所以改变的根本还是要从生活入手，从饮食上调理，用食疗强化身体功能，尤其是补充肝的营养。因为肝脏的血液支配着眼睛的各种机能，当肝功能降低，眼睛就会出现各种不适问题；加强肝功能，眼睛自然会变得清爽明亮。

### 明亮双眼的营养素

明亮的眼睛不仅能给人增添神采，也是容貌美的标志之一。眼睛的明亮程度与对事物反应的灵敏度与营养素有密切的关系。尤其是青少年，营养不良也会使视力下降，经常吃些有益于眼睛的食品，对保护眼睛能起到很好的作用。

**一、蛋白质。**我们知道，蛋白质是组成人体组织的主要成分，没有蛋

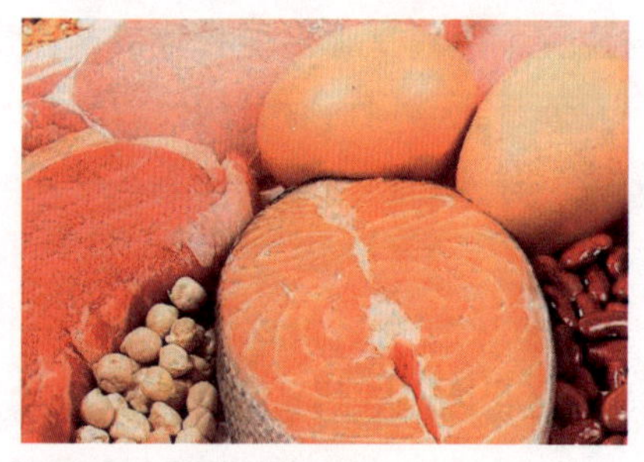
图 6-7　高蛋白食品

白质就没有生命。眼球上直肌和下直肌等眼部组织的修补、更新，都需要补充蛋白质。另外，视网膜上的杆状细胞，主要负责暗视觉；锥状细胞主要负责明视觉。杆状细胞对微弱光线之所以敏感，主要因为它包含有一种特殊的视素质——视紫红质，它是一种含有维生素 A 衍生物的复合蛋白质。一旦缺乏，便会引起夜盲症。因此，为了保护视力的良好，应补充足够的优质蛋白质，如瘦肉、鱼、虾、奶类、蛋类、豆类等。（图 6–7）

二、维生素 A。维生素 A 和眼睛健康关系密切，它在帮助维持正常的视觉，眼球细胞组织生长和泪液分泌上扮演着重要角色。此外，它还可维持上皮组织的正常形态和机能，以及促进动物骨骼的正常发育。如果我们体内缺少维生素 A，角膜的上皮细胞就会因为过度干燥而容易受到伤害，最后甚至造成失明。

视紫红质的合成需要维生素 A 作为原料，如果没有足够的维生素 A，就不能及时地合成更多的视紫红质，影响夜间视力，这样当人一下子进入黑暗的环境就不能立即看清事物。如果长期缺乏维生素 A，就会使视紫红质的再生缓慢、不健全，可引起眼结膜干燥，导致角膜穿孔，还会引起角膜上皮脱落、增厚和角质化。因此，补充维生素 A 能够防治夜盲症，减轻眼睛疲劳，提高感受弱光能力，还能增加角膜的光洁度，使眼睛更加明亮，神采飞扬。

β – 胡萝卜素是维生素 A 原，在体内可以转变为维生素 A，多吃含 β 胡萝卜素的食物也能起到同样的效果，而过多摄入还不会引起中毒。含维生素 A 丰富的食物有肝脏、鱼肝油、蛋类、奶类。富含 β – 胡萝卜素的蔬菜有苋菜、菠菜、韭菜、胡萝卜、青椒、荠菜、海带、紫菜等绿、红、黄色蔬菜和橙色水果。但因 β – 胡萝卜素为脂溶性维生素，所以需要肉类加以配合，特别是动物脂肪可以促进胡萝卜素的吸收。以胡萝卜作食疗时最好配以肉类，才会有事半功倍的效果。（图 6–8）

三、维生素 C。维生素 C 是一种抗氧化营养素，它通过摄取有机性的自由基或将受激态的氧分子活化两种方式，来防止对人体组织的伤害；除了具有较强的抗氧化作用外，还可以防癌。

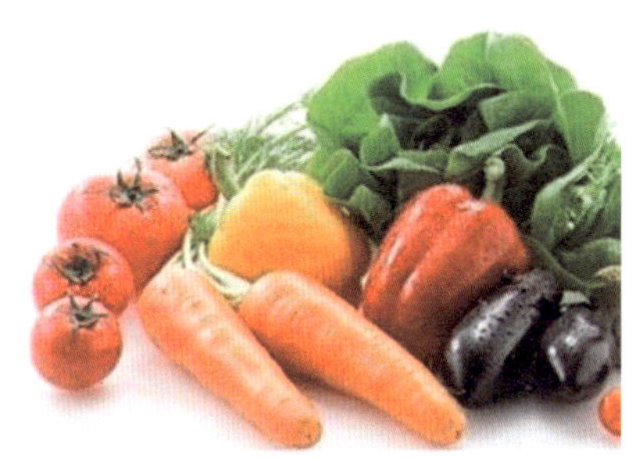

图 6-8　胡萝卜素食品

维生素 C 是眼睛晶状体的重要营养成分，晶状体中维生素 C 含量较其他组织明显高。眼睛需要大量的氧气，为防止过度氧化，对维生素 C 的需求是相应较多的。维生素 C 摄入不足，可使晶状体混浊，也是导致白内障的主要原因之一。维生素 C 是抗氧化剂，可以清除眼部自由基，消除眼部疲劳；还可以促进胶原蛋白的合成，对眼部肌肉收缩有一定作用；它还能抑制黑色素的形成，有效缓解黑眼圈。富含维生素 C 的蔬菜有菠菜、甘蓝菜、青椒、青瓜、小白菜等；水果有草莓、柚子、柑桔、鲜枣、猕猴桃等。（图 6–9）

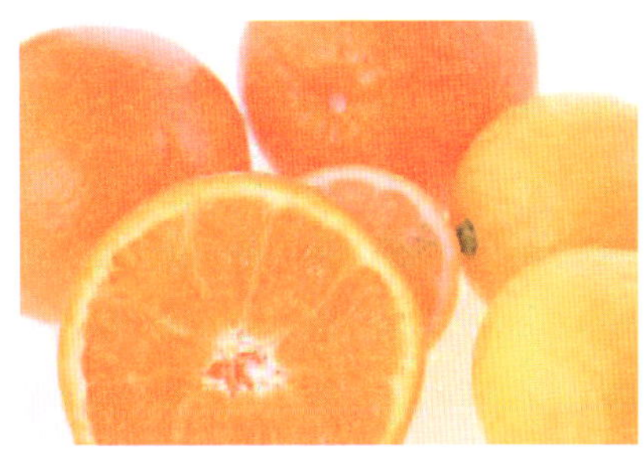

图 6-9　维 c 食品

四、B 维生素。B 族维生素是保持视神经活力的营养元素。维生素 B1 参与并维持视神经细胞功能和代谢的重要维生素，还可以平展皮肤皱纹，预防和延缓眼睑及皮肤鱼尾纹的形成。如维生素 B1 缺乏或不足，可使眼睛变得干涩，甚至使视神经产生炎症。富含维生素 B1 的食物有瘦肉、花生、玉米、小米、坚果、香菇等。

维生素 B2 是眼睛感光时必需的成分之一，是保护眼睑、眼球结膜的重要维生素。如维生素 B2 缺乏或不足，容易引起结膜充血、眼睑发炎、视力模糊。富含维生素 B2 的食物有动物内脏、蛋类、豌豆、杏仁等。

维生素 B6 则有助于氧气输送到眼部。猪肉、小麦胚芽、海苔、各种动物肝脏、大豆及豆制品内都富含 B 族维生素。

五、维生素 E。老年性白内障是眼睛老化的表现，是眼睛晶状体出现了白色浑浊、沉淀而引起的视力障碍，而真正的元凶则是出现了过氧化脂质。

要预防白内障，就要减少摄取过氧化脂质，还要阻止身体内不饱和脂肪酸转化成过氧化脂质。而维生素 E 恰恰就可以发挥这样的作用，维生素 E 具有抗氧化作用，可抑制晶状体内的过氧化脂反应，使末稍血管扩张，改善血液循环，预防近视发生和发展。维生素 E 能减少眼球中的自由基，延缓眼睛老化，预防白内障。同时还有扩张毛细血管、缓解肌肉紧张的作用，使眼部肌肉更富弹性，眼球晶状体保持正常运作。

植物油、小麦胚芽油、鳗鱼、芝麻、核桃、松子仁、杏仁、绿色蔬菜、豆制品里都含有丰富的维生素 E。( 图 6–10 )

六、钙。钙在人体发育中起着异乎寻常的“坚固”作用，特别对骨骼、牙齿、眼球结构的发育成长尤其重要。人体中如果缺少钙元素，不但易患软骨病、牙齿发育异常等疾病，还可造成眼球结构异常，进而使眼内组织发育异常。

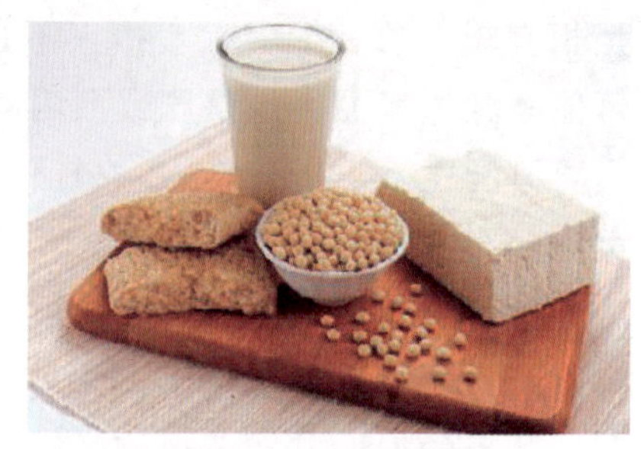

图 6-10　富含维 E 的豆制品

钙参与各种神经的活动，丰富的钙质具有消除眼肌紧张的作用。神经细胞如果缺钙，容易出现视力疲劳和注意力分散。含钙丰富的食物有虾皮、海带、芝麻酱、发菜、奶类及制品、豆类及制品、核桃、瓜子等。

食物中的钙极易受到酸性物质的影响而变成酸性钙，酸性钙是人体无法吸收的。因此，在进食钙类食品时，不要同时进食酸类食品，烹调时也要注意不要将两者混在一起。

七、锌。锌可以增强视神经的敏感度，是视黄醇还原酶的辅酶，直接影响维生素 A 代谢及视黄醛的作用。所以缺锌时，可影响维生素 A 在体内的运转，使视紫红质合成障碍，暗适应力减弱。锥状细胞的视紫红质合成也会有障碍，从而影响锥状细胞的辨色功能。富含锌的食物有牡蛎、瘦肉、坚果、金针菜、芥菜、西兰花、木耳、蘑菇、鲜枣等。

八、硒。硒是维持视力的一种重要微量元素，在人体多种组织细胞中，以眼睛的含硒量为最高。硒也是谷胱甘肽的辅酶，起到很好地抗氧化作用。富含硒的食物有肾、肉、蛋、鱼、虾、蟹、瓜子、菌类等。（图 6–11 ）

九、铬。美国纽约大学研究员对大量青少年近视病例进行分析之后指出，体内缺乏微量元素铬与近视形成有一定的关系。（图 6–12 ）

铬元素在人体中与球蛋白结合，为球蛋白的正常代谢所必需。在糖和脂肪的代谢中，铬协助胰岛素发挥重要的生理作用。因此铬是维持人体健康所必需的微量元素之一，是三大营养物质（糖、蛋白质和脂肪）的合成、吸收与利用不可缺少的高效催化剂。处于生长发育旺盛期的青少年，铬的需求量往往要比成年人大。

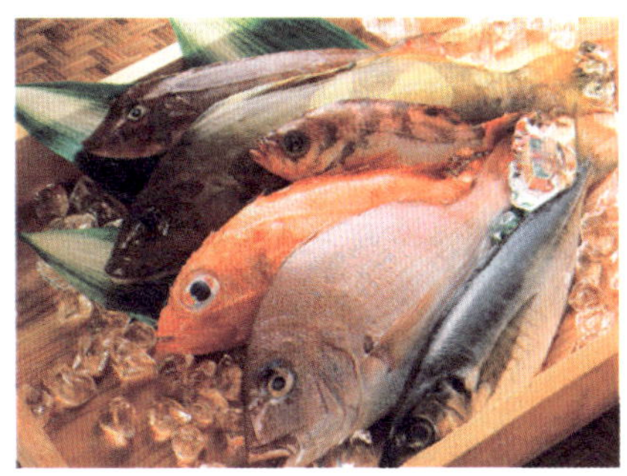

图 6-11 含硒食品

铬是维持眼睛健康的重要微量元素。当人体缺乏铬时，胰岛素的作用会明显降低，特别体内出现血糖较高时，容易引起血液渗透压的改变，导致晶体和眼房水渗透压的变化，使晶体变凸，屈光度增加，造成近视。

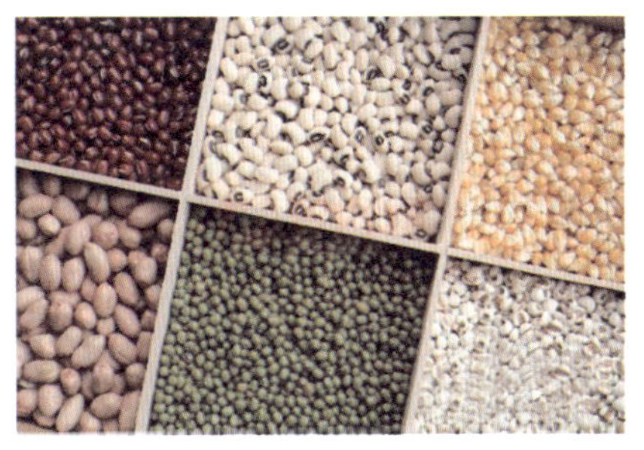

图 6-12 含铬的食品

富含铬的食物有粗粮、新鲜蔬菜和水果、鱼、虾、贝类、瘦肉、蛋类等。所以，提醒家长们，要注意给生长期的孩子进行食物搭配，不要总是吃过于精细的食品，时常吃些粗粮更有利于孩子的身体和视力发育。

十、护眼营养素。

叶黄素　叶黄素是构成人眼视网膜黄斑区域的主要色素，具有过滤蓝光和抗氧化的作用，是帮助眼睛发育的关键营养元素。许多眼科疾病都与叶黄素的缺乏有很大关系。叶黄素存在于许多蔬菜和水果中，如菠菜、莴苣、绿色花椰菜、甘蓝、芹菜、秋葵、蛋黄、红萝卜、玉米、南瓜、木瓜、甜瓜、蕃石榴、柳橙、橘子、桃子等。（图 6–13）

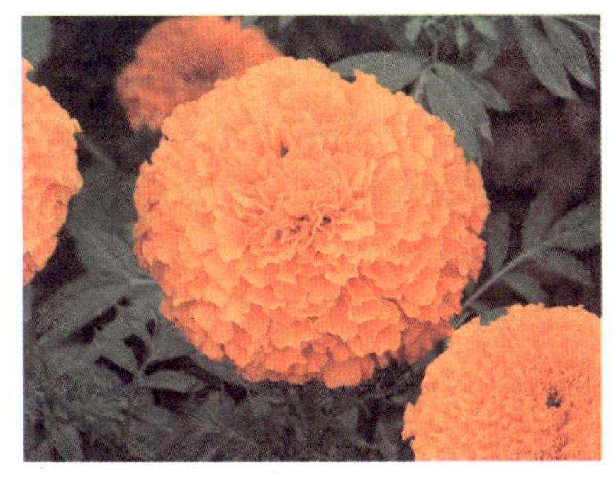

图 6-13 富含叶黄素的万寿菊

玉米黄素　玉米黄素属于类胡萝卜素，具有很强的抗氧化作用，可以帮助眼睛过滤有害的紫外线，延缓眼睛的老化，预防视网膜黄斑变性和白内障等眼疾。玉米黄素深藏在菠菜、蛋黄等食物中。

玉米对人类的最大贡献是含有丰富的把玉米染成金色的色素——叶黄素和玉米黄质（胡萝卜素的一种），它们是强大的抗氧化剂，能够保护眼睛中叫做黄斑的感光区域，预防老年性黄斑变性和白内障的发生。

黄斑是位于视网膜中心部位、掌控视力的组织。由于老化，黄斑部位的脂肪氧化、受损而遭到破坏的时候，出现了黄斑变性、视力下降，甚至会导致失明。而叶黄素和玉米黄质凭借其强大的抗氧化作用，可以吸收进入眼球内的有害光线，保持黄斑的健康。但需要注意的是：只有黄色的玉米中才有叶黄素和玉米黄质，白玉米中却没有。所以，出租车司机、中小学生、编辑、作家等经常用眼的人，应多吃一些黄色的玉米。

**花青素**　花青素可以减少自由基对眼睛的伤害，稳定眼部微血管循环，促进视网膜细胞中视紫质的再生成，可预防重度近视及视网膜脱离。富含花青素的食物有蓝莓、黑莓、葡萄干、樱桃、茄子、黑米、葡萄等。

**核黄素**　当人体缺乏核黄素时，眼睛会怕光、流泪、发痒或有烧灼感，出现视觉疲劳。含核黄素较丰富的食物有牛奶、牛奶制品、乳酪、瘦肉类、鸡蛋黄、各种绿色蔬菜及海产品。

## 合理膳食与视力保护

中医学认为“肝开窍于目”“久视伤血”“日久伤肝”，若肝血不足，则易使双目干涩、视物昏花。因此，调理进补应重在养肝明目。

### 近视

**特点：**看近物清楚，看远物模糊，或看近物太久会眼胀、眼痛、看字串行等视力疲劳现象。

**适宜：**多吃鱼类、柑橘类水果及其他红色果实，有防止视力衰退的效果。

**注意：**尽量少吃甜食、全脂奶酪。这类食物若进食过多，容易使近视度数加深。

### 远视

**特点：**视远物清楚，而近物模糊。

**适宜：**多吃大蒜、洋葱及乳制品（脱脂奶）、干果、动物肝脏。

**注意：**避免高脂肪食物。

### 青光眼

**特点：**因眼压太高所致，一般 40 岁以上的人易患。

**适宜：**多吃大蒜和洋葱，可帮助降低眼压。

**注意：**少吃油腻食物。不宜饮茶、咖啡和酒，并且要戒烟。

### 眼睛干燥症

**特点：**长时间用眼而感到眼睛干涩及疲劳。

**适宜：**各种水果，特别是柑橘类水果；各种绿色蔬菜、鱼类和鸡蛋；多喝水对减轻眼睛干燥也有帮助。

### 老花眼和白内障

**特点：**随着年龄增大而出现的眼睛退化现象；白内障是眼球晶状体出现浑浊而导致视物不清。

**适宜：**多喝水，每天至少 300 毫升；多吃绿色蔬菜和新鲜水果，特别是柑橘类水果和葡萄、柠檬、香蕉、杏；多吃高钙食物。

**注意：**避免进食动物脂肪、含糖食物；戒烟戒酒。

### 眼睛干涩吃荠菜

春秋战国时期成书的《诗经》里有“甘之如荠”之句，宋代大诗人陆游对荠菜情有独钟，曾吟诗赞美：手烹墙阴荠，美若乳下豚。

荠菜被称作春菜，别名野荠、地菜、护生草、鸡心菜，生长于田野、路边及庭院，南京市中西医结合医院营养与食疗专家王东旭副主任医师介绍说，荠菜有清 热止血、清肝明目、利尿消肿之功效。《名医别录》言其“主利肝气，和中”;《食经》言其“补心脾”;《陆川本草》言其“消肿解毒，治疮疖，赤眼”。荠菜含 有大量的胡萝卜素、B 族维生素和维生素 C，钙、铁含量也较高。与春天常见蔬菜相比，荠菜的草酸含量相对较低，所以荠菜中的钙、铁等物质相对也更易被人体吸收。

办公室白领易发生干眼症，荠菜中含有丰富的胡萝卜素，多吃荠菜能预防干眼病，也可以减轻眼睛干涩不适的症状。

### 眼睛疲劳吃甘薯

人到了一定的年龄，眼睛就会容易疲劳，有时会感到疼痛、睁不开眼，视力出现衰退。眼睛是内脏的镜子，眼睛出现故障是内脏，特别是肝脏、肾脏衰退和老化的信号。因此，要提高眼睛的机能，先决条件是使内脏机能得到恢复。

为了增强肝脏和肾脏的机能，除了注意防止过量饮酒和过度疲劳之外，还可以通过摄取有益的食物来加以解决。这里面最有代表性的食物就是甘薯。甘薯具有“补中益气”的作用，能提高消化器官的机能，滋补肝肾，对机体的衰弱也有恢复效果。甘薯也可以有效地治疗肝炎和黄疸。根据营养分析，甘薯含有丰富的食物纤维、多种维生素和矿物质。最近食品专家开发出的一种紫色的甘薯新品种，含有大量能保持眼睛健康和提高视力的色素花青素苷。

食用甘薯的方法是多种多样的，可直接将其烧煮吃，或制作成干点吃，甘薯粉则可溶解于牛奶或豆奶中饮服。

### 多吃菠菜眼睛“亮”

眼睛是人体最辛苦的器官之一，因此特别容易因为辛苦工作而疲劳、衰老的眼睛也需要通过食物补充营养。近日，英国曼彻斯特大学的一项研究证实，菠菜是叶黄素的最佳来源之一，而叶黄素对于预防眼睛衰老导致的“视网膜黄斑变性”十分有效。

来自美国俄亥俄州大学的研究者也表示，像菠菜这种深绿色叶菜中的大量叶黄素，对于预防白内障有很大帮助。根据研究，绿叶蔬菜还是维生素 B2 和 β－胡 萝卜素的好来源。维生素 B2 充足的时候，眼睛便不容易布满血丝；而 β－胡萝卜素，可以在体内转变成维生素 A，预防“干眼病”等症。

而绿叶蔬菜中的菠菜好处还不止于此。它富含钾、钙和镁元素，能帮助眼部肌肉增强弹性，不容易发生近视。人们都了解，缺钙的人眼球弹性差，眼轴容易拉 长。研究人员还表示，每天大米饭、炒肉、红烧鱼加甜饮料、甜点的生活，会使人体中的钙流失严重。如果能少吃点肉，多吃点菠菜，就能弥补这一缺憾，对提高眼 球肌肉弹性大大有利。

### 蛋黄越黄对眼睛健康越好

蛋含有丰富的蛋白质、脂肪、卵黄素、卵磷脂、维生素和铁、钙、钾、叶黄素和玉米黄素等人体所需要的矿物质。蛋由蛋壳、蛋黄、蛋白和蛋系带等部分所组成，分别具有不同的营养价值，其中蛋黄营养价值最高的。有些人不喜欢吃蛋黄，特别是肥胖的人或是正在减肥的人，他们担心吃了蛋黄后会发胖。还有蛋中含有较高的胆固醇，它被认为可能会使血脂增高，导致血管硬化，所以一般人皆知晓，也担心吃了蛋黄增加胆固醇，因此只吃蛋清不吃黄。会有这种顾虑的原因，是因为他们只知道蛋黄中含有胆固醇，却忽略了还含有其他丰富的营养素。其中蛋黄的成分中有两种营养是要特别提到的，那就是叶黄素和玉米黄素。

黄中颜色为深黄色的，正是叶黄素和玉米黄素的来源。蛋黄中的脂溶性黄色物质当中，有1/3以上来自于这两种成分，而且非常容易被人体吸收。因此，对于正常的蛋，蛋黄的颜色越黄，对眼睛健康越有好处。虽然有冠心病、高血压、高血脂、高胆固醇等疾病的人，不宜多吃蛋。但是适当食用一点也没有什么大碍的。专家建议，在吃蛋的同时，并多吃蔬菜水果，这样能避免胆固醇过高同时还保护了眼睛。

明目菜谱推荐

1. 鸡蛋牛奶汁：鸡蛋中含有大量的优质蛋白，其所含必需氨基酸的种类齐全、数量充足、比例适当，仅次于母乳。鸡蛋还含有钾、钠、镁、磷等矿物质和维生素A、B2、B6、D、E及生物素等。牛奶含有丰富的钙、维生素和矿物质。两者配合对眼睛保持正常的视力有很大的帮助。

2. 胡萝卜炒猪肝：猪肝中含有丰富的维生素A，能保护眼睛，维持正常视力，防止眼睛干涩、疲劳；而胡萝卜富含β–胡萝卜素，可以预防眼睛干涩，两者搭配更能起到明亮眼睛的作用。

3. 黑芝麻核桃泥：核桃仁与黑芝麻含有丰富的蛋白质、维生素B2、维生素E、钙、磷等营养物质。配牛奶、蜂蜜，可使眼睛睫状肌增强活力，巩膜加强坚韧性，使眼睛更加明亮。

4. 桑葚粥：桑葚30克，糯米60克，冰糖适量。将桑葚洗净后与糯米同煮，待煮熟后加入冰糖。中医药学认为，桑葚味甘，性凉，归心、肝、肾经，有滋阴补血、生津润肠、丰肌悦色、黑发明目等功用。该粥可补肝养血、明目益智。用于肝亏肾虚引起的头晕眼花、失眠多梦、耳鸣腰酸、须发早白等症。

中草药中的护眼明星

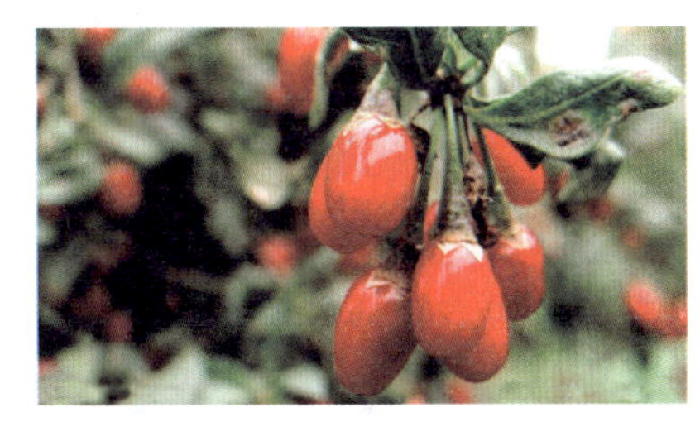

图6-14　枸杞

枸杞子：枸杞子含有丰富的维生素A，以及丰富的胡萝卜素，维他命B1、B2、C，钙、铁等，是健康眼睛的必需

营养。枸杞子平补肝肾、明目，平日可拿来泡茶最为实用。同类补药还有菟丝子、女贞子。（图 6–14）

夜盲、视力衰退，取枸杞子 6 克，白菊花 6 克，泡水代茶。

肝虚眼痛、见风流泪、云清遮眼、白内障等症，取枸杞子 250 克，黄酒适量，浸于坛中，密封 1 到 2 个月后，每日食后适量饮，一日 2 次。

**桑叶：**桑叶具有疏散风热，清肺润燥，清肝明目等保健养生功效。且有风热感冒，肺热燥咳，头晕头痛，目赤昏花的祛病作用。

**决明子：**决明子也具有清肝明目及润肠的养生功效，能改善眼睛肿痛、红赤多泪，防止视力减弱。不过注意的是：你要是有泄泻、畏寒肢冷等阳虚症状最好不用，因为它属于清肝明目之品，性寒，而且它还具有减肥功效。（图 6–15）

**白蒺藜：**性味苦温无毒，可以益精明目、平肝散风、调经催乳。（图 6–16）

**白菊花：**含氨基酸等成分，有抗病毒、增强毛细血管抵抗力的作用，对于视力下降和头昏头痛有很好的效果。

对于经常要面对电脑的朋友来说，眼睛的健康会受到很大的威胁。有的人为了滋润干涩的眼睛，在睡前喝大量的水，但第二天早上，眼睛就会发肿。这里我们给朋友们介绍一个流传于民间的方法，既可以有效地护眼又能避免眼部浮肿带来的尴尬。用干净的棉花蘸菊花水涂在眼睛四周，就能很快消除浮肿。

菊花对治疗眼睛干涩、疲劳、视力模糊有很好的疗效，中国自古就知道菊花能养护眼睛。因此，除了涂抹眼睛外，您平常不妨经常泡些菊花茶喝，

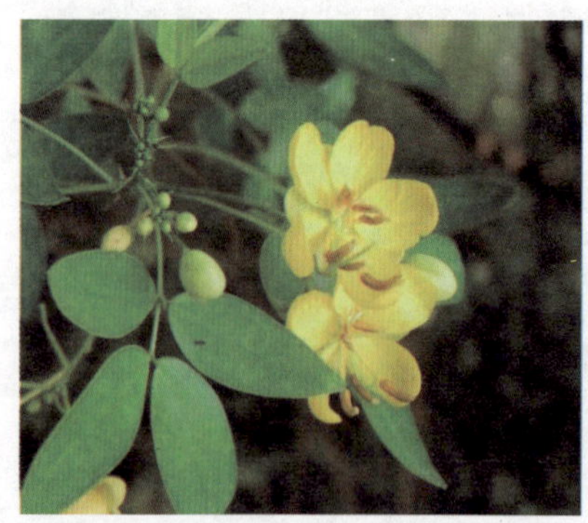

图 6-15　决明子花

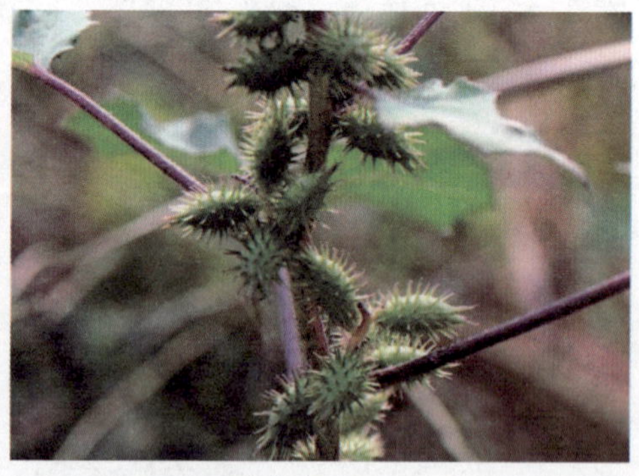

图 6-16　白蒺藜

若每天能喝三四杯菊花茶，不仅能使眼睛疲劳症状消失，对恢复视力也有帮助。

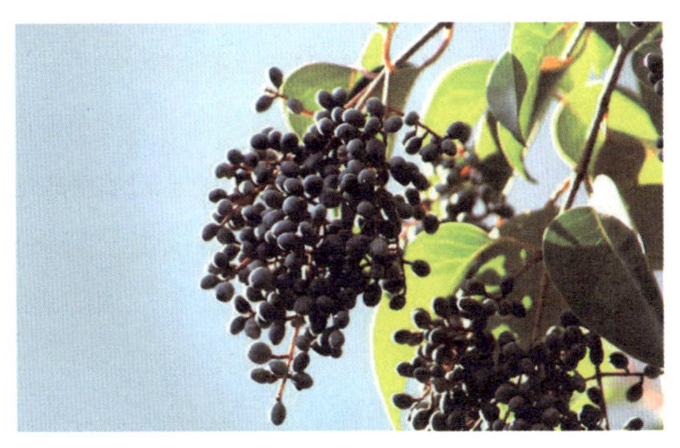

图 6-17　冬青子

菊花的种类有很多，不懂门道的人常会选择花朵白皙且大的菊花，其实这是一个误区，真正上选的应是花朵又小又丑且颜色泛黄的。喝菊花茶最好不要另加茶叶，只将干燥后的菊花泡水或煮开来喝便可。冬天热饮，夏天冰饮口味均很不错。

**冬青子：**女贞之干燥成熟果实、甘苦无毒，常吃可以强肝肾、健腰膝、乌发明目、镇静镇痛、消炎解热。（图 6–17）

**金银花：**金银花有广谱抗菌、清热解毒等祛病养生功效，治疗感冒、头痛、目赤、耳聋等症状。金银花和菊花一起泡茶，清热明目效果也不错。（图 6–18）

在工作中长时间的面对电脑，电脑会产生很多电磁辐射，对人的身体非常不好，会导致人失眠、免疫力下降、甚至女性会内分泌紊乱等多种症状，更容易产生眼部疲劳，咽喉上火等症状，严重的还有牙痛的现象。

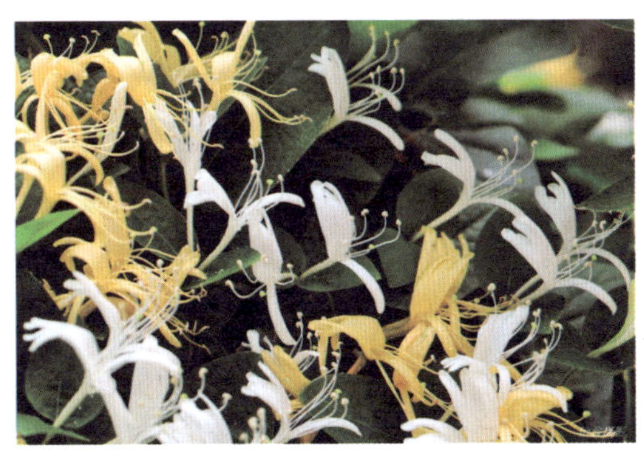

图 6-18 金银花

金银花饮明目，特别适合长期在电脑前工作的人群。取金银花 10 克，车前叶 10 克，霜桑叶 10 克，白芷 10 克，白糖适量。将以上 4 味药物加水适量，煎汤（轻煎），再加入白糖，代茶饮用，可以祛风清热，可治外感风热之目赤肿痛、多泪等。

**益母子：**是益母草的种子。味辛苦寒，有清肝明目、活血化瘀的功效。

# 饮食习惯影响视力

偏食对视力发育有着非常明显的影响。由于偏食导致营养不均衡，将影响眼球的发育。无论是蛋白质或是维生素缺乏，都可能造成近视或近视的进一步发展。因此，为了眼球的正常发育，预防近视的发生，减缓近视的发展，应养成合理的饮食习惯。

## 吃硬质食物有益视力

吃硬质食品过少，咀嚼不充分也是引起青少年近视增加的原因之一。因为进食食物的咀嚼可促使面部肌肉运动，包括支配眼球运动的肌肉，进而有效地发挥调节眼睛晶状体的能力，防止因咀嚼动作不够引起的眼肌发育不全。

经常给孩子吃些有一定硬度的食物，增加咀吃力频率与力度，可促进视力的发育，一项研究表明，常吃不需咀嚼力之柔软食物的学生中，视力差的人特别多；而常吃硬食者，视力差的人很少。咀嚼可增加面部肌肉包括眼肌的力量，使之具有调节晶状体的强大能力，避免近视眼的发生。

比较适合儿童的硬质食物有：胡萝卜、水果、甘蓝、动物骨、豆类等。这些食物既耐吃又富含养分，特别值得推荐。

## 少吃甜食

对于很多人来说，甜食的诱惑是难以抵挡的，对孩子更是如此。花花绿绿的糖果、美味的蛋糕、清凉的冰淇淋、各式口味的汽水饮料……但是，家长们要注意，孩子吃过多甜食不但容易长胖、长蛀牙，还容易近视，所以，家长一定要控制好孩子对甜食的摄入。

我国一项调查表明，中小学生近视眼的发生与血钙偏低有密切关系。甜食在消化、吸收和代谢过程中会产生大量的酸性物质，与人体内的钙中和，可造成血钙减少，而缺钙则会使眼球壁的弹性降低，眼轴伸长。过量甜食还容易引起眼内房水的渗透压改变，使晶状体凸出，影像模糊，成为近视眼的原因。

甜食中的糖分在人体内代谢时还会消耗大量维生素 B1，维生素 B1 对视神经有养护作用，其含量的高低会影响到视神经的状态。如果经常大量进食甜食，眼睛不仅容易疲劳，视神经还会因为“营养短缺”而出现故障。此外，维生素 B1 缺乏时，还会影响体内碳水化合物的氧化，不完全氧化物滞留于血液内，对视神经能产生一定的毒害作用，进而容易诱发或加重视神经炎，影响视力。

要预防近视或避免近视加深，一定要让孩子养成良好的饮食习惯，少吃甜食。

专家建议，宝宝 1 岁前，食物里不要加任何糖；宝宝 1 岁后，可适当吃些含糖低的酸奶、饼干等食物；巧克力类高糖食物，要到 3 岁以后才能吃；不建议给孩子吃蜜饯类食物，如果脯、话梅、蜜枣等；少给孩子喝甜味饮料，如可乐、汽水、勾兑果汁、乳饮料等；夏季少吃冰淇淋；多吃富含维生素、钙的食物，如鱼、牛奶、水果、蔬菜等。

### 远离烧烤

烧烤吃多了也会得近视眼？美国的一个研究结果表明：摄入烧煮、熏烤太过的蛋白质类食物，如烤羊肉串、炸鱼串等，将严重影响青少年的视力，促成近视眼。

近视眼的形成是在眼球发育期，所以，眼球发育期就是近视眼形成的高峰期。人的眼球发育期是在 12 ~ 18 岁，大约 18 ~ 20 岁停止。这正是青少年求知欲强烈，读书学习考大学的时期。紧张的学业、繁重的功课，致使眼睛睫状肌长期持续地收缩，先造成调节痉挛，视力疲劳，此时若再食用过多烧煮、熏烤太过的蛋白质类食物，可使人体内钙的代谢发生异常，造成微量元素钙的缺乏，其作用好比催化剂，促进了近视眼的发生。

### 平衡体内酸碱度

正常人的体质酸碱度基本上是平衡的，有时稍呈弱碱质。如果酸性食物摄取过多，就会使人体内的碱度下降，酸度相对增加。酸度相对增加就会使眼睛的角膜、睫状肌、巩膜等随之产生微妙的变化，容易增加患近视的机会。

幼儿和青少年都喜欢吃甜和酸的食物，但这两类都属于弱酸性食品，长期多食就有可能使幼儿及青少年呈弱酸性体质，这对孩子的正常发育及成长会有一定的不良影响。因此，对食物的选择要注意酸碱度平衡，不要喜欢吃的就多吃，不喜欢吃的就少吃或不吃，而要酸性、碱性食物都要进食。

碱性食物多为各种豆类和豆制品、绿色蔬菜、萝卜、芝麻及海带等各种海菜食品；酸性食物多为糖类食品及鱼、肉、奶类食品和水果等。

如此看来，青少年近视与饮食密切相关。眼睛需要多种营养素，而这些营养并非单一食物所能提供。如果饮食过于单一，会让眼部营养供应不足，从而导致眼部的多种疾病。过去人们只注重用眼卫生，往往忽视了饮食习惯与营养要求。所以，预防近视，平时除了养成良好的用眼卫生习惯，坚持锻炼身体，注意眼睛保健外，还要养成良好的饮食习惯。

参考文献：

1. 张红伟《青少年近视的研究现状及中医药治疗的发展趋势》，《世界临床医学》杂志 2015 年 9 月，论文，14 页、17 页

2. 张红伟《中医治疗近视方案的研究进展》,《临床研究》杂志 2015 年 7 月，论文，27 页 ~29 页

3. 张红伟《中医药治疗弱视的研究进展》，《临床研究》杂志 2016 年 4 月，论文，143 页 ~144 页

4. 张红伟《中医药治疗老花眼的临床研究》，《中国药物经济学》杂志 2016 年第 10 期，论文，116 页 ~118 页

5. 李玲《国民视觉健康》白皮书，2016 年 6 月 5 日，北京大学中国健康发展研究中心“国民视觉健康”项目组

6.< 日 > 今野清志《一分钟视力革命》，中国水利水电出版社，2015 年 4 月，49 页、55 页 ~58 页

7.< 日 > 中川和宏《视力当然可以回复！》，新自然主义，2013 年 10 月，39 页、52 页、63 页

8. 谌竹筠 主编《拯救孩子视力》，化学工业出版社，2013 年 2 月，41 页、97 页、127 页、134 页

9. 贺权 编著《拒绝“恶”视力》，四川科学技术出版社，2013 年 6 月，50 页 ~58 页、61 页 ~64 页

10. 刘宝霞　韦纳 著《孩子近视，治疗关键靠父母》，教育科学出版社，2011 年 7 月，93 页 ~95 页

11. 陈为圣　刘仪 著《眼睛密码——保护眼睛的第一本书》，电子工业出版社，2011 年 3 月，25 页 ~29 页、38 页、83 页、97 页

12.《16135 名在校大学生视力状况调查分析》,宋英林 、陈瑜 、王琳琳 ,《中国校医》杂志 2016 年第 10 期，734 页 ~738 页

13. 张小薇《青光眼的临床分析》,《中国当代医药》杂志 2010 年第 22 期，论文，227 页

14. 丛龙海《遗传和环境因素对近视发生机制的影响》，《中外医疗》杂志 2009 年 14 期，174 页

15. 赵融《儿童青少年近视眼发生原因的研究》，《国外医学参考资料 ( 卫生学分册 )》, 1979 年第 3 期 , 129~133 页

16. 肖汝杰《初期老年性白内障的中药治疗》，《求医问药》杂志 2012 年第 2 期，论文 , 40–41 页

17. 瞿佳《坚持防治近视眼研究的正确方向 》，《中华眼科》杂志 2003 年第 39 卷第 6 期 ,321–324 页